輸液再確認!!

編集 　昭和大学医学部救急医学 教授
　　　三宅 康史

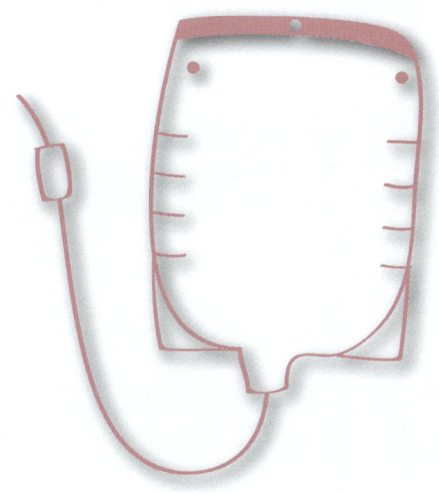

ぱーそん書房

■執筆者一覧

■編　集
三宅　康史(昭和大学医学部救急医学 教授/昭和大学病院救命救急センター センター長)

■執筆者(執筆順)
三宅　康史(昭和大学医学部救急医学 教授/昭和大学病院救命救急センター センター長)

杉田　学(順天堂大学医学部附属練馬病院救急・集中治療科 先任准教授)

長谷川正宇(聖路加国際病院腎臓内科)

長浜　正彦(聖路加国際病院腎臓内科 医長)

清水　敬樹(都立多摩総合医療センター救命救急センター センター長)

吉澤　城(慶應義塾大学医学部救急医学)

佐々木淳一(慶應義塾大学医学部救急医学 専任講師)

龍華　章裕(豊橋市民病院腎臓内科)

志水　英明(独立行政法人労働者健康福祉機構中部労災病院腎臓内科 部長)

伊藤　光佑(北九州市立八幡病院救命救急センター)

伊藤　重彦(北九州市立八幡病院救命救急センター 救命救急センター長)

田中　太郎(独立行政法人国立病院機構災害医療センター放射線科)

丸橋　孝昭(八戸市立市民病院救命救急センター 医長)

今　明秀(八戸市立市民病院救命救急センター 救命救急センター所長)

鶴　昌太(飯塚病院集中治療部)

安達　普至(飯塚病院集中治療部 部長)

森脇　寛(医療法人社団函館脳神経外科病院 主任医長)

小島　雄一（日本赤十字社医療センター糖尿病内分泌科）
小島　直樹（公立昭和病院救命救急センター　医長）
渡辺　太郎（国立研究開発法人国立成育医療研究センター集中治療科）
久道三佳子（聖マリアンナ医科大学腎臓・高血圧内科）
柴垣　有吾（聖マリアンナ医科大学腎臓・高血圧内科　教授/同大学病院
　　　　　　腎臓病センター　センター長）

■緒　言

　この度、ぱーそん書房から、若手の救急医、初期研修医の先生方や救急外来・救命救急センターの看護師の皆さんに、現場でササッと使ってもらうポケットサイズの輸液実践本を上梓致しました。

　まずは、聞き慣れない"ぱーそん書房"ですが、代表の山本さんが平成24年6月に永井書店から独立し設立した出版社です。歴史は浅いですが、結構、救急関連の出版物があります。皆さんも手に取ったことがあるかも知れません。また、本書の「便利帳」という呼称については、特に山本さんのこだわりがあるようです。今回の企画を契機にシリーズ化されるのか!?それも本書の売れ行き次第といったところでしょうか…。

　輸液が予後を左右するような症例があるとすれば、それは経口摂取ができず、必要なものすべてを輸液に頼らざるを得ないような症例です。実のところ、軽症の患者さんでは輸液の内容や投与量を間違えても、患者さん自身の腎機能やホルモンの働き、必要なものをなんとか口から摂りながら、自身のもつ回復力でなんとか治っていってくれます。そのため、受け持った症例に輸液を行う場合、始める前はもちろん、輸液の最中、そして終了後に、今回行った輸液の功罪を評価していって頂きたいのです。その輸液がどのくらい効果を上げたのか、むしろharmfulなことをしていなかったか、常に反芻しながら、その経験を次の症例の糧として頂きたいと思います。

レベルや必要度に合わせて、どこから読んでもすぐに役立つ便利帳です。ぼろぼろになるまで使って頂ければ、この本の企画・編集・執筆にかかわった1人としてこれに過ぐる喜びはありません。
　平成 27 年 9 月吉日

三宅　康史

■本書の使い方：編著者から一言

　読者対象が若手医師、看護師さんという設定と、ポケットに入れて持ち運ぶ（あるいは自炊してスマホで持ち歩く）サイズを考え、簡潔な文章とわかりやすい図表により、パッと見渡して理解できるように執筆頂いた皆さんには特にお願いしております。

　第1章は、"再確認‼"という題名の示すことを忠実に実行すべく、十分知っている（と思っている）ことについても、改めて編著者自らが基本的な部分についてきっちり記述しています。あやふやに覚えていたことを、1つずつ確認できるような対話形式のステップアップパターンにしました。特に他の人に教えるときに**ぐらつかないような基本知識**となるようまとめました。何度も読んで、理解してください。

　続いて救急医、腎臓内科医による初期輸液の選択の部分では、バックグラウンドの違うベテラン専門医が、どこをみて何を考え、何をもとに輸液を決定していくのか、その過程とスキームを感じてください。

　第2章の疾患別の各論では、まず最初に大切なポイントを挙げて頂きました。本文もページ数は多いですが、図表で視覚的に理解を助けるよう工夫しつつ、病態、鑑別診断、初療に続く治療の原則、輸液に特化した継続治療などを的確に過不足なく網羅して頂きました。他科や他職種のスタッフからも一目おかれるように**キラリと光るコツや裏ワザ**も挿入して頂いております。

そして最後の第3章は、そこまでの章で学んだ便利帳レベルの内容をさらに磨いて頂いて、まさに専門医レベルの知恵が詰まったよくばり企画となっています。

　ベッドサイドといわず、カンファのときにテーブルの下で、当直の夜のベッドの中で、当直明けに便座に腰かけて……チラチラ読んだりチョット調べたりして頂きつつ、気がついたら緒言から最終頁まで読破していた、なんていうのが理想かも知れません。

(三宅康史)

■目　次

最初に読む！　基本初期輸液

1 輸液を始める前に読んでほしい！　体内の水と電解質の生理学 ————————————(三宅康史) 3
　Ⅰ　輸液はどこに入っていくのか？ ………………………3
　Ⅱ　それでは、血管内（血液 or 血漿）と間質（組織間）を分けているのは？ ………………………4
　Ⅲ　それでは、細胞内と細胞外を分ける細胞膜の役割は？ …6
　Ⅳ　このような定常状態を保つために、毎日われわれ人間はどこで水や電解質を失い、それらをどこから補充（または再利用）しているのだろうか？ ………………7

2 基本初期輸液：まず何をつなぐか ————————(三宅康史) 12
　Ⅰ　そうなると脱水、体液喪失、それぞれにどのような輸液が最適なのであろうか？ ………………………12
　Ⅱ　輸液は脱水補正用の5％ブドウ糖液と、体液喪失補正用の細胞外液補充液の2種類だけで足りる？ …………14
　Ⅲ　初期輸液とは別に、水、電解質、エネルギーの1日必要量（維持量）は実際はどれぐらいになるのか？ ………16
　Ⅳ　これ以外にもたくさん輸液の種類が輸液・栄養製品組成早見表に記載されているが、これらは何？ …………17

3 救急専門医の初期輸液 ————————————(杉田　学) 19
　Ⅰ　何を根拠に輸液戦略を立てるか …………………19
　　1．水電解質の補給➡細胞外液でまず間違いなし(20)
　　2．栄養の補給➡ブドウ糖だが、まず必要ない(20)
　　3．血管の確保➡細胞外液でまず間違いなし(20)
　　4．病態の治療(21)
　Ⅱ　主訴、現病歴と身体所見から考える輸液戦略 ………21
　Ⅲ　バイタルサインの回復を目的とする、いわゆる蘇生輸液 ………………………25

4 腎臓内科医の初期輸液 ────(長谷川正宇、長浜正彦) 30

Ⅰ 何を指標に、何を見極めて輸液計画を立てるのか(初療患者を通して原則的に) …………………………………30
1．救急外来における輸液療法の目的(30)
2．輸液療法の種類(31)　3．体液量の評価(33)
4．救急外来での適切な初期輸液(38)

Ⅱ 水分バランス、電解質、浸透圧、酸塩基平衡異常とその補正 ……………………………………………………………41
1．酸塩基平衡の異常(41)　2．ナトリウム代謝異常(49)
3．カリウム代謝異常(56)

初療直後に読む！　救急疾患別輸液法

1 脱水(体液喪失と水喪失) ────(清水敬樹) 67

Ⅰ 診断の見極め …………………………………………67
1．高張性脱水(67)　2．等張性脱水(68)
3．低張性脱水(68)

Ⅱ 具体的な疾患と鑑別診断 ……………………………70
1．低 Na 血症を認めた場合(70)
2．血管内容量が低下している場合(71)
3．血管内容量が正常から軽度に増加している場合(71)
4．水分喪失量増加をきたす疾患(Na 正常〜高 Na 血症)(72)

Ⅲ 輸液を含めた治療計画　いつ、何に変更するか？ …72

Ⅳ 「かくれ脱水」、「冬脱水」とは？ ……………………75
1．かくれ脱水(75)　2．冬脱水(76)

Ⅴ 輸液療法からみたその後のフォローアップ …………77

2 心原性ショック(心筋梗塞、心不全)
────────────(吉澤　城、佐々木淳一) 85

Ⅰ 診断の見極め …………………………………………85
1．ショックについて(85)
2．心原性ショックの定義・病態(86)
3．心原性ショックの診断(87)
4．急性心不全の病態把握(90)

●目 次

  II 具体的な疾患と鑑別診断 …………………………………90
   1．バイタルサインの確認(90)
   2．病歴聴取と一般身体診察(92) 3．検査(92)
   4．鑑別診断(95)
  III 輸液を含めた治療計画 ……………………………………97
  IV 輸液療法からみたその後のフォローアップ ……………99

3 急性腎障害、慢性腎臓病────(龍華章裕、志水英明) 102

  I 診断の見極め ……………………………………………… 102
   1．急性腎障害の定義、疫学、重症度分類(102)
  II 具体的な疾患と鑑別診断 ………………………………… 105
   1．急性腎障害の分類と鑑別方法(105)
  III 輸液を含めた治療計画：いつ、何に変更するか …… 111
   1．急性腎障害における緊急透析の適応(111)
   2．急性腎障害に対する疾患特異的な治療(112)
   3．急性腎障害に対する支持療法(115)
   4．急性腎障害に対する腎代替療法(血液透析)(117)
  IV 輸液療法からみたその後のフォローアップ ………… 118

4 嘔吐・下痢および急性腹症──(伊藤光佑、伊藤重彦) 129

  I 嘔吐を起こす疾患の診断手順と治療 ………………… 129
   1．初療時のポイント(129) 2．問診のポイント(131)
   3．嘔吐患者の輸液治療(133)
  II 下痢を起こす疾患の診断手順と治療 ………………… 135
   1．下痢のメカニズム(136) 2．下痢の輸液治療(138)
  III 急性腹症を起こす疾患の診断手順と治療 …………… 139
   1．初療時の対応(139) 2．急性腹症の診断(139)
   3．急性腹症の輸液治療(142)
   4．急性腹症手術と術後管理(143)

5 重症感染症────────────(田中太郎) 145

  I 診断の見極め、定義・病態 …………………………… 146
   1．定義(敗血症、重症敗血症、敗血症性ショック)(146)
   2．病態(148)
  II 具体的な疾患と鑑別診断 ……………………………… 148
   1．具体的な疾患(148) 2．鑑別診断(149)

Ⅲ　輸液を含めた治療計画：いつ、何に変更するか …… 149
　　　1．実際の初療室での動きについて(151)
　　　2．生理学的アプローチ、EGDT について(152)
　Ⅳ　輸液療法からみたその後のフォローアップ ………… 156

6　出血：外傷、消化管出血(吐・下血)
―――――――――――――――――（丸橋孝昭、今　明秀）159

　Ⅰ　病態と診断の見極め ……………………………………… 159
　　　1．病態(159)　2．診断(159)　3．各論(162)
　Ⅱ　具体的な疾患と鑑別診断 ………………………………… 166
　　　1．外傷(166)　2．消化管出血(168)
　Ⅲ　輸液を含めた治療計画：いつ、何に変更するか …… 168
　　　1．初期対応、全身管理(168)　2．成分輸血(174)
　　　3．輸液・輸血療法の注意点(177)
　Ⅳ　輸液療法からみたその後(術前・術後)のフォローアップ
　　　　　　　　　　　　　　　　　　　　　　　　　　　…… 179
　　　1．腹部コンパートメント症候群(ACS)(180)
　　　2．カテコラミンの使用(182)

7　アナフィラキシー ――――（鶴　昌太、安達普至）187

　Ⅰ　診断の見極め ……………………………………………… 187
　　　1．診断(187)　2．機序と誘因(190)
　　　3．リスク因子(190)
　　　4．アナフィラキシーショック(191)
　Ⅱ　鑑別疾患 …………………………………………………… 191
　Ⅲ　輸液を含めた治療計画 …………………………………… 193
　　　1．初期治療(193)
　　　2．急性期にはどの輸液製剤を、どれだけ投与したらいいのか(195)
　　　3．輸液投与量の指標について(197)
　　　4．輸液療法の限界と、その他の治療方法について(198)
　Ⅳ　輸液療法からみたその後のフォローアップ ………… 199
　　　1．二相性反応について(199)
　　　2．自己注射型エピネフリン(エピペン®)について(200)
　　　3．運動誘発性アナフィラキシー(200)

●目 次

8 脳血管障害 ──────────────（森脇 寛）204
- I 診断の見極め ………………………………………… 204
- II 具体的な疾患の超急性期管理 ……………………… 208
  1．くも膜下出血(SAH)(210)　2．脳出血(213)
  3．脳梗塞(213)
- III 具体的な疾患の急性期管理 ………………………… 214
  1．くも膜下出血(SAH)(214)　2．脳出血(218)
  3．脳梗塞(219)
- IV 輸液療法からみたその後（亜急性期管理）………… 222

9 血糖異常（糖尿病患者の急性代謝失調）──（小島雄一）224
- I 糖尿病性ケトアシドーシス(DKA)と高浸透圧性高血糖症候群(HHS)の病態生理 ……………………… 225
  1．DKA の病態生理(225)
  2．HHS の病態生理(226)
- II DKA と HHS の診断 ………………………………… 228
  1．DKA の診断(228)　2．HHS の診断(230)
- III DKA と HHS の治療 ………………………………… 231
  1．初期輸液(231)　2．その後の輸液(232)
  3．インスリン投与(234)　4．電解質補正(235)
  5．原因検索と支持療法(236)
- IV 低血糖 ………………………………………………… 236
  1．交感神経症状(237)　2．中枢神経症状(237)
  3．大脳機能低下(237)
- V 乳酸アシドーシス(LA) ……………………………… 239
- VI アルコール性ケトアシドーシス(AKA) …………… 239

10 特殊な病態 ──────────────（小島直樹）241
- I 急性中毒 ……………………………………………… 241
- II 環境障害 ……………………………………………… 246
  1．熱中症(246)　2．低体温症(250)
- III 特殊な外傷，外因性障害 …………………………… 252
  1．脊髄損傷(252)　2．熱傷(255)　3．溺水(258)
- IV 終末期 ………………………………………………… 260

11　高齢者、小児 ————————————(渡辺太郎) 262

- Ⅰ　高齢者 …………………………………………… 262
  - 1．生理学的特徴(262)
  - 2．高齢者の輸液療法の実際(264)　3．まとめ(265)
- Ⅱ　小児 ……………………………………………… 265
  - 1．成人との違い(265)　2．生理学的特徴(268)
  - 3．維持輸液(268)
- Ⅲ　小児のショック ………………………………… 269
  - 1．ショックの輸液療法の実際(269)　2．まとめ(274)
- Ⅳ　小児の脱水 ……………………………………… 274
  - 1．基本(274)　2．輸液の組成・速度(276)
  - 3．まとめ(277)

一段落したら読む！　輸液エキスパートへの道！

■ 腎臓内科専門医が見極める腎機能評価と腎障害の程度————————————(久道三佳子、柴垣有吾) 283

- Ⅰ　なぜ、輸液に際して腎機能評価が重要なのか ……… 284
  - 1．尿浸透圧(284)　2．輸液による溶質負荷(285)
  - 3．「CKD 患者は高 K 血症にも低 K 血症にもなりやすい」(287)
  - 4．「CKD 患者は高 Na 血症にも低 Na 血症にもなりやすい」(291)
  - 5．「CKD 患者はアシドーシスにもアルカローシスにもなりやすい」(295)
  - 6．「CKD 患者は高血糖にも低血糖にもなりやすい」(298)
  - 7．「CKD 患者の血清 Ca/P/Mg 値は高値にも低値にもなりやすい」(299)
- Ⅱ　腎機能低下時の体液量評価のピットフォール ……… 300
- Ⅲ　輸液に際しての腎機能評価のピットフォール ……… 303

●目 次

―■非公式ながらよく使う裏ワザ

- 冷やしラクテックあります―――――――――――――――29
- 維持輸液＝3号液？―――――――――――――――――32
- FENa とは―――――――――――――――――――――36
- 動脈血液ガスと静脈血液ガス――――――――――――――44
- 浸透圧脱髄性症候群（ODS）――――――――――――――55
- 高 Na 血症と hypovolemic shock の合併を認める場合――56
- 橋中心髄鞘崩壊症（CPM）―――――――――――――――70
- Swan-Ganz カテーテルについて――――――――――――89
- TPTD を用いた循環動態の評価――――――――――――89
- カテコラミンの選択――――――――――――――――――100
- 入院後の輸液管理――――――――――――――――――101
- 急性腎障害の発症場所と頻度――――――――――――――106
- 血清 Cr 値は GFR が極端に低下しても……―――――――110
- 緊急透析を行う可能性がある症例に対しては……――――――112
- 急性腹症術後の輸液のポイント―――――――――――――131
- いつ中心静脈カテーテル（CVC）を留置し、いつ血管収縮薬を開始する？――――――――――――――――――――153
- ショック指数を用いるときの注意点―――――――――――162
- Permissive hypotension, restrictive fluid resuscitation という考え方――――――――――――――――――183
- 大動脈遮断バルーン（IABO）――――――――――――――185
- アドレナリンの投与について―――――――――――――――201
- 原因不明の遷延する意識障害――――――――――――――222
- 迷ったときの抗血栓薬の選択―――――――――――――――223
- HHS の治療の主体は……―――――――――――――――234
- フルマゼニルはベンゾジアゼピンの拮抗薬であるが……―――245
- 高体温に対していち早く冷却輸液を投与するが……――――250
- 加温輸液が足らない場合は……――――――――――――252
- 頸髄損傷患者は体温調節機能も低下しているので……―――254
- 初期の重症度評価において、サウナ内、岩盤浴での熱傷は……―――――――――――――――――――――――258
- 淡水による溺水で、低 Na に陥るような……――――――――259
- 治療撤退と現状維持を識別することそのものが……―――――261
- 小児の静脈路確保―――――――――――――――――――267
- 経口補液療法―――――――――――――――――――――277

最初に読む！
基本初期輸液

1 輸液を始める前に読んでほしい！ 体内の水と電解質の生理学

Ⅰ 輸液はどこに入っていくのか？

- 当然ながら血管の中にまずは投入される。だがここは体内に分布する水分全体の 5/60＝1/12 を占めているに過ぎない。血管内と、細胞との間に存在する間質（＝組織間）とは合わせて細胞外という同じコンパートメント（環境）なので、水分の分布は血管内 5％：間質 15％で、電解質も同じ組成（濃度）である。

- 逆にいえば、血管内（5％）からの採血によって細胞外 20％のことを知ることが可能である。残り 40％の細胞内へは、'水'と、'電解質を含む多様な溶質'が、血管内→間質→細胞内へいろいろな機序で徐々に移行し届けられることを理解したうえで、細胞外という場所から細胞内の水や電解質の過不足を

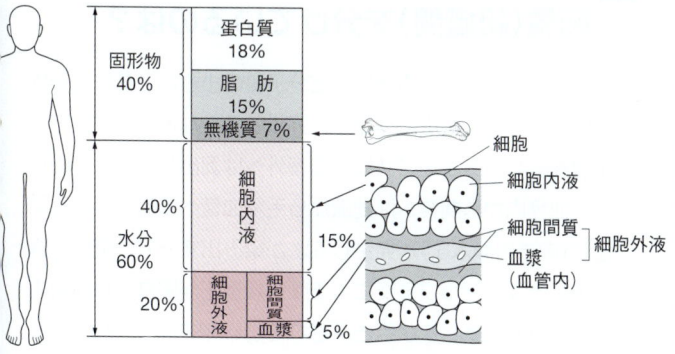

図 1-1. 体内の水分分布

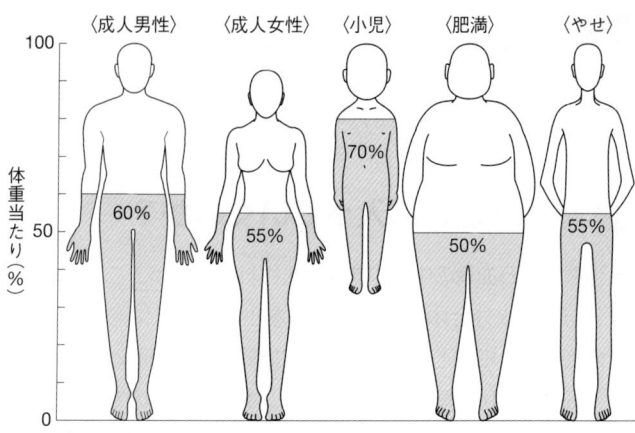

図 1-2. 男女差・年齢差・体型別の体内水分量の割合

見通す(推測する)ことになる。細胞外に存在する細胞外液を構成する血液(血漿)と間質液、細胞内に存在する細胞内液の分布を**図 1-1** に示す。性別、年齢、体型の違いによる体内水分量を参考として表示する(**図 1-2**)。

Ⅱ それでは、血管内(血液 or 血漿)と間質(組織間)を分けているのは？

- 血管壁である。水、電解質など分子量の小さい溶質は血管内と間質で均一な濃度になるが、アルブミンなど一定以上の分子量をもつ溶質は通常時には血管外へは漏出しない。そのため、血管内から間質へは動脈から毛細血管への血圧による陽圧(外向きの静水圧)が発生して水が染み出す一方、毛細血管の後半では、アルブミンによる膠質浸透圧が間質から血管内に向かって発生し水が引き戻されている(内向きの浸透圧)。これらが最終的に±0 のバランスを取っているので、浮腫が

起きない。しかし、病的状態に陥り血管透過性が亢進すると、間質に大きな分子量をもつアルブミンなどが漏れ出てくる。また血管内のアルブミン値が消費や産生減少のために低下した場合には、内向きの膠質浸透圧が下がって、水が間質へ行ったままで戻れなくなって浮腫が生じる(**図 1-3**)。

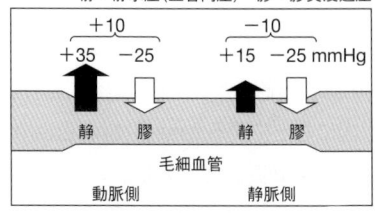

a：正常

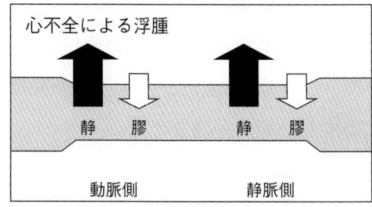

b：静水圧増加

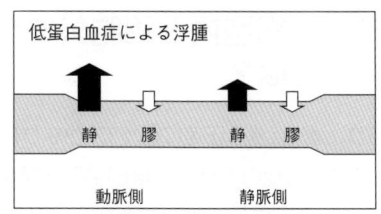

c：膠質浸透圧の減少

図 1-3. 静水圧と膠質浸透圧

(三宅康史：いまさら聞けない輸液療法の基礎知識. レジデントノート別冊 救急・ER ノート 3 症例から学ぶ ER の輸液, p15, 羊土社, 東京, 2011 による)

> **臨床MEMO　浮腫の原因**
>
> うっ血性心不全や肺水腫では、血管内容量が多いため動脈圧が高く、かつ静脈圧も高いので血管内の圧が常に高く、血管内へ引き込む膠質浸透圧が負けて、浮腫が生じる(slow pitting edema：圧痕性浮腫でもとに戻るのに40秒以上かかる。pitting edemaの確認は5mmの深さで10秒間圧迫)。腎障害や静脈系の閉塞などでも同じことが起こる。一方、低アルブミン血症で血管内の膠質浸透圧が低下した場合には圧痕性浮腫であるが、40秒以内にもとに戻るfast pitting edemaとなる。原因として低栄養や肝硬変によるアルブミン産生の低下、ネフローゼなどアルブミンの体外喪失、重症感染症や悪性腫瘍などによるアルブミンの消費増大などがある。そして圧痕にならない浮腫には、甲状腺機能低下、乳がん術後リンパ節郭清に伴う同側上肢の浮腫、フィラリア(バンクロフト糸状虫)によるリンパ管閉塞による片側下肢の浮腫がある。

III それでは、細胞内と細胞外を分ける細胞膜の役割は？

- 半透膜であり、水は(浸透圧差に従って)かなり自由に通過するが、電解質やその他の溶質は、濃度勾配、電荷状態により、またイオンチャネルによるポンプ機能や能動輸送(分泌)によって内外の交通が調整されている。細胞内(40%)の主要な陽イオンはK^+(カリウムイオン)であり、細胞外(血管内5%+間質15%)はNa^+(ナトリウムイオン)である。細胞内と細

1. 輸液を始める前に読んでほしい！ 体内の水と電解質の生理学

表 1-1. 細胞内液と細胞外液の主なイオン組成

イオン	細胞外液 (mmol/L)	細胞内液 (mmol/L)
Na^+	145	20
K^+	4	150
Ca^{2+}	1.8	ごく少量
Cl^-	114	3
HCO_3^-	31	10

(オックスフォード・生理学. 原書3版, 丸善出版, 東京, 2009による)

胞外の主要なイオン組成を**表 1-1**に示す。

Ⅳ このような定常状態を保つために、毎日われわれ人間はどこで水や電解質を失い、それらをどこから補充（または再利用）しているのだろうか？

- 水に関して、in は経口摂取（70 kg 体重で食事から 500 mL、飲水で 1,600 mL）と体内で産生される代謝水 500 mL、合計 2,600 mL。Out は尿から 1,500 mL、皮膚と呼気（肺）からの不感蒸泄がそれぞれ 500 mL、便中に 100 mL で合計 2,600 mL。水の in-out balance は差し引き 0 となる。電解質、エネルギーや身体の構成成分となる溶質（でんぷん、脂質、タンパク質、ビタミン類など）は分解されて腸管から吸収される（もっと詳しくいうなら、吸収できる程度まで分解された溶質が、腸管上皮細胞→間質→血管内→間質→臓器の細胞と運ばれていく）。一方、不感蒸泄はほとんど水であるが、電解質、

表 1-2. 血漿と尿の組成の比較

	血漿	尿	単位
Na^+	140〜150	50〜130	mmol/L
K^+	3.5〜5	20〜70	mmol/L
Ca^{2+}	1.35〜1.50	10〜24	mmol/L
HCO_3^-	22〜28	0	mmol/L
リン酸イオン	0.8〜1.25	25〜60	mmol/L
Cl^-	100〜110	50〜130	mmol/L
クレアチニン	0.06〜0.12	6〜20	mmol/L
尿素	4〜7	200〜400	mmol/L
NH_4^-	0.005〜0.002	30〜50	mmol/L
タンパク質	65〜80	0	g/L
尿酸	0.1〜0.4	0.7〜8.7	mmol/L
グルコース	3.9〜5.2	0	mmol/L
pH	7.35〜7.4	4.8〜7.5	($-\log_{10}[H^+]$)
浸透圧	281〜297	50〜1300	mOsm/kg

(オックスフォード・生理学. 原書3版, 丸善出版, 東京, 2009 による)

クレアチニン(Cr)、尿素、非揮発性酸(体内でできた酸性物質)は尿に溶かして排出する必要がある。正常尿に含まれる組成内容を血漿と比較する形で**表 1-2**に、分泌される各種体液の組成を**表 1-3**に示す。腸液は合計7〜8L分泌されるが、通常そのほとんどは消化管内で再吸収される。それが下痢や嘔吐になれば体外に大量に失われることになる。外傷や消化管出血では血液そのものが失われ、創部からは大量の浸出液が出てくる。発熱に伴う発汗は、水とともに特にNaを喪失することになる。

1. 輸液を始める前に読んでほしい！ 体内の水と電解質の生理学

表1-3. 各種体液の組成

	分泌量 (mL/日)	電解質(mEq/L)			
		Na^+	K^+	Cl^-	HCO_3^-
唾液	1,500	9	25	10	10〜15
胃液	2,500	60	9	85	0〜14
膵液	700	140	5	75	121
胆汁	500	145	5	100	40
小腸液	3,000	110	5	100	31
水様性下痢便	500〜8,000	50〜100	20〜40	40〜80	
小児下痢便	500	80	40〜80	50	

因みに 汗：Na^+ 30〜50 K^+ 5 Cl^- 45〜55
髄液：Na^+ 145 K^+ 3 Cl^- 113(細胞外液に近い)

- 輸液は、経口でそれら喪失したものを補えない患者に、失われてしまった必要な水と溶質を補てんし０バランスを保つだけでなく、疾病や創傷の治癒促進に必要なものをさらに追加して補充することがその目的といえる。体外に捨てる必要のあるものは、通常そのほとんどが腎臓から捨てられ(必要なものは再吸収される：実際、正常時には糸球体で濾過された糖の100％、水、Na の99％は尿細管で再吸収される)、一部が胆汁から便となって排泄されている。もし腎障害によりそれらが体外に捨てられなくなった場合には、透析によってそれらを体外へ排泄することになる(肝不全の場合には血漿交換)。
- 正常尿と血漿の組成(**表1-2**)：血漿の組成は採血の生化学と同じ。尿中電解質は尿量(L)を掛けるとその日１日の失った

表 1-4. 「脱水」と「体液喪失」

dehydration（脱水）	volume depletion（体液喪失）
・体内の水分（H_2O）減少	・体液全体（主に細胞外液）の喪失
・高 Na 血症	・Na 正常～低下
・細胞内水分が細胞外へ	・急性に進行
・細胞内脱水	・具体的には、出血、激しい下痢など
・徐々に進行	・症状強い

電解質総量を表し、翌日、同量の補充をすれば必要な電解質量は維持される。それが病的な状態となって、大量の嘔吐、腸管からの吸収不全（下痢）や、大量の発汗、腎機能障害が生じると、大量の水とともに Na、K、クロール（Cl）などが相当量体外へ喪失する危険性がある。それらの組成は細胞外液と同等かそれよりやや低張である。汗も通常は 500 mL/日であるが、最大で 15 L/日まで分泌可能である。

ここまでくると、輸液の目的がだいたいわかってきた。

病的な状態になると急速に失い、その補充が必要な主要な構成要素は、水と電解質（特に Na）である。水は純水（H_2O）のことで、これを失うと脱水（dehydration）となる。具体的には、発熱、食欲低下、熱中症、尿崩症などがある。これに対し体液喪失（volume depletion）とは、体液そのものの喪失であり、水＋電解質（＋各種溶質）で、下痢、嘔吐、胸水・腹水貯留、消耗（重症敗血症、悪性腫瘍など）などがあり、その多くは細胞外液である（**表 1-4**）。それらが失われる場所にも注目してほしい（**図 1-4**）。水は細胞内外から同等に、体液は細胞外から失われる。実臨床では、多くの症例で脱水と体液喪失が両方混在して

1. 輸液を始める前に読んでほしい！ 体内の水と電解質の生理学

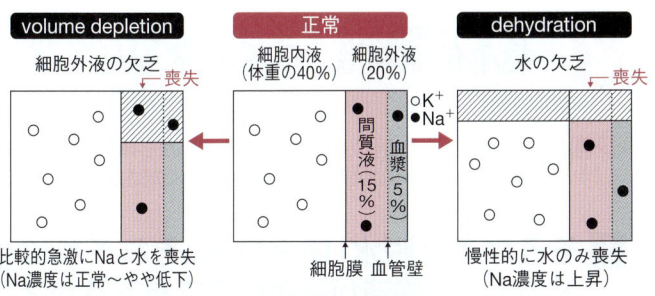

図1-4．「脱水」と「体液喪失」の違い

いる。体液の喪失は、比較的急速に起こることが多く、血管内容量が急激に減るため血圧低下、臓器虚血などバイタルサインを揺るがす重大な状況に陥りやすく、症状が急激かつ重症である場合があるので注意が必要となる。

出血は血球成分と血漿なので、本質的には輸血の適応であるが、出血量によっては水と電解質の補充だけでしのげることも多い。こちらも出血のスピードが速いと直接血管内容量の低下を生じるため、重篤になりやすいことは前述したとおりである。

（三宅康史）

2　基本初期輸液：まず何をつなぐか

注意!!　ここからは製薬会社の輸液担当 MR さんから頂いた輸液・栄養製品組成早見表を片手に読み進んでください。

I そうなると脱水、体液喪失、それぞれにどのような輸液が最適なのであろうか？

- 機序からいえば失ったものを補充するのが基本であり、脱水には水を、体液喪失には細胞外液を補充すべきであろう。
- 水そのものを血管内に投与すると浸透圧 0 mOsm/L のため溶血を惹起する危険があるので、この場合は浸透圧を上げるために 5%ブドウ糖液（浸透圧 278 mOsm/L で血漿の正常浸透圧 285±5 mOsm/L とほぼ等張）が選択される。5%ブドウ糖液は体内に投与されると、ブドウ糖は早々に分解されてエネルギーになるため、最終的に投与量と同じ水そのものが投与されたことになる。水は細胞内外に一様に分布するため、脱水の補正には内容、場所共に好都合である（**図 2-1-b**）。
- これに対し、失われた体液の補充には細胞外液と同じ組成、同じ浸透圧（＝等張液）の輸液が選択される（＝細胞外液補充液：**図 2-1-a**）。投与されると血管内と間質すなわち細胞外にのみ分布するので、血管内容量の急激な低下に対応できる。細胞外液補充液は、基本は生理食塩液（Na^+ と Cl^- でほぼ 85%が電離しており浸透圧は 285 mOsm/L）、乳酸リンゲル液、酢酸リンゲル液、重炭酸リンゲル液がある。

2. 基本初期輸液：まず何をつなぐか

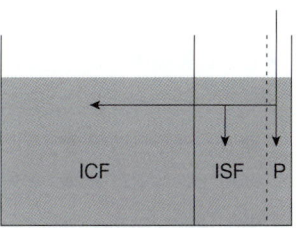

図2-1. 細胞外液補充液と5%ブドウ糖液の投与後の分布

ICF：細胞内液，ISF：組織間液，P：血漿

a：細胞外液量の増加　　b：体液全体が増加

(三宅康史：いまさら聞けない輸液療法の基礎知識．レジデントノート別冊 救急・ER ノート 3 症例から学ぶ ER の輸液，p21，羊土社，東京，2011 による)

臨床MEMO

　海外では細胞外液（補充液）の点滴といえば生理食塩液であるが、本邦ではより血漿成分に近い乳酸リンゲル液がメジャーである。乳酸が使用されるのは Cl^- の総投与量を減らしたいためで、乳酸は肝で、酢酸はこれに加えて全身の筋肉で代謝され重炭酸になりアルカリ化薬の役割を果たす。新しく開発された重炭酸リンゲル液（ビカーボン®、ビガネイド®）は最初からこれが入っており、より生理的であるがやや高価で保存に工夫（使用直前までガス不透過性の外袋を開けない）が必要である。

II 輸液は脱水補正用の5%ブドウ糖液と、体液喪失補正用の細胞外液補充液の2種類だけで足りる？

- 基本はこの2種類をうまく使い分けつつ併用すれば、脱水、体液喪失の補充はなんとかなる。
- しかし実臨床では前述したように、脱水と体液の喪失は合併していることが多く、それにも対応できるように5%ブドウ糖液と細胞外液補充液をあるルールに従って一定の割合で混合した維持液(1号液〜4号液)という種類が開発されている。その特徴を**図2-2**に示す。

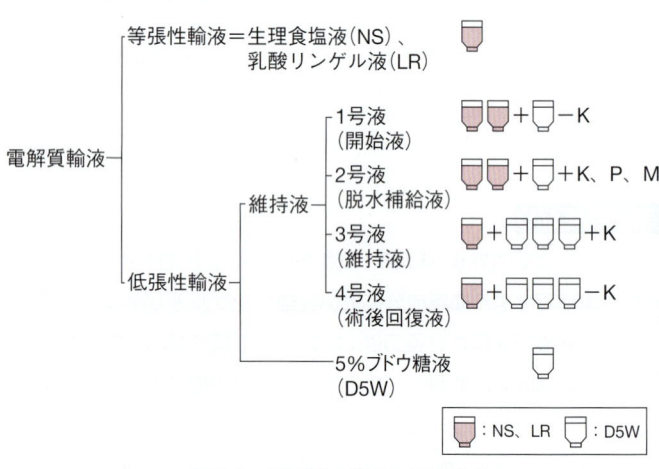

図2-2. 低張液の組成とその特徴

(三宅康史(編)：ICUでの病態管理と急変時に役立つQ&A. 改訂第2版, p99, 羊土社, 東京, 2009を改変)

- 細胞外液補充液と5%ブドウ糖液を2：1程度に混合し、Kを抜いたものが1号液(開始液)、それにカリウム(K)、リン

(P)、マグネシウム(Mg)を加えたものが2号液(脱水補給液)となる。逆に1:3程度に混合しKを加えたものが3号液(維持液)、Kを抜いたものが4号液(術後回復液)である。脱水の程度、細胞外液喪失の程度を推し量りつつ、腎機能(尿量)によってKを含有するものかどうかを判断し4つの中から最適な輸液を選択する。実際の電解質濃度はそれぞれ微妙に異なるので、ここでもう一度、輸液・栄養製品組成早見表を開いて【電解質輸液】の項で確認しておく。ブドウ糖濃度もそれぞれ異なり、1号液2.5%、2号液1.45〜3.2%、3号液2.7〜5%、4号液4〜4.3%と選択肢がある。代表的な3号液の組成を細胞外液補充液と比較する形で図2-3に示す。電解質的には低張液であるが、ブドウ糖分の浸透圧が加わるので投与時はほぼ等張である。1〜4号液にはそれぞれ開始液、脱水補給液、維持液、術後回復液という名が付いてはいるが、その意味にはこだわらず欠乏しているものを見極めて適切な輸液を

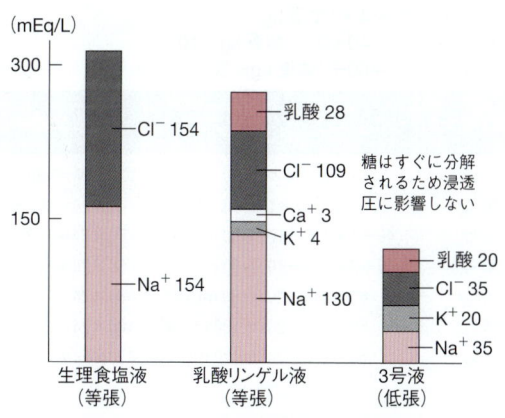

図2-3. 各種電解質輸液製剤の組成比較

選択する。

- あくまで初期輸液は、細胞外液補充液が基本となることを忘れないように。現病歴、身体所見、採血結果、尿所見が次々に明らかになってくる中で情報を集約しながら、次の点滴とその滴下速度を決定していく。

III 初期輸液とは別に、水、電解質、エネルギーの1日必要量（維持量）は実際はどれぐらいになるのか？

- 体重別の1日必要水分量を時間あたりの輸液スピードとともに表 2-1 に示す。60 kg 計算では 2,400 mL になるが、500 mL の点滴 5 本分にほぼ等しい。事実、3 号液 5 本分のブドウ糖、電解質量は 60 kg 成人の維持量として必要な1日分と認識しておくとわかりやすい（図 2-4）。

表 2-1. 体重別時間あたり（×24＝1日）に必要な水分量
・時間あたりの点滴スピード（mL/時）
 （〜10 kg まで）＝4×（体重 kg）
 （10〜20 kg）　＝40＋2×（体重 kg−10）
 （20 kg〜）　　＝60＋（体重 kg−20）

体重（例）kg	時間あたりの点滴スピード（mL/時）	1日必要量（mL）
5 kg	4×5＝20 mL/時	20×24＝480 mL
10 kg	4×10＝40 mL/時	40×24＝960 mL
15 kg	40＋2×（15−10）＝50 mL/時	50×24＝1,200 mL
20 kg	40＋2×（20−10）＝60 mL/時	60×24＝1,440 mL
40 kg	60＋（40−20）＝80 mL/時	80×24＝1,920 mL
60 kg	60＋（60−20）＝100 mL/時	100×24＝2,400 mL
80 kg	60＋（80−20）＝120 mL/時	120×24＝2,880 mL

2．基本初期輸液：まず何をつなぐか

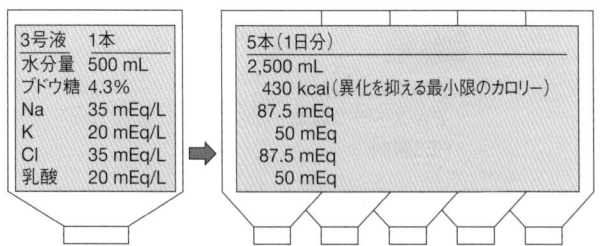

図 2-4．水分、電解質の 1 日必要量の目安（体重 60 kg）

(三宅康史（編）：ICU での病態管理と急変時に役立つ Q&A. 改訂第 2 版, p99, 羊土社, 東京, 2009 を一部改変)

IV これ以外にもたくさん輸液の種類が輸液・栄養製品組成早見表に記載されているが、これらは何？

- 【電解質輸液】の項の 1〜4 号液の微妙な違いは既に確認した。
- 【細胞外液補充液】の中でも、糖が 1〜5% 含まれている製剤がある。基本的に初期輸液にブドウ糖は含まない方が急速投与に適している（高血糖とそれに伴う浸透圧利尿を避けるため）。ただ、低栄養や低血糖を伴っている症例では、細胞外液の補充とともに最初から糖の投与が必要な症例があり、その場合に選択される。急速投与でも高血糖になりにくい 1% ブドウ糖を含む細胞外液補充液もある（フォジオ 140®）。また、ブドウ糖でなくマルトース（ブドウ糖 2 つが結合した二糖類でゆっくり代謝されて高血糖をきたしにくい：ラクテック G®）やソルビトール（代謝されてフルクトース（果糖）になる：ポタコール R®）である輸液がある。
- ほかに早見表に載っているのは、末梢静脈栄養（peripheral parenteral nutrition；PPN）製剤と高カロリー輸液（total

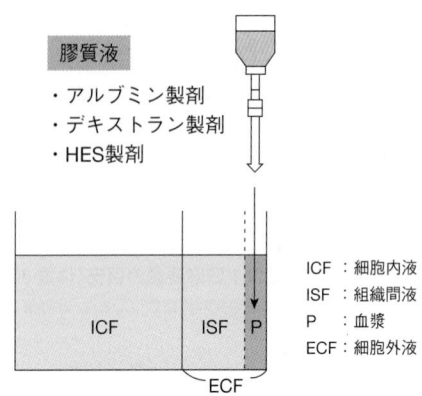

図 2-5. 血漿量のみ増加

parenteral nutrition；TPN)、代用血漿剤、脂肪乳剤などがある。このうち、PPN 製剤は、維持液に、ビタミン B_1、アミノ酸、ブドウ糖を中心とした糖類(7.5%、10%、12.5%)を加えた栄養補給の要素が強い輸液である。代用血漿剤(デキストラン製剤、HES 製剤)は膠質液に含まれ、デンプンを生理食塩液や 5%ブドウ糖に混ぜた製剤で分子量が大きく血管内のみに分布するため、急な出血や術中の血管内容量維持に 1,000 mL を目安に投与すると一時的な血圧維持には効果を発揮する(**図 2-5**)。ただ、腎障害や出血傾向の危険性がある。

(三宅康史)

3 救急専門医の初期輸液

はじめに

前項目1および2を読まれた方は、経静脈輸液の種類と投与速度、また投与後に体内のどの部分に分布するかを大まかに捉えられるようになっているはずである。本項目では、救急医が行うべき初期輸液の方針について考えてみることとする。

I 何を根拠に輸液戦略を立てるか

救急外来で患者の初療にあたることを想像してほしい。輸液をするためには静脈路を確保する必要があり、少なくとも侵襲のある治療であることは間違いない。なんのために輸液が必要かを、患者ごとに必ず考えるべきである。表3-1には輸液の目的を示しているが、言い換えればこの4項目に当てはまらない患者には、そもそも輸液は必要ないのである。

表 3-1. 輸液の目的

水・電解質の補給	水電解質平衡の維持 酸塩基平衡の維持 循環動態の維持
栄養の補給	エネルギー源 からだの構成成分
血管の確保	薬剤投与ルートの確保
病態の治療	肝性脳症など特殊な病態の治療

1・水電解質の補給 ➡
　　細胞外液でまず間違いなし

　水分や電解質異常のある患者では、ほぼ全例に輸液が必要である。特に循環動態に異常がある患者では、その多くが脱水を背景にもつため輸液の絶対適応である。唯一の例外は、慢性的な電解質や酸塩基平衡異常の患者であるが、救急外来の初療時に急性か慢性かを判断することは難しいため、輸液を始めることが望ましい。まず細胞外液の輸液を行っておけば間違いない。

2・栄養の補給 ➡
　　ブドウ糖液だが、まず必要ない

　救急外来で栄養の補給のために輸液が必要となることは稀である。なぜなら、栄養が足りないことですぐに致死的になることはまずあり得ないからである。唯一の可能性は低血糖症例であるが、その場合の静脈確保の目的はブドウ糖液を静注する経路を確保すること（「3・血管の確保 ➡ 細胞外液で……」で後述）にある。すなわちブドウ糖液の持続的な輸液を救急外来で行うことはほとんど考えなくてよい。

3・血管の確保 ➡ 細胞外液でまず間違いなし

　患者の病態によっては、緊急で薬剤を投与する必要がある。特に緊急性を要するケースでは、皮下や筋肉内投与よりも経静脈的投与を行う必要がある。側管から薬剤を投与するために、静脈内にあらかじめ輸液ルートを確保しておくためのものである。すなわち、輸液の種類は何をつないでも問題ないが、ほかの病態も鑑みて細胞外液を選択することが一般的である。薬剤

によってはメインルートに流れている輸液内の成分と、側管から投与する薬剤が配合変化を起こす場合がある。例えば乳酸リンゲル液の側管から炭酸水素ナトリウム（メイロン®）を投与すると、乳酸リンゲル液中のカルシウム塩と反応して炭酸カルシウムとなり、白濁、沈殿するなどの事例である。

4・病態の治療

　これは「3・血管の確保 ➡ 細胞外液で……」と同じく、治療薬剤の投与ルートとして輸液が必要になるケースである。「3・血管の確保 ➡ 細胞外液で……」と違い、多くの場合には緊急性がないので、あらかじめ投与ルートを確保しておくという意味合いは薄れ、直接治療のための輸液（肝性脳症に対するアミノレバンなど）が投与される。

　患者はなんらかの訴えをもって来院しているのであるから、その主訴と現病歴を問診しながら身体所見を観察する。その結果、輸液の必要性があると判断されれば静脈確保をして、適切な輸液を開始する。一般外来と違い注意しなければならないことは、救急外来では診断と治療を平行して行わないと、生命にかかわる可能性があることだ。特に救急搬送されて来る患者や、歩いて来院した患者でも診療前トリアージで重症と考えられる患者の場合には、<u>その目的や鑑別診断を考える前に輸液を始めなければならないことがある。</u>

Ⅱ 主訴、現病歴と身体所見から考える輸液戦略

　救急患者の初療に当たる際には、前述の如く鑑別診断をすると同時に治療を開始しなければならない。急性期の治療には輸

液が欠かせないので、どのような輸液を必要とするかをあらかじめ考えておく。救急車受け入れエリアに用意しておく輸液は、細胞外液を基本として、特殊な病態に関しては他の輸液を考慮する。救急車で退院する患者の多くは循環血液量が不足しているため、細胞外液による輸液で開始する。もちろん、うっ血性心不全が疑われる場合には高いナトリウム（Na）を含有する細胞外液を急速で投与すべきではないし、同様に高カリウム（K）血症の患者に、少量でもKを含む乳酸リンゲル液の投与は避ける必要がある。しかし、乳酸リンゲル液を 100 mL/時で 10 分間投与したとしても、約 17 mL の細胞外液と 2.2 mEq の Na、0.07 mEq のKしか投与されない。すなわち、あらかじめ用意しておいた細胞外液で静脈路を確保し、患者の主訴、現病歴、身体所見を確認したうえで輸液を変更することで、臨床的に問題になることはない。

　主訴や現病歴は、患者の病態を類推するために重要であり、初療に当たる医師はキーワードをうまく拾い上げて、必要な輸液や薬剤の用意を行わなければならない。例えば「外傷」や「吐血」の患者は<u>出血により循環血液量が減少している</u>可能性が高いため、細胞外液を用意する必要がある（「1. 脱水」、67 頁参照）。また「麻痺」を主訴に来院した患者は、血栓溶解療法の適応になる可能性があり、t-PA 製剤を薬剤部から取り寄せ用意をしておくことで、より早く治療を開始できる（「8. 脳血管障害」、204 頁参照）。口渇感があるか、尿量は減少していないか、尿の色は濃くなっていないかなど、患者に直接聞くか、家族からの聴取で脱水の有無を確認できる場合もあり、ポイントを絞って問診する。

　身体所見を取る際には、鑑別診断を行うことを念頭に観察す

表3-2. ショック指数(Shock Index；SI)
ショック指数＝脈拍数/収縮期血圧

ショック指数	状態	推定される出血量
1	軽症	有効循環血液量の23%、約1L
1.5	中等症〜重症	有効循環血液量の33%、約1.5L
2	危機的	有効循環血液量の43%、約2L

る。まずバイタルサインをチェックして、異常があるならば直ちにバイタルサイン回復のための輸液、いわゆる蘇生輸液を開始する必要がある。輸液の選択という観点から考えると、バイタルサインの中で重要になるのは血圧(BP)と脈拍(PR)である。この際注意すべきは、血圧が下がっていない症例の中にも潜在的なショック症例が潜んでいることであり、表3-2に示すショック指数は潜在性のショックを見つけるのに有用である。<u>ショック指数が1以上の場合には、直ちに細胞外液の投与を開始する。</u>

　全身観察を行ううえで重要なことは、循環血液量の減少があるかどうかを判断することである。問診に加えて、皮膚のツルゴールや舌の乾燥をみるだけでも、明らかな脱水を発見することができる。表3-3に、救急外来で行うことのできる検査のうち、血管内容量を把握するために間接的な指標となるものを示した。単純X線検査で得られる心胸郭比(cardiothoracic ratio；CTR)や血管柄幅(vascular pedicle width；VPW)は侵襲も少なく、過去の画像と比べることで相対的にも評価できる[*1]。超音波検査は非侵襲的、短時間でできることに加え、外傷患者などでは胸腔内、腹腔内出血のスクリーニングにも用い

[*1]：編者註　立位の臥位。A-P or P-A など撮影条件を揃える。

表 3-3. 血管内容量の間接的指標

X線関連指標	心胸郭比 (cardiothoracic ratio；CTR)	>55%で水分過剰
	血管柄幅 (vascular pedicle width；VPW)	上大静脈右縁が右主気管支上縁と左鎖骨下動脈起始部から下方に延ばした線との水平方向の距離 正常5 cm以下
超音波関連指標	下大静脈径	心窩部縦走査で肝静脈流入部の径を測定
	左房径	大動脈弁を含む長軸あるいは短軸Mモードで測定
観血的圧モニター関連指標	中心静脈圧 (central venous pressure；CVP)	正常5〜10 cmH$_2$O
	動脈圧の脈波と呼吸性変動	動脈圧の脈波計が鋭く尖るほど循環血液量は少ない。吸気と呼気で変動が大きい場合も循環血液量減少が示唆される
尿関連指標	尿比重	>1.020で脱水を示唆 浸透圧利尿薬、造影剤、尿糖排泄時には高値
	尿中Na/K比	正常4以上
	尿量	1 mL/kg/時以下では脱水を示唆

られる。

　中心静脈を救急外来で挿入するケースは限定的だが、動脈圧ラインを挿入して血圧を持続的に測定する場合には、その脈波形に注目すべきである。但し、すべての指標は絶対的なものではなく、いくつかの指標を組み合わせて判断することが必要となる。治療経過を観察するうえでも、**複数の指標を経時的に相対的評価を加え、病状についての大局観をもつこと**が重要であ

る。判断に苦慮した場合には、ある程度効果がはっきりするぐらいの細胞外液を思い切って大量に投与することで、循環動態がどのように変化するかを観察し評価する、いわゆるチャレンジテストを行うこともある。

Ⅲ バイタルサインの回復を目的とする、いわゆる蘇生輸液

来院時にバイタルサインの異常がある場合には、直ちに静脈路を確保して輸液を開始する。特に救急領域で、バイタルサインを回復させるために行う輸液を「蘇生輸液」と呼ぶことがある。ここでの「蘇生」は心停止患者に対する処置ではなく、あくまで致死的状態から回復させるための行為全般を指す。

バイタルサインのうち、輸液で直接的な治療介入が可能な指標は、血圧と脈拍である。すなわち血圧や脈拍に異常がある場合には、表 3-2 に示した如くショック状態が疑われ、直ちに対処が必要となる。

一般的に収縮期血圧で 90 mmHg 以下、平均血圧 60 mmHg 以下のとき、あるいは 40 mmHg 以上の急激な血圧の低下があったときにはショック状態と定義する。実際には代償機転が働いているため血圧の低下がないショックも存在するので、患者の症状と併せて診断を行う。

血圧は図 3-1 に示すように心臓のポンプ機能(心拍出量)、前負荷(循環血液量)、全身血管抵抗の 3 つの要素により規定されている。ショック状態はこの 3 つの要素が異常を示すときに起こるため、病態に応じた治療が必要となる。

ショックの分類は、その病態から分類する方法が一般的である(表 3-4)。具体的な診断の見極めや、病態に応じた治療に関

図 3-1. 正常循環図

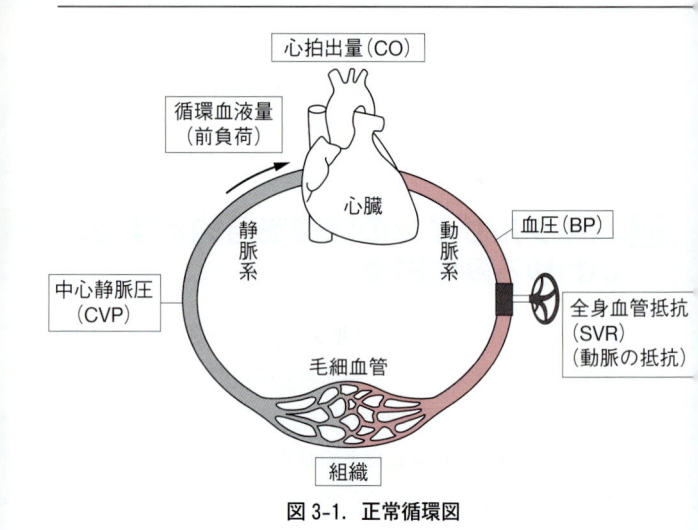

表 3-4. ショックの分類

- 循環血液量減少性ショック
  - 出血(外因性、内因性)
  - 脱水
  - 熱傷
- 心原性ショック
  - 心収縮力低下(急性心筋梗塞、心筋炎など)
  - 機械的障害(弁膜症など)
  - 不整脈(徐脈性、頻脈性)
- 閉塞性ショック
  - 心タンポナーデ
  - 緊張性気胸
  - 肺塞栓症
- 分布異常性ショック
  - 敗血症ショック(SIRSに伴うものを含む)
  - アナフィラキシーショック
  - 神経原性ショック(脊髄損傷など)
  - 血管拡張薬

しては「心原性ショック」(85頁)の項に譲るが、同じショックでも循環血液量減少が原因となる**循環血液量減少性ショック(hypovolemic shock)**、心臓のポンプ機能低下が原因となる**心原性ショック(cardiogenic shock)**、循環回路の閉塞機転が原因となる**閉塞性ショック(obstructive shock)**、血液や体液の分布異常による**分布異常性ショック(distributive shock)**の4つのカテゴリーに分類されることを忘れてはならない。つまり、血圧を規定する3要素、心拍出量、循環血液量、全身血管抵抗からショックの原因を鑑別し、病態に応じた治療を行わなければならない。

しかし、**救急外来受診時にこれらの鑑別は不可能**である。病態を把握したうえでその病態に応じた処置、治療を行うことは重要であるが、病態を把握するのに時間をかけるあまり低血圧状態が遷延してしまうことは避けなければならない。重要なことは**血圧を上げるための一般的な輸液治療を施行しつつ、その流れの中で病態の把握に努めること**である。

具体的な輸液の方法としては、**図3-2**のような流れとなる。

まず末梢静脈より18G以上の太い留置針を1〜2本確保し[*2]、細胞外液(乳酸リンゲル液か生理食塩液)の急速輸液を開始する。収縮期血圧が60 mmHgを下回る(あるいはそれに準ずる)重篤な状態では、塩酸ドパミン(イノバン®など)の点滴静注を5γ(ガンマ＝μg/kg/分)で開始し、状態をみながら20μg/kg/分まで増量する。さらに低血圧が遷延する場合はノルアドレナリンや塩酸フェニルエフェリン(ネオシネジンコーワ®な

[*2]：編者註　自らの技量と相談しつつ、細いGでよいのでまず1本確実に輸液路を確保するよう心がける。それから太い留置針で2本目にとりかかる。

```
┌─────────────────────────────┐
│ ショック                     │
└──────────┬──────────────────┘
           ↓
● 末梢静脈より18G以上の静脈ライン1～2本確保
● 細胞外液(乳酸リンゲル液または生理食塩液)の
  急速輸液を開始
           ↓
    血圧<60mmHg
    重篤な状態か？ ──→ ドパミン、
           ↓            ノルアドレナリンの投与
    病態を鑑別しつつ、
    根本治療へ
```

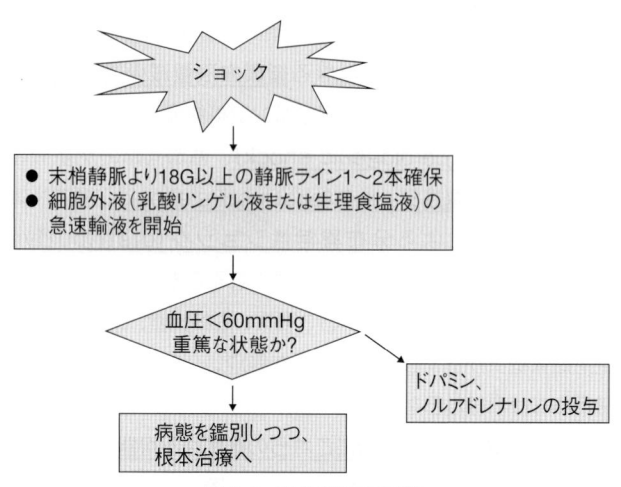

図3-2. 蘇生輸液の手順

ど)などの10～20倍の希釈液を静注し昇圧を図る。ここまでの処置は<u>病態に基づくものではなく、低血圧自体がもたらす不利な状況をとりあえず回避するため</u>である。とりあえず直面する低血圧状態を回避したら、病態の鑑別に移るが、鑑別の間も急速輸液は継続しておく。引き続き病態に応じた輸液治療に移る。

病態の鑑別に気をとられるあまり、ショック状態を遷延させてはならない。特に血圧低下時は自動血圧計などで測定ができなくなることが多く、その際には体表から触知できる動脈を触れ、おおよその血圧を推定する。一般に橈骨動脈が触知できれば収縮期血圧は80 mmHg、大腿動脈で触知できれば70 mmHg、総頸動脈で触知できれば60 mmHgである。

救急患者に静脈確保を行う際は末梢静脈からが第一選択である。中心静脈の確保は穿刺に時間がかかるだけでなく、カニューレ自体が同径の末梢留置針より長いことから大量輸液の効率は

悪い。

■非公式ながらよく使う裏ワザ1

‖ 冷やしラクテックあります ‖

　当院の救急外来には、夏になると上記のような看板が出現する。熱中症患者の来院が増えるため、あらかじめ冷蔵庫で冷やしておいた輸液を急速に輸液することで体温を下げようという試みである。逆に大量輸液による合併症として、低体温がある。電子レンジを使用するかは別として、加温した輸液を使用することで外傷患者の低体温を少しでも回避できればありがたいものである。理論的には体温上昇の効果はわずかなはずだが、臨床の現場ではできることはすべてやっておきたいものである。

（杉田　学）

4 腎臓内科医の初期輸液

Ⅰ 何を指標に、何を見極めて輸液計画を立てるのか（初療患者を通して原則的に）

1・救急外来における輸液療法の目的

救急外来で輸液療法を行う目的は、以下の2つに分類できる。

1. 血管確保（輸液ルート確保）
2. 体液の管理（循環血漿量の維持、水分・電解質の維持・是正、酸塩基平衡の維持）

重症患者であればあるほど、早期に輸液路の確保を行い、初期輸液を開始する必要がある。その際に**"「何」を指標として、「どの」輸液投与を行うか"**、患者の初期加療を行いながら瞬時に判断することが求められる。

重症患者の多い救急外来では急変が予想され、輸液ルートの確保が必要となる状況が多いが、重症でない患者であっても"とりあえず輸液を行う"という状況も散見される。短期間の一時的な輸液は救急外来という特性上ある程度は許容されるが、**輸液は必要な場合のみ必要な量だけ行われるべき**という原則は忘れてはならない。不必要な輸液処方は医療資源の無駄であり、患者によっては（電解質異常や体液過剰など）状態を悪化させうる。したがって初療患者を前にしたときにも**"輸液が本当に必要な状況なのかどうかを常に考える"**という基本は忘れてはならない[*1]。

[*1]：編者註 「3. 救急専門医の初期輸液」の杉田学先生とまったく同じことを強調されている。

2・輸液療法の種類

輸液療法は投与目的により、補充輸液と維持輸液の2つに分けられる。さらに補充輸液は、ショック状態に対する循環動態安定が目的の初期輸液[*2]と、欠乏している体内の水分や電解質異常を補正する(狭義の)補充輸液に分類可能である(表4-1)。

表4-1. 輸液の種類

輸液の種類		目的	具体例	適切な輸液
補充輸液 (広義)	初期輸液	有効循環血漿量の補充	低血圧・ショック	等張液 (細胞外液)
	補充輸液 (狭義)	欠乏している体液・電解質の補充	volume depletion・dehydration	細胞外液や1号液
維持輸液		体液バランスの維持 (失われる体液の補充)	下痢・経口摂取低下	主に3号液
			手術後など	ストレス下では等張液

a. 初期輸液

初期輸液は、ショック状態(hypovolemic shock)の患者に対して15~60分で急速に点滴することで有効循環血漿量を確保し、血圧・脈拍など循環動態を安定させ、各種臓器への十分な組織灌流を回復する目的で投与される輸液である。可能な限り血管内に多くとどまる輸液製剤を用いる必要があり、**生理食塩液や乳酸リンゲル液などの細胞外液製剤**を用いる。

[*2]:編者註 「蘇生輸液」と同義。

b．(狭義の)補充輸液

補充輸液とは体液バランス(量・質)の崩れている患者に対して、欠乏している自由水や電解質を是正し、体液バランスの正常化を目的として行う輸液である。ここでは(後述するように)**体液量の評価を行ったうえで、不足分の輸液(細胞外液もしくは自由水)を補充する。**また検査データから電解質欠乏があれば、それらの補充も考慮したうえで輸液の選択を行う。

c．維持輸液

維持輸液は、現在の体液バランスを維持するために**今後失われると予測される体液の補充を目的とした輸液**である。言い換えれば1日に体内から失われる水分・電解質を補う目的で行われる。したがって維持輸液を必要とする患者は、自分で水分・電解質を摂取できない、つまり経口摂取が不十分な患者となる。

― ■非公式ながらよく使う裏ワザ1 ―――――――――
‖ 維持輸液＝3号液？ ‖

「生理的な」体液喪失を補充するという意味で、これまでは維持輸液として3号液を1,500〜2,000 mL/日投与することが適当とされてきた。しかし、急性期や術後の患者では抗利尿ホルモン(antidiuretic hormon；ADH)の分泌が亢進しており、3号液のような「相対的に」低張な輸液の補充を行うと医原性低ナトリウム(Na)血症を惹起する。したがってこのような「病的な」体液喪失が想定される時期には、維持輸液としては細胞外液を用いる方が適切である。

3・体液量の評価

「体液量」の評価とは、「**体液のどのコンパートメントに(細胞内 vs 細胞外)、何が(自由水 vs 溶質)[*3]、どの程度欠乏しているか(分布しているか)」**を評価することと同義である。

初療患者の輸液療法を決定する際には、体液量評価は輸液計画を立てるうえで最も重要な情報となる。特にショック状態を呈している患者や入院を要する重症患者では、初療の際に速やかに体液量評価を行い、初期輸液投与、入院後の輸液計画を決定することが求められる。しかし体液量の評価は難しく、ここでの評価を誤るとまったく逆の治療を行うことにもなりかねないため、慎重な判断が必要である。

体液量の評価は、問診、身体所見、バイタルサイン、検査所見から総合的な判断が行われる。<u>1つの指標で評価できるものでなく、複数の指標を評価したうえで総合的に判断を行うことが重要である。</u>

a．体液量減少の所見

高齢患者や、発熱・下痢を呈している患者、慢性疾患を合併している場合には、水電解質両方の喪失と脱水症(volume depletion・dehydration)を常に疑わなければならない。

体液量減少により症状・身体所見(**表 4-2**)が出ていれば、既に高度と判断可能である。特に体重減少は最も重要な所見である。細胞外液量低下における身体所見の診断有用性(**表 4-3**)[1]

[*3]：編者註　溶質とは電解質やアルブミンなどの膠質を指す。溶質を失う場合は水＋溶質を失うことになる＝volume depletion・自由水の欠乏＝dehydration。

表 4-2. 体液量減少の症状・身体所見

	所見
症状	下痢、便秘、脱力、せん妄、意識障害
バイタルサイン	体重減少(3%以上の急激な減少) 血圧低下(収縮期血圧:80 mmHg 以下)、頻脈(100 回/分以上) 起立性低血圧(収縮期血圧:20 mmHg 以上の低下、脈拍:20 回/分以上の増加)
身体所見	口腔粘膜乾燥、舌乾燥、眼球陥没、腋窩乾燥 皮膚ツルゴール(前胸部)の低下 毛細血管再充満時間の延長(成人・小児>2 秒、高齢者>4 秒)

表 4-3. 細胞外液減少の各身体所見の感度・特異度

	感度	特異度
立位による脈拍上昇>30/分	43%	75%
立位による血圧低下>20 mmHg	29%	81%
腋窩乾燥	50%	82%
口腔粘膜乾燥	85%	58%
舌乾燥	59%	73%
眼球陥没	62%	82%
意識混濁	57%	73%
上下肢の脱力	43%	82%
言語不明瞭	56%	82%
毛細血管再充満時間の延長	34%	95%

(文献 1)による)

は、いずれも絶対的ではなく、複数の指標を総合的に評価することが重要である。

　毛細血管再充満時間(capillary refilling time；CRT)や腋窩

4．腎臓内科医の初期輸液

表 4-4. 出血における身体所見の感度・特異度

身体所見	中等度出血 (450～630 mL) の感度	高度出血 (630～1,000 mL) の感度	特異度
立位による脈拍上昇>30/分	8～57%	98～100%	98～100%
立位による血圧低下>20 mmHg	7～9%	—	90～98%
仰臥位での頻脈(脈拍>100/分)	—	9～16%	91～100%
仰臥位での低血圧(<95 mmHg)	13%	13～56%	96～100%

表 4-5. IVC 径と中心静脈圧(central venous pressure；CVP)の関係

IVC 径(mm)	吸気時虚脱率	CVP(cmH$_2$O)
<15	>50%	0～5
15～25	>50%	5～10
15～25	<50%	10～15
>25	なし	15～20

表 4-6. 脱水の検査所見

	所見
血液検査所見	相対的なヘマトクリット(Ht)・総蛋白値(TP)の上昇、BUN(血清尿素窒素値)/Cr(クレアチニン)>20
尿検査所見	尿量低下(500 mL/日以下)、尿比重>1.020 尿 Na・Cl 濃度低下(<20 mEq/L)、頻脈(>100 bpm) FE$_{Na}$<0.1～1.0%(腎機能を考慮)、FE$_{UN}$<35%

乾燥は細胞外液量減少のよい指標である一方、起立性低血圧は細胞外液量低下の指標としては劣るが、出血などの循環血漿量低下の指標として適している(**表 4-4**)。

腹部超音波エコーによる下大静脈(inferior vena cava；

IVC)径測定も体液量評価に有効な指標である(**表 4-5**)。測定方法は IVC と右房の境界から約 2〜3 cm 尾側、もしくは肝静脈が IVC に合流する部位から 1〜2 cm 尾側の部位で測定する。

血液・尿検査所見も脱水症の診断に有用である(**表 4-6**)。

血清ヘマトクリット(Ht)値や総蛋白(TP)値、Na 値を用いて、体内の水分欠乏量(脱水)を以下の式より推測することが可能である。

> 体内水分欠乏量＝健常時体重×0.6×(1−45/Ht)
> 　　　　　　　＝健常時体重×0.6×(1−7/TP)
> 　　　　　　　＝健常時体重×0.6×(血清 Na−140)/140

尿中 Na 濃度、尿中クロール(Cl)濃度、尿中 Na 排泄率(fractional excretion of sodium；FE_{Na})、尿中 UN 排泄率(FE_{UN})も脱水の診断に有用な尿所見である。

── ■非公式ながらよく使う裏ワザ2 ──────
| FE_{Na} とは |

FE_{Na} は原尿中 Na のうち尿中に排泄される Na の割合を示す。

FE_{Na}＝(尿 Na×血清 Cr)/(血清 Na×尿 Cr)×100(%)

糸球体濾過量(glomerular filtration rate；GFR)が 100 mL/分/1.73 m^2 の患者では FE_{Na}＜0.1%を循環血漿量低下の基準とする。尿細管の Na 再吸収は GFR 低下と反比例して増加するため、FE_{Na} を使用する際には腎機能に留意が必要である(GFR が 10 mL/分/1.73 m^2 の場合は FE_{Na}＜1%が基準)。利尿薬使用時には Na 再吸収が阻害されており、FE_{UN} で代用する。

b．体液量増加の所見

体液量増加の身体・検査所見(**表 4-7**)も単独での診断有用性は低く、複数の所見を用いて総合的に評価を行う。

特に浮腫は、体液過剰の重要な身体所見であり、以下の項目に注意して観察する(**表 4-8**)。

頸静脈の評価も体液量過剰の評価に有用である。患者を仰臥位にし、外頸静脈が胸鎖乳突筋との交点を越えて怒張している場合には循環血漿量の増加が疑われる。また患者の上半身を

表 4-7．体液量過剰の所見

	所見
身体所見	浮腫、頸静脈怒張、起坐呼吸
バイタルサイン	血圧上昇、脈波増大
検査所見	血液検査：Ht、TP の低下 画像所見：胸部 X 線での心拡大、肺うっ血像 腹部エコー：IVC 径 20 mm 以上、呼吸性変動の消失

表 4-8．浮腫の見方

特徴	所見
①圧迫して凹むかどうか	Non-pitting：リンパ浮腫、粘液水腫(甲状腺機能低下症など) pitting edema：体液量増加を示唆
②体重増加の程度	<2 kg：自覚されにくい 5 kg<：足背から下腿全体に認める 10 kg<：下肢全体に及ぶ
③浮腫の部位	起床時：眼瞼周囲に目立つ 寝たきりの高齢者：背側や仙骨部に存在することが多い
④pit recovery time (浮腫を骨の部位まで圧迫し、何秒でもとに戻るか)	pit recovery time≧40 秒：通常は血清アルブミン≧3.5 mg/dL pit recovery time≦40 秒：ネフローゼや肝硬変などで血清 alb≦2.5 mg/dL となり、fast pitting edema を認める

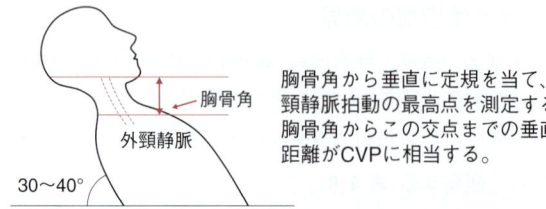

図 4-1. 頸静脈の評価

胸骨角から垂直に定規を当て、頸静脈拍動の最高点を測定する。胸骨角からこの交点までの垂直距離がCVPに相当する。

30°～40°上昇させて、胸骨角から頸静脈の怒張先端までの距離を測定することでCVPを代用することができる（**図 4-1**）。

4・救急外来での適切な初期輸液

以上を踏まえたうえで、救急外来での輸液療法の決定および

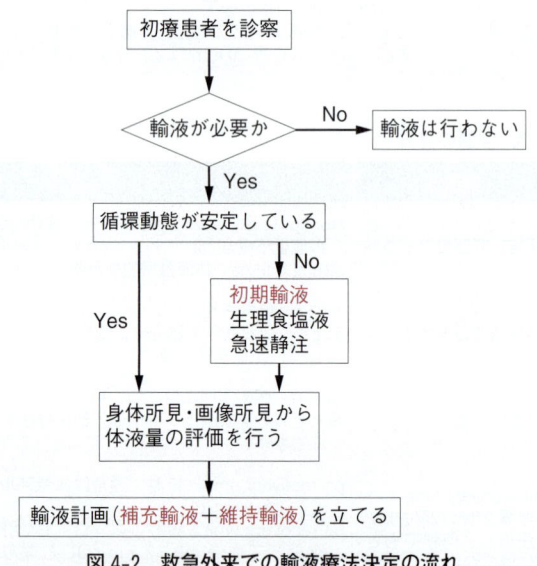

図 4-2. 救急外来での輸液療法決定の流れ

初療における体液評価の流れは**図 4-2** のようになる。

a. 初期輸液の投与法

初期輸液として最も重要なのはショック状態にある患者に対する輸液である。2001 年に River らにより敗血症性ショックに対する治療プロトコール（早期目標指向型治療、early goal-directed therapy ; EGDT）が報告され、死亡率が改善することが示された[2]。これ以降、EGDT の輸液療法は敗血症性ショックのみでなく、多くのショック患者に行われ、患者の予後改善を認めている。

●Hypovolemic shock（循環血液量減少性ショック）に対する初期輸液

① 生理食塩液 500～1,000 mL またはアルブミン製剤などの膠質液 500 mL を 30～60 分で急速点滴静注する。循環動態の安定を認めるまでは比較的急速に投与してよい。

② 単回急速静注後に血行動態（バイタルサイン、身体所見）の改善を確認。血行動態が改善したと判断したら初期輸液は中止し、改善が不十分ならば再度急速静注と臨床評価を繰り返す。

③ 1,000～2,000 mL ほど輸液を行っても循環動態の改善を認めなければ、カテコラミン投与を検討する。

④ 有効循環血漿量が確保された後に、病態に応じた補充輸液や維持輸液に変更を行う。

ショックほどの循環不全を呈していなければ、EGDT のような大量輸液は不要である。明確なエビデンスはないが、循環不全の程度や患者の状態に応じて、生理食塩液 100～200 mL/時程度で初期輸液を開始する。

バイタルが安定している軽度の volume depletion に対しては、さらに少ない量の生理食塩液 50〜100 mL/時程度からの初期輸液開始でかまわない。細胞内液欠乏の合併も疑われる場合などには、1/2 生理食塩液（1 号液）の投与も考慮すべきである。

臨床MEMO 初期輸液における晶質液 VS 膠質液[3]

膠質液は毛細血管壁を容易に通過できない製剤であり、理論上は血管内にとどまるため蘇生製剤として適しているとされる。しかし、実際は毛細血管からの漏出により効果は期待ほどではない。特に急性期の患者では、実際に膠質液が晶質液と比較し、予後が優れるというエビデンスは現在のところない。アルブミン製剤も高価であるが、晶質液と比較し優れるといった報告はない。

ヒドロキシエチルデンプン（hydroxyethyl starch；HES）は、乳酸リンゲルなどの他の輸液と比較し、腎障害などの有害事象が多いとの報告が多くなされている。初期輸液として積極的な使用は控えた方がよい。

b．大量輸液による弊害

EGDT による先行的な輸液が強調されるが、これはあくまで**初期輸液における大量輸液の有効性**を示したものであることに留意しなければならない。初期輸液後もバイタルが保たれないため、補充輸液においてカテコラミンを使用せずに大量輸液を継続し、体液過剰となる症例が散見される。適切な輸液は重要であるが、体液が過剰とも過小ともならないように輸液を行うことが重要である。

特に体重が5〜10%増加するような輸液は、重症患者の臓器不全を伴う[4]。重症患者での体液過剰は急性腎障害（acute kidney injury；AKI）発症と相関し、心臓・肝臓・肺などの他臓器でも同様に間質浮腫は悪さをする。急性呼吸窮迫症候群（acute respiratory distress syndrome；ARDS）では体液量をドライサイドに保つことが有効とされており、敗血症においても体液過剰が予後を悪化させる。したがって過剰輸液を避けるため<u>早期から昇圧薬の使用</u>を考慮すべきである。

Ⅱ 水分バランス、電解質、浸透圧、酸塩基平衡異常とその補正

1・酸塩基平衡の異常

血液ガス測定は簡便に施行でき、患者の病態把握に役立つ。時として迅速な対応が求められる救急外来で、血液ガス分析による酸塩基平衡の解釈は診断・治療方針の決定に強力なツールとなりうる。

a．血液ガスの評価

一般的な血液ガスからの酸塩基平衡の解釈は以下の手順で行われる。

---

step1：pHからアシデミアかアルカレミアかを判断
step2：酸塩基平衡異常が、一次性に「HCO_3^-（重炭酸イオン）の変化（代謝性）」か「$PaCO_2$の変化（呼吸性）」か、を判断
step3：アニオンギャップ（anion gap：AG）を計算
step4：代償性変化が予測範囲内であるかを判断
step5：AG上昇を認めた場合には、補正HCO_3^-を計算
step6：原因病態の検索

● step 1：アシデミアかアルカレミアかを判断する

　血液ガスの pH から pH＜7.40 ならアシデミア、7.40＜pH ならアルカレミアと判断する。

● step 2：pH の変化が「代謝性」か「呼吸性」かを判断する

　アシデミアであれば、HCO_3^- が低下する（代謝性アシドーシス）か $PaCO_2$ が上昇する（呼吸性アシドーシス）、もしくは両方が考えられる。

　一方、アルカレミアであれば、HCO_3^- が増加する（代謝性アルカローシス）か $PaCO_2$ が上昇する（呼吸性アルカローシス）、もしくは両方が考えられる。

● step 3：AG を計算

　AG とは、「測定できない陰イオン」（リン酸塩や硫酸塩、乳酸などの不揮発酸）を含む分画のことである（図 4-3）。代謝性アシドーシスの鑑別に重要であり、以下の式で計算される。

$$AG = Na - (Cl - HCO_3^-) \quad 正常値：12 \pm 2 (mEq/L)$$

　AG の値により代謝性アシドーシスは、AG 開大性代謝性アシドーシスと AG 非開大性代謝性アシドーシス（高 Cl 性代謝性アシドーシス）に分けることができる。また低アルブミン血症では、陰イオンであるアルブミン（alb）が減少するため AG も低下する。以下の式で補正が必要となる。

$$補正 AG = Na - (Cl - HCO_3^-) + (4.0 - 血清 alb 値) \times 2.5$$

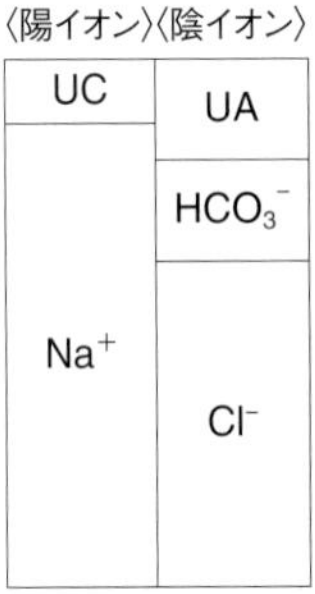

4. 腎臓内科医の初期輸液

〈陽イオン〉〈陰イオン〉

UC(unmeasured cations) ＝測定されない陽イオン
UA(unmeasured anions) ＝測定されない陰イオン

$$AG = UA - UC \fallingdotseq Na^+ - (HCO_3^- + Cl^-)$$

図 4-3. アニオンギャップとは

●step 4：代償性変化が予測範囲内であるか

pH の変化に対し、pH を正常の範囲内に保つために逆方向に補正しようとする代償機構が働く。一次性変化が代謝性であれば呼吸性代償が働き、一次性変化が呼吸性であれば代謝性代償が働く。代償性変化が適切な範囲内かどうかを予測式・限界値(**表 4-9**)から推察する。<u>代償が予測範囲内でなければ、混合性の酸塩基平衡異常が存在</u>する。

表 4-9．酸塩基平衡異常における代償性変化の予測範囲と限界値

一次性変化	代償	代償性変化の予測式	限界値
代謝性アシドーシス	$PaCO_2 \downarrow$	$1.0 \sim 1.3 \times \Delta HCO_3^-$	$PaCO_2 = 15$ mmHg
代謝性アルカローシス	$PaCO_2 \uparrow$	$0.5 \sim 1 \times \Delta HCO_3^-$	$PaCO_2 = 60$ mmHg
急性呼吸性アシドーシス 慢性呼吸性アシドーシス	$HCO_3^- \uparrow$	$0.1 \times \Delta pCO_2$ $0.35 \times \Delta pCO_2$	$HCO_3^- = 30$ mEq/L $HCO_3^- = 42$ mEq/L
急性呼吸性アルカローシス 慢性呼吸性アルカローシス	$HCO_3^- \downarrow$	$0.2 \times \Delta pCO_2$ $0.5 \times \Delta pCO_2$	$HCO_3^- = 18$ mEq/L $HCO_3^- = 12$ mEq/L

●step 5：AG 上昇を認めた場合には、補正 HCO₃⁻を計算

AG 開大性代謝性アシドーシスでは、AG 上昇に伴い同量の HCO₃⁻低下を認める。このとき、以下の式で補正 HCO₃⁻を求める。

$$補正 HCO_3^- = HCO_3^- + \Delta AG \quad (\Delta AG = AG - 12)$$

補正 HCO₃⁻は AG 上昇がないと仮定した場合の本来あるべき HCO₃⁻値を表す。補正 HCO₃⁻を計算することで、**隠れた代謝性アルカローシス、アシドーシスを見抜く**ことができる。

― ■ 非公式ながらよく使う裏ワザ 3 ――――――

‖ 動脈血液ガスと静脈血液ガス ‖

血液ガス分析は通常動脈血で行われることが多いが、静脈血でも十分代用可能であり、余計な動脈穿刺を減らすことができる。動脈血と静脈血の差(**表 4-10**)を考慮して、静脈血液ガスで酸塩基平衡の評価を行う。但し循環不全ではこの差異が大きく

表 4-10. 動脈血液ガスと静脈血液ガスの差異

	動脈血液ガス－静脈血液ガス
pH	0.036
HCO₃⁻ (mEq/L)	－1.5
PCO₂ (mmHg)	－6.0

(文献 5)による)

なる可能性があり、循環不全や呼吸状態の評価を行うときには動脈血での評価が必要である。

●step 6：原因病態の検索

以上から診断された酸塩基平衡異常に基づき、病歴・身体所見などと合わせて総合的な診断を行う。

> **臨床MEMO** 塩基過剰（Base Excess；BE）
>
> BEは「温度37℃、PCO_2 40 mmHgに保った血液1Lを強酸で滴定し、pHを7.40まで戻すのに要する酸の量」と定義される。臨床的には代謝性変化を表し、HCO_3^-と同義である。しかしBEによる酸塩基平衡の評価は、有機酸の変化や呼吸性変化が考慮されておらず、正確な評価とはならない。

b．代謝性アシドーシス

代謝性アシドーシスは、HCO_3^-が一次性に低下し、代償がなければpHが低下する病態である。AG開大性代謝性アシドーシスとAG非開大性アシドーシス（高Cl性代謝性アシドーシス）に分けられる（**表4-11**）。

●代謝性アシドーシスの治療

急性代謝性アシドーシスの身体への影響は、心収縮力低下、小動脈血管拡張、不整脈、カテコラミン反応性低下などがある。健常人ではアシデミアは心拍出量増加を伴うため、アシドーシスによる心筋障害はさほど問題とならない。

アシドーシスの治療の原則は**基礎疾患の治療**である。**特に乳酸アシドーシスやケトアシドーシスの治療の目的は原因の代謝異常を是正することであり、アルカリ投与は根拠に乏しく、基**

表 4-11. 代謝性アシドーシスの鑑別診断

AG 開大の有無	病態		原因
AG 開大性代謝性アシドーシス	内因性の酸異常産生		乳酸アシドーシス（ショック、敗血症、ビタミンB_1欠乏、肝不全、ビグアナイド） ケトアシドーシス（糖尿病、アルコール、飢餓） 痙攣
	酸排泄障害		高度腎不全
	外因性酸投与（薬剤性）		サリチル酸、エチレングリコール エチルアルコール
AG 非開大性代謝性アシドーシス	酸排泄障害		遠位尿細管性アシドーシス 高K血症性尿細管性アシドーシス 中等度腎不全
	HCO_3^- 喪失	腎	近位尿細管性アシドーシス アセタゾラミド
		消化管	下痢、回腸導管
	Cl^-過剰負荷		大量の食塩液投与、塩酸負荷 アミノ酸製剤

本的には行わない。心肺蘇生時の急性代謝性アシドーシスに対するアルカリ投与に関しても有効性は不明である。

以上から急性代謝性アシドーシスに対する治療が必要となる状況は以下に限られる。

①進行性代謝性アシドーシス（乳酸アシドーシス）
②有症候性代謝性アシドーシス（カテコラミン不応性）
③腎不全

代謝性アシドーシスの補正は以下の基準を推奨するが、これも明確な基準ではなく議論が分かれるところである。

●代謝性アシドーシスの治療

①高度な代謝性アシドーシス(pH<7.20、HCO_3^-<10 mEq/L)：

　　HCO_3^-欠乏量(mEq)＝(目標HCO_3^-－測定HCO_3^-)
　　×0.5×体重(kg)

　　目標HCO_3^-：20〜22 mEq/L

　上記の式より欠乏量を求め、その1/2を数時間かけて投与を開始、以降はpHの値をみながら投与量を調整する。

②軽度〜中等度代謝性アシドーシス：基礎疾患の治療

アルカリ投与によるアシドーシス補正の弊害として、<u>高二酸化炭素(CO_2)血症、低カリウム(K)血症、細胞内アシドーシス、高容量のNa負荷、低カルシウム(Ca)血症</u>があり、注意が必要である。特に投与前に末梢循環不全、換気障害の除外は必須である。

c．代謝性アルカローシス

代謝性アルカローシスの主な原因は、細胞外液量(Cl)減少によるものと、アルドステロン症などによるK欠乏によるものの2つに大きく分けられる(**表4-12**)。

表 4-12. 代謝性アルカローシスの原因

細胞外液量(Cl)	病態	鑑別診断
細胞外液量減少 (Cl 反応性 代謝性アルカローシス)	消化管からの喪失	嘔吐、胃液ドレナージ
	腎からの喪失	利尿薬 (ループ、サイアザイド) Barrter 症候群 gitelman 症候群
細胞外液量正常〜増加 (Cl 抵抗性 代謝性アルカローシス)	ミネラルコルチコイド 作用の亢進	原発性アルドステロン症 続発性アルドステロン症 偽性アルドステロン症
	腎不全による アルカリ負荷	炭酸水素ナトリウム 輸血(クエン酸の投与)

　代謝性アルカローシスによる体内への影響は心血管系(血管収縮促進、不整脈)、電解質異常(低 Ca 血症、低 K 血症)、代償反応による低換気がある。pH が 7.6 以上のときに、心血管疾患を有する場合やテタニー、痙攣、不整脈などの症状があれば以下のような積極的な補正を考慮する。それ以外は基本的に原因疾患の是正や原因薬剤の中止を行う。

●代謝性アルカローシスの積極的な補正
①塩酸投与:pH 7.5 以下を目標として 100〜200 mEq/8〜24 時で投与(10 mEq/時=0.1 N HCl 100 mL/時)
②人工呼吸器管理:高 CO_2 血症による呼吸性アシドーシスを誘導する
③低重炭酸イオン濃度透析

表 4-13. 呼吸性アシドーシス・アルカローシスの特徴

	症状	原因	治療法
呼吸性アシドーシス	中枢神経症状(頭痛、振戦、意識障害) 不整脈 低血圧	肺疾患(慢性閉塞性肺疾患、肺結核) 呼吸筋運動不全(神経筋疾患、胸膜疾患) 呼吸中枢抑制(中枢神経疾患、鎮静薬)	肺胞換気量の増加
呼吸性アルカローシス	四肢の痺れ、痙攣、めまい テタニー(低Ca血症) 意識障害	呼吸中枢刺激(過換気症候群、薬剤、中枢神経障害) 肺機能障害(肺線維症、間質性肺炎など)	原疾患の是正

d．呼吸性アシドーシス・呼吸性アルカローシス

呼吸性アシドーシスは肺胞低換気により体内に CO_2 が貯留する($PaCO_2$ が上昇)ことで生じる。一方、呼吸性アルカローシスは過換気により、$PaCO_2$ が低下することで生じる(**表 4-13**)。

呼吸性アシドーシスに対するアルカリ投与は、HCO_3^- が血液脳関門(blood brain barrier；BBB)を通過しにくいため治療効果が少なく、代謝された CO_2 が貯留しアシドーシスを悪化させる可能性もあるため、適応ではない。

呼吸性アルカローシスに対する治療も原疾患の是正が重要であり、輸液療法が適応となる状況は少ない。

2・ナトリウム代謝異常

a．ナトリウム異常の病態生理

ナトリウム(Na)と(自由)水は表裏一体の関係にある。血清 Na 濃度異常を考えるうえでは"(自由)水も電解質"と考えることが重要である。血清 Na 濃度異常は Na バランス異常では

表 4-14. 水・Na 代謝異常の原則

	過剰	欠乏
Na 異常	浮腫	細胞外液欠乏
水異常	低 Na 血症	高 Na 血症 (細胞内液欠乏)

なく**水分バランス調節異常**が原因である(逆に Na バランス異常は細胞外液量異常となる)(**表 4-14**)。

水分バランスの調節は、以下の2つのメカニズムで調整される。

●水分バランス調節のメカニズム

①水分摂取:口渇中枢による飲水行動

　体内の水分が不足し血漿浸透圧が上昇すると、視床下部にある口渇中枢が刺激され、飲水行動が惹起される。

②腎臓からの水分排泄(尿希釈能):抗利尿ホルモン(ADH)による調節

　ADH は腎臓からの水分(自由水)排泄を調節し、体内の水分量および血漿浸透圧の調節を行う。ADH 刺激因子にはさまざまな因子がある。(後述)

水分バランス調節のメカニズムを理解し、Na 代謝異常の病態を把握することで、論理的な輸液の選択が可能となる。

b. 低 Na 血症[6]

血清 Na 値＜135 mEq/L を低 Na 血症と定義する。低 Na 血症は救急外来で偶然発見されることの多い電解質異常の1つで

ある。入院期間延長や死亡率の危険因子とされ、軽視することのできない疾患である。

i）病因

低 Na 血症の場合、病歴からその原因を特定できることが多い。薬剤歴を含めた病歴の評価は重要である（**表 4-15**）。

表 4-15．低 Na 血症における代表的な病歴

薬剤使用歴（サイアザイド、ループ利尿薬、ステロイド中断など）
頭部外傷や中枢神経疾患の存在
極端な摂取量低下（hypovolemic hyponatremia）
アルコール多飲（beer potomania）
精神病患者での水中毒

表 4-16．低 Na 血症の原因（病態による分類）

水分バランス調節異常	病態	原因	体内の水分量
自由水排泄障害（尿希釈能異常）	腎臓からの Na 喪失と水貯留（尿 Na 濃度 >20 mEq/L）	利尿薬、浸透圧利尿	水分（自由水）過剰
	腎臓以外からの Na 喪失と水貯留（尿 Na 濃度 <20 mEq/L）	下痢、嘔吐、膵炎、発汗 3rd space への喪失	
	尿細管での自由水生成障害	有効循環血漿量低下（心不全・肝不全・脱水）低栄養、腎不全	
	ADH の（相対的・絶対的）過剰	有効循環血漿量低下 SIADH、副腎不全 甲状腺機能低下	
低張液過剰摂取（尿希釈能正常）	口渇感の異常	心因性多飲 低張な輸液（医原性）Reset osmostat syndrome	

表4-17. ADH分泌刺激因子

- ストレス
- 痛み
- 吐気・嘔吐
- 麻酔薬
- 鎮痛薬(特にNarcotics・NSAIDs)
- 循環血漿量低下
- 細胞内低血糖
- 原疾患・合併症(中枢神経疾患・肺炎・悪性腫瘍など)

低Na血症の原因は、自由水排泄障害と低張液過剰摂取の2つに大きく分けられる(**表4-16**)。高齢者の低Na血症ではADH分泌過剰が原因であることも多く、初療ではその評価を忘れてはならない(**表4-17**)。

ii) 臨床症状・所見

低Na血症の症状は頭蓋内圧の亢進によってもたらされ、意識障害や悪心・嘔吐、食思不振など非特異的である。高度の急性低Na血症は脳浮腫・脳ヘルニアなどにより致命的になりう

表4-18. 急性低Na血症の症状

血清Na値	症状
<135 mEq/L	嘔気、食欲低下、認知障害、歩行障害
<130 mEq/L	昏迷
<125 mEq/L	痙攣、呼吸不全
<120 mEq/L	昏睡

表4-19. 低Na血症の重症度

重症度	症状
中等症	嘔吐を伴わない嘔気、混迷、頭痛
重症	嘔吐、呼吸不全、傾眠傾向、痙攣、意識障害

るし(**表 4-18**)、軽度～中等度の症状であっても転倒リスクなどにより ADL を大きく低下させる(**表 4-19**)。

検査項目としては血清生化学所見だけでなく、血清浸透圧、尿 Na、K、Cl 濃度、尿浸透圧、各種ホルモンの測定を行う。特に尿張度(尿 Na＋尿 K)×2 の値は、低 Na 血症が進行性か非進行性か判断するのに大事な情報となる。体液量の評価も同時に行う。

●**尿張度による血清 Na の変化予測**
①尿(Na＋K)＜血清 Na　→　血清 Na 上昇
②尿(Na＋K)＝血清 Na　→　血清 Na 不変
③尿(Na＋K)＞血清 Na　→　血清 Na 低下

---

iii) 治療(ここでは救急外来での輸液選択について述べ、治療の詳細は省略する)

救急外来で低 Na 血症を認めた場合には、まず病歴や体液量評価により原因および治療の緊急性を評価(**表 4-20**)したうえ

表 4-20. 低 Na 血症チェックリスト

	項目
①偽性低 Na 血症の除外	血清浸透圧、血糖値
②重症度	発症時期、症状
③体液評価	バイタルサイン、In Out バランス、体重、時間尿量
④尿生化学	尿張度(尿 Na 濃度、尿 K 濃度)、尿浸透圧
⑤背景	心不全、肝硬変、甲状腺機能低下症、副腎不全、精神疾患
⑥内服薬	利尿薬、選択的セロトニン再取込み阻害薬(SSRI)、向精神薬
⑦ODS[*]リスク	低栄養、アルコール中毒、低 K 血症、肝硬変、高度低 Na 血症

[*]裏ワザ 4(55 頁)参照

で、輸液の選択を行う。

　重症の低 Na 血症は、治療が遅れると脳ヘルニアにより重篤な神経障害や場合によっては死に至る。進行性であることが多いため、入院後に 3％高張食塩液が必要となることもある。

　救急外来での輸液も、相対的高張尿を認める場合に低張液の投与を行うと低 Na 血症を進行させてしまう。逆に水中毒に対して細胞外液投与を行うと Na 過補正を生じうる。病態評価を行ったうえで輸液の選択を行うことが大事である。

●低 Na 血症における初期輸液

①Hypovolemic hyponatremia：生理食塩液（細胞外液）…1〜2 mL/kg/時

②ADH 分泌亢進が疑われるとき（疼痛や嘔吐などのストレス下、肺疾患、中枢神経疾患があり比較的高張尿を認めるなど）：生理食塩液（細胞外液）…1〜2 mL/kg/時

③水中毒や beer potomania：ブドウ糖液（自由水）…しばしば大量投与が必要

---

①脱水症（volume depletion）による低 Na 血症（Hypovolemic hyponatremia）

　自由水喪失よりも溶質喪失が多く、輸液は生理食塩液投与が適切である。Hypovolemic hyponatremia では循環血漿量低下による ADH 分泌亢進を認めるが、生理食塩液により循環血漿量が回復すると ADH 分泌は抑制され、低 Na 血症は速やかに改善する。

②ADH 分泌亢進が疑われる場合

　比較的高張尿を認めることが多く、低 Na 血症進行の危険性

があるため、低張液（1号液やブドウ糖液）は不適切であり、生理食塩液を選択すべきである。

③水中毒や beer potomania などの自由水過剰の病態

比較的低張尿の大量排泄により自然経過で Na 過補正が生じる。したがって生理食塩液は不適であり、ブドウ糖液などの自由水投与を行わなければならない（多くの場合は大量自由水投与を行っても血清 Na 値は上昇していく）。

── ■ 非公式ながらよく使う裏ワザ 4 ──────────
  | 浸透圧脱髄性症候群（ODS）|

浸透圧脱髄性症候群（osmotic demyelination syndrome；ODS）は、血清 Na 値過補正により医原性に生じうる。救急外来でも輸液により急激に血清 Na 値が上昇することもあり、低 Na 血症の治療を行ううえで忘れてはならない。急激な血清 Na 値補正により、脳細胞の脱髄が生じるためとされ、病理学的に橋中心脱髄症候群（central pontine myelinolysis；CPM）を呈す。

臨床症状は軽症～重症と多岐にわたり、その症状の回復も非可逆的であるため注意を要する。血清 Na 値補正を行う際は、急性の場合は 8～12 mEq/L/日、慢性の場合は 6～8 mEq/L/日を目安とするが、症状は血清 Na 値が約 6 mEq ほど上昇すれば多くの場合消失するため、まずはこの値を 1 日で補正する最低限の値とするのがよい。

c．高 Na 血症

血清 Na 値＞145 mEq/L を高 Na 血症と定義する。高 Na 血症の頻度は低 Na 血症と比較して少ない。高 Na 血症の病態は

自由水の喪失である。通常、自由水喪失が起こると口渇中枢が刺激され飲水行動（自由水摂取）が惹起される。健常人であれば、口渇による飲水により高 Na 血症は自然と補正される。

救急外来で見かける高 Na 血症は、自分で飲水行動ができない意識障害患者、幼児や口渇中枢が低下している高齢者に多くみられる。

軽症や無症候性であれば、輸液は行わずに飲水励行で十分経過観察可能である。しかし症候性である場合には輸液による補正が必要となる。**輸液は低張液であるブドウ糖液（自由水）投与**が適切となる。

■非公式ながらよく使う裏ワザ5

高 Na 血症と hypovolemic shock の合併を認める場合

この場合、高 Na 血症よりもショックの方が致命的となる。ショックを合併するほどの過度の dehydration では volume depletion も合併しており、ブドウ糖液でなく生理食塩液が適切となる。生理食塩液の Na 濃度は 154 mEq/L であるため、154 mEq＜血清 Na 値であれば比較的低張液の投与となり高 Na 血症の治療にもなりうる。

3・カリウム代謝異常

a．カリウム異常の病態生理

カリウム（K）は体内総量の約 98％が細胞内に存在する。K の濃度勾配（細胞内 K 濃度/細胞外 K 濃度）が細胞の静止膜電位を維持しており、このバランスが崩れると細胞の興奮性に異常

をきたす。したがってK濃度異常では、神経症状（知覚障害、腱反射低下）や筋症状（不整脈、筋力低下、麻痺、消化管症状）などの症状が主体となる。

Kの細胞内外移動に影響をきたす因子は、①インスリン、②カテコラミン（$β_2$刺激薬）、③酸塩基平衡、があり、インスリンが最も重要である。

尿中へのK排泄は主に遠位尿細管・皮質集合管で行われ、規定因子は、①尿量（皮質集合管への管腔内Na流入量）、②アルドステロン濃度、③尿細管管腔内の陰性荷電、がある。

K濃度異常の異常は、「Kの分布異常」と言い換えることができ、過剰摂取だけでなく、細胞内移行の異常や体外へのK排泄異常も原因となる。

b．高K血症

高K血症は救急外来での初療が重要な緊急性の高い疾患の1つである。

ⅰ）病因（表4-21）

血清K値>5.0 mEq/Lを高K血症と定義する。高度高K血症は致死的不整脈が出現する可能性があり、初療から迅速な対応が求められる。薬剤性高K血症をきたす場合も多い（表4-22）。

ⅱ）症状・所見

高K血症を認めたら、直ちに心電図を記録する。一般的に心電図変化を認める高K血症は致死的不整脈の可能性から重症と判断する（図4-4）。しかし実際は、血清K濃度と心電図変化の相関は低く、心電図から臨床的な重症度判定をするのは危険である。神経筋症状としては四肢知覚異常（しびれ）・筋力低下、消化管症状として嘔気・嘔吐なども出現する。

表 4-21. 高 K 血症の原因

病態	原因
K 摂取過剰	野菜・果物・穀類・減塩醤油など 輸血製剤の使用
細胞内移行の低下	相対的インスリン不足（飢餓） 高血糖（絶対的インスリン不足） 高 Cl 性代謝性アシドーシス 細胞崩壊（出血、溶血、横紋筋融解症、腫瘍崩壊症候群）
K 排泄低下	腎機能障害、Na 摂取量の低下 アルドステロン作用低下・腎間質障害（副腎機能障害、糖尿病、SLE、Sjögren 症候群、間質性腎炎） 便秘（便排泄低下）

表 4-22. 薬剤性高 K 血症の原因

病態	薬剤
K 摂取過剰	K 製剤、保存赤血球輸血、ペニシリン G
細胞内移行の低下	β遮断薬、ジギタリス、サクシニルコリン アルギニン（静注用アミノ酸製剤）
K 排泄低下	非ステロイド抗炎症薬（NSAIDs）、スピロノラクトン アンジオテンシン変換酵素（ACE）阻害薬 アンジオテンシンⅡ受容体拮抗薬（ARB） カルシニューリン阻害薬（シクロスポリン、タクロリムス） ST 合剤、ヘパリン、ナファモスタット

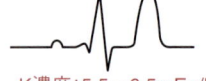

K濃度：5.5〜6.5mEq/L

テント状T波

K濃度：6.5〜7.5mEq/L

P波平坦化
PR間隔延長
ST低下

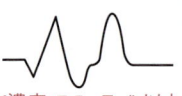

K濃度：7.5mEq/L以上

QRS幅拡大
心房調律消失
高度徐脈

図 4-4. 高 K 血症の心電図

iii) 治療

高K血症を認めたら、まず偽性高K血症(溶血、採血後の長期検体保存、血小板数・白血球数が増加している場合など)を除外する。そして病歴、検査所見などから緊急性を判断する。

高度高K血症の場合(急速に進行し血清K>6.0 mEq/Lとなる場合、心電図変化、不整脈)には、直ちに以下の手順で治療を開始する(**表4-23**)。

進行性、致死的な高K血症では血液透析が必要となるが、血液透析の施行には初療から最短でも数時間は要すため、その間の輸液療法や薬剤療法が重要となる(**表4-24**)。

軽度～中等度高K血症(血清K濃度：5.0～6.5 mEq/L)では、初療で緊急対応が必要となる場合は少ない。慢性腎臓病(chronic kidney disease；CKD)など慢性高K血症の患者などでは、原因薬剤の中止やK制限食、内服処方で十分対応可能である。

表4-23. 高度高K血症の治療手順

①不整脈予防：グルコン酸カルシウム(Ca)投与
　(10～20分ごとに2～3回繰り返して投与可能。ジギタリス服用者は慎重投与)
②K細胞内移行の促進：グルコース・インスリン療法、重炭酸投与、β_2刺激薬吸入
③体外K排泄の促進：利尿薬投与、陽イオン交換樹脂投与
④血液透析施行の検討

表 4-24. 高 K 血症に対する治療法

薬剤	機序	投与法具体例	発現時間	継続時間
8.5%グルコン酸カルシウム	細胞膜安定化（K降下作用なし）	カルチコール® 10〜20 mL を2〜5分で静注	数分	30〜60分
グルコース・インスリン療法	細胞内へ移行	50%ブドウ糖 50 mL ＋ヒューマリンR® 10単位 10〜30分で静注。効果維持が必要な時は再投与。持続静注を検討	15〜30分	4〜6時間
炭酸水素 Na	細胞内へ移行 尿中K排泄促進	50 mL を5分かけて静注	15〜30分	1〜2時間
β刺激薬	細胞内へ移行	ネブライザー	30分以内	2〜4時間
ループ利尿薬	尿中K排泄	ラシックス®20〜80 mg 静注	15〜30分	6時間
イオン交換樹脂	消化管へのK排泄	ケイキサレート® 15〜30 g を注腸ないし経口投与	1〜2時間	4〜6時間
血液透析		十分な透析量で3〜4時間	数分	比較的長時間

c．低 K 血症

i ）病因（表 4-25）

血清 K 値<3.5 mEq/L を低 K 血症と定義する。低 K 血症の原因検索は内分泌学的検査などにより時間を要すが、血液ガスを用いることで簡易的な鑑別を行うことが可能である（**表 4-26**）。

表 4-25. 低 K 血症の原因

原因	鑑別診断
K 摂取不足	食事摂取量の低下
細胞内への K 移行	インスリン過剰、β 刺激薬 周期性四肢麻痺、Refeeding 症候群
消化管からの K 排泄亢進	下痢、嘔吐、下剤乱用
腎からの K 排泄亢進	鉱質コルチコイド過剰(原発性アルドステロン症、 Cushing 症候群、レニン分泌腫瘍など) 薬剤(利尿薬、ペニシリン系抗生物質)、低 Mg 血症 尿細管機能異常(bartter 症候群、Gitelman 症候群、 Liddle 症候群、尿細管性アシドーシス)

表 4-26. 血液ガス所見に基づいた低 K 血症の鑑別

血液ガス所見	鑑別診断
代謝性 アルカローシス	高血圧:原発性アルドステロン症、Cushing 症候群、腎血管性高血圧 正常〜低血圧:利尿薬、嘔吐、bartter 症候群、Gitelman 症候群
正常	周期性四肢麻痺、Refeeding 症候群、低 Mg 血症
代謝性 アシドーシス	下痢、尿細管性アシドーシス、糖尿病性ケトアシドーシス

ii) 症状・所見(表 4-27)

低 K 血症では臨床症状が出現するのは血清 K 値<2.5 mEq/L 以下の場合が多い。心電図変化(**図 4-5**)を認めるが、高 K 血症と同様に心電図変化と低 K 血症の相関は低い。神経筋症状としては四肢知覚異常(しびれ)・筋力低下(呼吸筋麻痺)・深部反射低下・横紋筋融解症、消化管症状としてイレウス・便秘などが出現する。

表 4-27. 低 K 血症の症状

K 濃度(mEq/L)	臨床症状
3.0<	無症状
2.5〜3.0	筋力低下、倦怠感、筋肉痛
2.0〜2.5	クレアチンキナーゼ(creatine kinase；CK)、アルドラーゼ、トランスアミナーゼ(aspartate aminotransferase；AST)上昇
<2.0	致死的不整脈、呼吸器麻痺

K濃度：2.5〜3.0mEq/L

ST低下
U波出現

K濃度：2.0〜2.5mEq/L

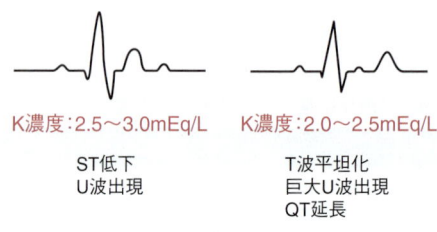

T波平坦化
巨大U波出現
QT延長

図 4-5. 低 K 血症の心電図

ⅲ) 治療

初療で高度低 K 血症(<2.5〜3.0 mEq/L)を認めた場合には、高 K 血症同様に迅速な対応が求められる(**表 4-28**)。

K 補正を行う際には常に致死的不整脈や高 K 血症を引き起こす可能性があるため、モニターを行いながら投与濃度・速度に注意して投与を行う。症候性高度低 K 血症を認めた場合には、初療段階から経静脈経路による K 補充を開始する。特に血清 K 濃度<2.0 mEq/L の場合は中心静脈からの K 補正を考慮する(**表 4-29**)。ブドウ糖含有製剤やインスリン・アルカリ投与は低 K 血症を増悪させるため可能な限り避ける。

高度低 Mg 血症(<1.5 mEq/L)を合併している場合には、治療抵抗性低 K 血症となるため、血清 Mg 値も check をし、

表 4-28. 低 K 血症の治療手順

①バイタル・呼吸筋異常・心電図の確認：重篤な低 K 血症（1.5 mEq/L）では人工呼吸器管理や不整脈治療が優先される場合もある。
②心臓病・肝不全の合併、症候性低 K 血症かを判断：早期の K 補正が必要か判断する。
③血液ガスによる簡易の鑑別診断：低 K 血症の鑑別は、尿生化学や浸透圧測定、ホルモン検査が必要であり時間を要する。血液ガスを用いた簡易的な鑑別診断は治療戦略を立てるうえで重要な情報となる。
④補正を開始

表 4-29. 低 K 血症の補正法

投与経路	K 濃度	投与速度	輸液
経末梢静脈	40 mEq/L 以下	40 mEq/時以下 （緊急時： 60 mEq/時以下）	生理食塩液 500 m＋ KCl 20 mEq/L
経中心静脈	80 mEq/L 以下		生理食塩液 500 m＋ KCl 40 mEq/L

低値であればその補正も同時に行う。

> 10％硫酸マグネシウム（マグネソール®）20 mL をモニター下で 5～10 分で投与

無症候性の軽度～中等度低 K 血症（血清 K 濃度：3.0～3.5 mEq/L）では、緊急での K 補正は要さないため、K 製剤の経口投与による治療が原則となる。

（長谷川正宇、長浜正彦）

●参考文献

1) McGee S, Abenethy WB 3rd, Simel DL, et al：The rational clinical examination；Is this patient hypovolemic? JAMA 281(11)：1022-1029, 1999.

2) Rivers E, Nguyen B, Havstad S, et al : Early goal-directed therapy in the treatment of severe sepsis and septic shock. N Engl J Med 345(19) : 1368-1377, 2001.
3) Perel P, Roberts I, Ker K, et al : Colloids versus crystalloids for fluid resuscitation in critically ill patients. Cochrane Database Syst Rev 2 : CD000567, 2013.
4) Prowle JR, Roneo C, Bellomo R, et al : Fluid balance and acute kidney injury. Nat Rev Nephrol 6(2) : 107-115, 2010.
5) Halperin ML, Kamel KS : Some observations on the clinical approach to metabolic acidosis. J Am Soc Nephrol 21(6) : 894-897, 2010.
6) Verbalis JG, Goldsmith SR, Greenberg A, et al : Diagnosis, evaluation, and treatment of hyponatremia ; expert panel recommendations. Am J Med 10(Suppl)1 : S1-S42, 2013.

初療直後に読む！
救急疾患別輸液法

1 脱水(体液喪失と水喪失)

I 診断の見極め

　脱水症は水とナトリウム(Na)の欠乏の程度によって高張性、等張性、低張性の3種類に分けられ、それぞれ補正法が異なる[*1]。基本的に脱水症の場合には血管内容量は低容量と考える。欠乏量の推定としては、症状や検査値からの推定がある。

1・高張性脱水

　<u>Naよりも水がより多く失われた状態</u>で、血漿浸透圧は上昇し、高Na血症を伴う。高張な細胞外液は細胞内から水を引くので、結果的には細胞外液の水分量は低下せず血管内容量の低下は生じない。そのため血圧低下や頻脈などの末梢循環不全の症状が低張性、等張性脱水に比べて出現しにくい。因みに脱水に伴う臨床症状は循環血液量減少性ショック(hypovolemic shock)と同様の扱いとなり、症状としてはまずは頻脈から始まり、血圧低下は既にショックの第3期であることを認識しなければならない(表1-1)。治療は、細胞内液が減少した状態なので細胞内に分布しやすい輸液が選択される。第一選択は5%ブドウ糖液となる。自身で飲水量をコントロール可能な患者が高度の高張性脱水は起こることは少なく、逆に<u>高齢者や意識障害患者、口渇中枢の障害されている患者、精神科の患者</u>などで

[*1]：編者註　狭義には高張性脱水か水喪失(＝dehydration)脱水であり、等張性は水と溶質を同じ程度に失うから等張であり、volume depletionに当たる。

表 1-1. 循環血液量減少性ショック

	Class I	Class II	Class III	Class IV
出血量(mL)	<750	750〜1,500	1,500〜2,000	>2,000
出血量 (%循環血液量)	<15%	15〜30%	30〜40%	>40%
脈拍数(PR) (回/分)	<100	>100	>120	>140 or 徐脈
血圧(BP)	拡張気圧→ 収縮期圧→	収縮期圧→ 拡張気圧↑	収縮期圧↓ 拡張気圧↑	収縮期圧↓ 拡張気圧↓
脈圧	→ または ↑	↓	↓	↓
呼吸数(RR) (回/分)	14〜20	20〜30	30〜40	>40 or 無呼吸
意識レベル	軽度の不安	不安	不安、不穏	不穏、無気力

生じやすい。

2・等張性脱水

　<u>細胞外液の浸透圧と等しい体液</u>が失われ、循環血液量の減少に伴い、頻脈や血圧低下、尿量減少などがみられる。<u>混合性脱水</u>[*2]とも呼ばれ、Naと水の両者が失われた状態である。細胞内外でのNa濃度には変化を認めず浸透圧が等しいことから水分移動が生じないことが特徴である。治療は細胞外への水分補充が必要でNa補充も必要であることから細胞外液補充液である乳酸リンゲル液、酢酸リンゲル液、生理食塩液などが第一選択となる。

3・低張性脱水

　体外に喪失する体液はほとんどが低張液であるため、このタ

[*2]：編者註　水と溶質の両方が失われるという意味。

イプの脱水は少なく、むしろ等張性脱水患者に3号液のようなNa濃度の低い輸液を不十分に行った場合などの医原性が原因で生じる場合が多い。Na欠乏性脱水とも呼ばれ、Naが失われた状態である。血漿中のNaが低下しており、細胞外液の浸透圧が低いことから体外への水分の消失と同時に、細胞内への水の移行が生じるため、細胞外液の減少は著明で循環不全の徴候が生じやすいので、急速な輸液が必要となる。

　治療としては細胞外液補充液を投与してNa濃度を上昇させる必要がある。ただ、Na濃度が極端に低い場合や、慢性の低張性脱水で血清Na値を短時間に上昇させるような輸液を行うと、神経細胞の脱髄が生じ、行動異常や意識障害、四肢麻痺を呈することがあり橋中心髄鞘崩壊症（central pontine myelinolysis；CPM）という病態が生じる場合もあるので注意する。そのため最初の補正目標値は血清Na値125 mEq/Lで十分である。

　補充すべきNa量は［125（mEq/L）－現在の血清Na値（mEq/L）］×0.6×体重（kg）の計算式が知られている。Na補正に関しては生理食塩液が最適とも考えられるが、初療時のNa濃度によっては少しNa濃度が低い細胞外液補充液である乳酸リンゲル液や、酢酸リンゲル液が第一選択となる場合もあり、各症例ごとのNa値ごとの対応が必要である。

— ■ 非公式ながらよく使う裏ワザ1 ─────

‖ 橋中心髄鞘崩壊症(CPM) ‖

　橋中心髄鞘崩壊症(central pontine myelinolysis；CPM)は、1959年、慢性アルコール中毒3例と低栄養1例においてAdamsらによって初めて報告された。病理解剖では髄鞘の崩壊と、軸索・神経細胞の相対的な保持を特徴とする。病変が強い場合には壊死をきたし、橋被蓋にも波及し、橋以外にも同様の病変が出現する(extrapontine myelinolysis；EPM)。また、高Na血症やその補正でも生じることからCPMとEPMの両者を併せてosmotic myelinolysisという。

　病初期には痙攣、嘔吐、幻覚、錯乱などの精神活動の変化を認め、その後に昏睡などの意識障害を呈する。病変が橋被蓋を侵せば瞳孔異常、眼球運動障害、さらには意識障害が生じる。意識が保たれて四肢麻痺と球麻痺が遷延する閉じ込め症候群を呈する場合もある。慢性の低Na血症では細胞外液が低浸透圧に変化しているが、細胞内液も代償的に変化するため、細胞外液の急速な補正で細胞内液と外液の浸透圧差が異常に拡大し、脳細胞が障害されCPMが生じうる。

　治療は低Na血症の急激な補正を避けることが重要で、12 mmol/L/日以下の速度での補正が推奨されている(非公式ながらよく使う裏ワザ4「ODS」(55頁)も参照のこと)。

Ⅱ 具体的な疾患と鑑別診断

1・低Na血症を認めた場合

　この場合には偽性低Na血症をまず除外する。つまり血漿浸

透圧を測定して正常範囲であれば、高蛋白血症や脂質異常症の検索を行う。また、血漿浸透圧が高値であれば血糖値の測定を行い、高血糖や浸透圧利尿薬の投与の有無を確認する。その作業後に、つまり血漿浸透圧が低下していることが確認されたら、次には必ず血管内容量の評価を行う。

2・血管内容量が低下している場合

この場合は、体内のNa量も低下した低張性脱水である。その場合には尿中Na濃度を測定することで腎性喪失型と腎外性喪失型に鑑別される。尿中Naが10 mEq/Lを下回る場合には腎外性喪失であり、下痢、嘔吐、熱傷、発汗過多、腸閉塞などの病態が鑑別に挙がる。尿中Naが20 mEq/L以上の場合には、利尿薬の投与後や副腎不全、ミネラルコルチコイド低下などの病態が鑑別に挙がる。

血管内容量が増加している場合には、体内のNa量も増加して浮腫を呈する場合が多い。尿中Naの測定で10 mEq/Lを下回る場合には心不全や肝硬変、ネフローゼ症候群が鑑別に挙がる。また尿中Naが20 mEq/L以上の場合には腎不全が考えられる。

3・血管内容量が正常から軽度に増加している場合

体内Na量はほぼ正常で、希釈性の低Na血症の場合が多い。浮腫や脱水などの身体的所見を呈しないことが多い。低Na血症であるにもかかわらず尿中Na濃度は20 mEq/L以上と高いという特徴があり、ADH(anti-diuretic hormone、抗利尿ホルモン)不適合分泌症候群の範疇に入る。鑑別診断としては、抗利尿ホルモン分泌異常症(syndrome of inappropriate secretion of antidiuretic hormone；SIADH)や甲状腺機能低下症、糖質コルチコイド低下、薬剤性などが挙がる。

4・水分喪失量増加をきたす疾患(Na 正常～高 Na 血症)

急性疾患として頻度が高いものとして消化管(下痢、嘔吐、胃腸炎、有機リン中毒)から、皮膚(熱中症、熱傷、発汗多量)から、サードスペースへの喪失[腸閉塞、急性膵炎、敗血症性ショック＋全身性炎症反応症候群(systemic inflammatory response syndrome；SIRS)、外傷後の急性呼吸窮迫症候群(acute respiratory distress syndrome；ARDS)、界面活性剤内服、ホルマリン内服など]、腎(尿崩症、糖尿病性ケトアシドーシス、偶発性低体温、脳低温療法中)からの喪失という分類で上記の各疾患が挙がる。

水分喪失量増加をきたす急性疾患は極めて特徴的な病態や病歴を呈するので、鑑別に苦慮することは少ない。やはり低 Na 血症からの鑑別が診断を確定するうえで重要な鍵を握る。

III 輸液を含めた治療計画　いつ、何に変更するか？

低容量とは細胞外液そのものの減少であり、治療は等張液、つまり細胞外液補充液や生理食塩液などになる。また、脱水とは自由水の欠乏であり治療は自由水、つまり5％ブドウ糖液などになる。これらが一緒になって高張性脱水、等張性脱水、低張性脱水に分類されるが、どの場合でも細胞外液は減少している。そのため初期輸液としては、まず細胞外液補充液を投与する。循環血液量減少性ショックへの初期輸液として、血圧や心

拍数などの血行動態の安定化を図るために細胞外液補充液を投与する。血行動態の安定後に細胞内の水分量が多いのか少ないのかの評価を行い、必要であれば自由水を含んだ輸液を開始する。

また、細胞外液補充液の投与の際に血管透過性が亢進した病態の場合には、血管内にとどまりにくくなり組織間に逃げる量が増える。通常の細胞外液補充液でも1/4しか血管内には残らない。また、膠質液の投与で組織間液を血管内に引き込む作用が期待される。これらは先述の細胞内外でのやりとり(**図 1-1**)と同様に、細胞外液での血管内と組織間でのやりとり(**図 1-2**)

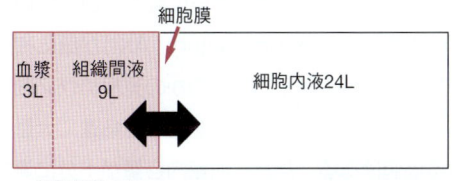

図 1-1. 細胞内外での水分の移動、やりとり(体重 60 kg の場合の細胞外液、細胞内液)

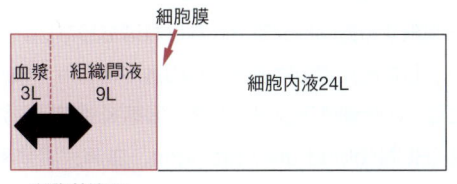

図 1-2. 細胞外液間、つまり血漿と組織間液における水分の移動、やりとり(体重 60 kg の場合の細胞外液、細胞内液)

になる。熱傷やARDSなどの血管透過性亢進の場合には、初期輸液を細胞外液補充液で行い、血管内容量がなかなか満ち足りないときに、効率よくさせるため膠質液への変更や膠質液の併用を行って血管内容量の維持を目指す。

　その他の想定として、高齢者で長期間の経口摂取不能が続いて動けなくなり、そのため同体位保持による圧迫痕を認めるケースが多い。採血結果で高度の脱水、低容量、腎機能悪化、横紋筋融解症などを呈して、初期輸液は細胞外液補充液での補正になるが、横紋筋融解症の治療のためにはそれに加えて多量の利尿も必要になる。一般的にはクレアチンキナーゼ（Creatine Kinase；CK）5,000以上が治療適応で腎性腎不全のハイリスクとされている。CK値がさらに数万という高値の場合には、急性腎障害（Acute Kidney Injury；AKI）が既に完成しているのかまたは腎前性の因子もあるのかの見極めが必要になり、少なくともERにおいては初期輸液として急速に大量の輸液負荷を試みる価値はある。ただ、血管内容量が十分に満ちても利尿がつかず、利尿薬への反応にも乏しい場合には、生理食塩水またはカリウム（K）フリーの輸液に変更してかつ輸液速度も徹底的に絞る必要がある。つまり、輸液負荷のチャレンジをどこまで行うかの見極めをし、厳しい場合にはKフリーでかつ輸液速度も制限する方向にシフトしなければならない。通常は、そのシフトした時点で急性血液浄化の適応の有無を検討する。具体的には、①代謝性アシドーシス、②高K血症、③溢水、④溶質除去[BUN（blood urea nitrogen、血清尿素窒素値）/Cr（クレアチニン）高値で意識障害を呈する場合]、などが適応になり、横紋筋融解症に伴うCK高値（数万）の場合にも適応になる。

以上をまとめると、まずは初期輸液として細胞外液補充液での容量負荷を施行しつつ、①細胞内への自由水の補給の場合にブドウ糖製剤への変更、②細胞外液間での出入りが重要な場合には膠質液、つまりアルブミン製剤の追加、③AKIが完成したとの判断が生じた場合のKフリーの輸液製剤、生理食塩液、1号液、4号液などへの変更、などを考慮する必要がある。

Ⅳ 「かくれ脱水」、「冬脱水」とは？

本書の編著者である三宅康史先生は、「かくれ脱水委員会」の委員の1人である。この「かくれ脱水」、「冬脱水」という言葉は普及しているとは言えず、聞き慣れない言葉であるが、非常に的を射ており、重要なキーワードでもあり読者にも認識して頂きたい。以下に、その内容について「かくれ脱水委員会」のホームページ"かくれ脱水 Journal"から引用して紹介する[1]。

1・かくれ脱水

「かくれ脱水」とは、そもそも脱水症は進行するまで症状が出にくい特徴があり、脱水症になりかけているのに、本人や周囲の人々がそれに気づかず有効な対策が取れていない状態のことを示す。この「かくれ脱水」の状態であるのに気づかずに放置される場合が多く、医療機関に搬送される患者は発症後に既に数日経過しているケースもあった。

夏になると夏バテに陥る人がいるが、その夏バテの背景には「かくれ脱水」が潜んでいるケースも考えられる。発汗や食欲低下による循環血液量低下のため消化管への血流量も減少し消化管での吸収量も低下することで栄養不足になる。また、消化管への血流量低下により食欲も落ちる。そのためさらに栄養不足

になる悪循環が生じ、脱水もさらに進行する。

　脱水症は、炎天下の野外で激しい運動や労働をしたときだけに起こるものではない。

　脱水症はさまざまな状況で起こり、その前触れとなる「かくれ脱水」はどこでも起こる。特に屋内、夜間、運転中という3つのシチュエーションが要注意である。脱水症の多くは屋内でも多く起こることは知られている。マンションのように気密性の高い集合住宅では、風通しが悪くなり、かいた汗が蒸発しにくく、体温が下がりにくいため熱中症のリスクが上がる。意外にも夜間も熱中症の危険度が高まる。暑い季節のコンクリート製の住宅では、昼間にコンクリートにこもった熱が夜間に放熱されるため、気温が上がりやすくなる。その状況で夜間の尿意を抑えようとするあまりに水分摂取を控えると、発汗が増え、脱水症に陥りやすい。さらに運転中に熱中症になることもある。運転に限らず、熱中症には「物事に"熱中"し過ぎるとリスクが上がる」という側面がある。物事に熱中し過ぎると水分補給が疎かになりやすいから、とされる。さらに運転中はトイレに行く回数を減らすために水分を制限しがちで、窓を閉め切ると風通しが悪くなって汗が蒸発しにくいため、体温も上がりやすくなることに注意しなければならない。

2・冬脱水

　感染性胃腸炎を引き起こす冬のウイルスの代表が、ノロウイルスとロタウイルスである。発症すると激しい下痢や嘔吐などの症状が出る。下痢や嘔吐は、生体にとっての防御機構であるが、ウイルスを体外に排出するだけでなく、生体の機能維持に重要な体液を体外に大量に排出している状態とも受け取れる。

1. 脱水（体液喪失と水喪失）

これを放置していると、体液を失った状態である脱水が進行し、疾患からの回復が遅れるだけでなく、手足のしびれや頭痛といった脱水症の症状が現れ、重症化する場合もある。特に脱水弱者である小児や高齢者は、下痢・嘔吐をきたした場合には脱水症の危険性を認識し、正しい水分補給方法を知っておくことが重要である。

V 輸液療法からみたその後の フォローアップ

近年、EGDT（early goal-directed therapy、早期目標指向型治療）に対する認識は普及しつつあり、少なくとも救急・集中治療に携わる医師はほとんどが EGDT を意識した初療を行っているはずである。ただ、EGDT への批判的な意見やデータ、また EGDT 完遂後の輸液メニュー、プランをどうすべきか、という部分に焦点が移行しつつある。少なくとも近年において、集中治療医はその問題と戦っている。実際の症例を提示して検討する（**表 1-2～4、図 1-3**）。

ER での血液ガス採血で Lactate 値が 8.7 mmol/L と高値であり、末梢循環不全は明らかであった。また、ER 処置室で挿入したプリセップカテーテルでの測定で SVV（1 回拍出量変化）も 16 と高値で、IVC（下大静脈）径も 1.1 cm で呼吸性変動も強く血管内脱水と判断した。そのため細胞外液補充液を 500 mL/時で継続しつつノルアドレナリン（NA）の投与を持続で開始した。ER から敗血症性ショックを強く疑い、血管内脱水の診断のもとに細胞外液補充液を早期から開始して数時間で目標値を達成し得たが、血管透過性は強く肺へも漏れる結果となった。Day 2 で血管内容量は満ちてきたと判断し、day 3 では輸

表 1-2. 症例（70 歳代、男性）

【主訴】呼吸困難
【現病歴】
- −22d　肺炎で他院に入院。起因菌未確定。
　　　　抗菌薬は PIPC（ピペラシリンナトリウム）1 g 12 時 7 日間経静脈的投与。
- −14d　退院。NFLX（ノルフロキサシン）2 g 2 日間内服。
- −2d　食事・水分摂取低下。そのまま自宅で様子をみていた。
- 0d　頻呼吸、意識レベル低下、体動困難出現したため救急要請となった。

【既往歴】
60 年前　肺結核
3 年前　早期胃癌で ESD（内視鏡的粘膜下層剥離術）施行
2 型糖尿病（薬物療法なし）
COPD（慢性閉塞性肺疾患）様エピソード（労作時呼吸困難、CXR（胸部単純写真）ですりガラス影指摘）

【生活歴】
喫煙：あり（20 本×40 年）
温泉：なし
海外渡航：なし
妻と 2 人暮らし、自営業の社長

表 1-3. 表 1-2 の身体所見

【救急隊現着時】
　JCS Ⅰ-3　瞳孔 3/3　+/+
　BP（血圧）150/60 mmHg　PR（脈拍数）132 bpm　RR（呼吸数）30/分
　SpO₂ 80%（RA）→88%（10 L, RM）　BT 40.0℃
【病院到着時】
　JCS Ⅰ-3　瞳孔 3/3　+/+
　BP 108/58 mmHg　HR 132 bpm　RR 30/分
　SpO₂ 94%（10 L, RM）　BT 37.9℃
　BS 270 mg/dL
【来院時身体所見】
　A：発語可能、気道開通
　B：右肺野で呼吸音減弱、RR30、奇異性呼吸なし
　C：橈骨動脈触知良好
　D：E4V4M6
　眼瞼結膜貧血なし　眼球結膜黄染なし
　咽頭発赤なし　扁桃腫大白苔不明　頸部リンパ節腫脹なし
　胸部：aeration 左＞右　明らかな副雑音なし
　腹部：平坦　軟　圧痛なし
　四肢：浮腫なし　皮疹なし　創傷なし
【エコー所見】
　心嚢水なし、腹水なし、胆嚢壁肥厚なし、胆嚢腫大なし、IVC 虚脱

1．脱水（体液喪失と水喪失）

表 1-4. 表 1-2 の血液検査所見

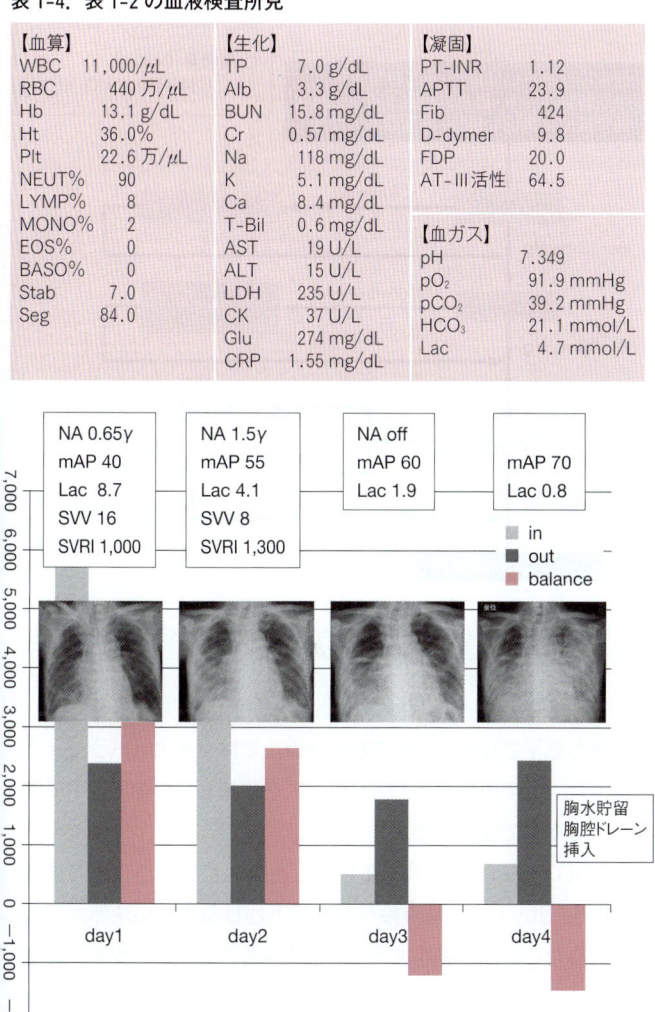

【血算】		【生化】		【凝固】	
WBC	11,000/μL	TP	7.0 g/dL	PT-INR	1.12
RBC	440万/μL	Alb	3.3 g/dL	APTT	23.9
Hb	13.1 g/dL	BUN	15.8 mg/dL	Fib	424
Ht	36.0%	Cr	0.57 mg/dL	D-dymer	9.8
Plt	22.6万/μL	Na	118 mg/dL	FDP	20.0
NEUT%	90	K	5.1 mg/dL	AT-III活性	64.5
LYMP%	8	Ca	8.4 mg/dL		
MONO%	2	T-Bil	0.6 mg/dL	【血ガス】	
EOS%	0	AST	19 U/L	pH	7.349
BASO%	0	ALT	15 U/L	pO$_2$	91.9 mmHg
Stab	7.0	LDH	235 U/L	pCO$_2$	39.2 mmHg
Seg	84.0	CK	37 U/L	HCO$_3$	21.1 mmol/L
		Glu	274 mg/dL	Lac	4.7 mmol/L
		CRP	1.55 mg/dL		

図 1-3. 臨床経過　入院時以降の水分 in-out balance

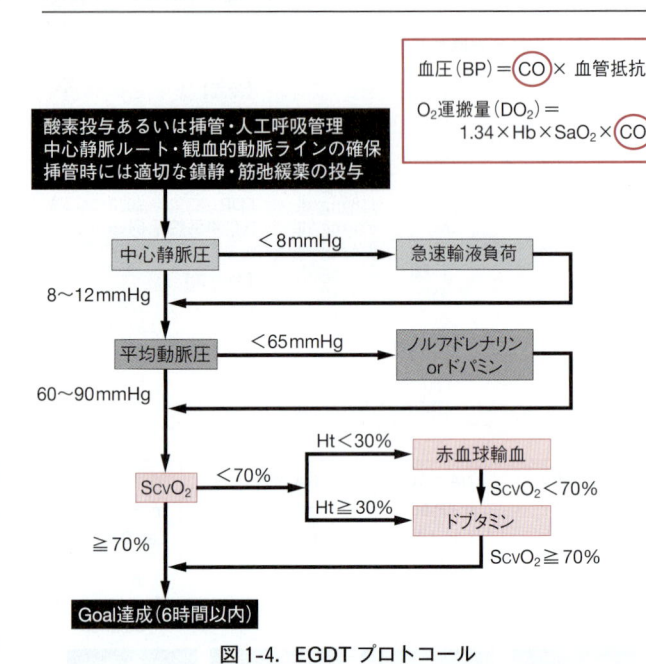

```
血圧(BP) = (CO) × 血管抵抗
O₂運搬量(DO₂) =
    1.34 × Hb × SaO₂ × (CO)
```

酸素投与あるいは挿管・人工呼吸管理
中心静脈ルート・観血的動脈ラインの確保
挿管時には適切な鎮静・筋弛緩薬の投与

↓

中心静脈圧 —<8mmHg→ 急速輸液負荷

8〜12mmHg

平均動脈圧 —<65mmHg→ ノルアドレナリン or ドパミン

60〜90mmHg

ScvO₂ —<70%→ Ht<30% → 赤血球輸血 → ScvO₂<70%
       　　　 Ht≧30% → ドブタミン

≧70%

Goal達成(6時間以内)　　　ScvO₂≧70%

図1-4. EGDTプロトコール

(Rivers E, et al. Early goal-directed therapy in the treatment of severe sepsis and septic shock. NEJM 345：1368-1377, 2001による)

液量を低下させることができ、計算上ではマイナスバランスとなった。その後もマイナスバランスを維持しつつ血圧低下に関してはNAで維持した。

EGDTプロトコール(**図1-4**)は達成されており、その後のday 3、day 4での輸液投与量を低下させる正しい決断が可能であったことが最終的な予後をよくすることにつながる。輸液を入れるだけ入れ込んで、それを終日間継続させ続けるといわゆる回収不能に陥り、予後を悪化させることを示唆する報告も散見される。

1. 脱水（体液喪失と水喪失）

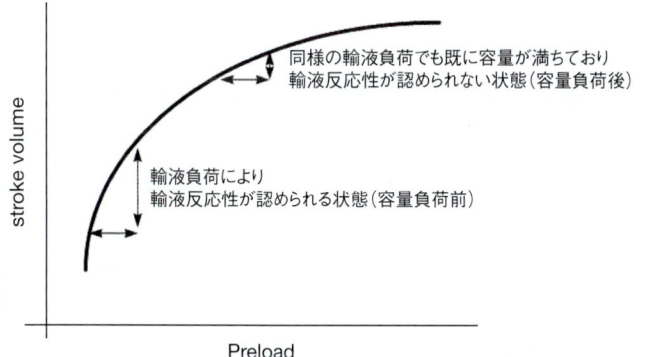

図 1-5. 輸液反応性の有無と Frank-Starling 曲線の関係

(Bendjelid K, Romand JA：Fluid responsiveness in mechanically ventilated patients；a review of indices used in intensive care. Intensive Care Med 29：352-360, 2003 による)

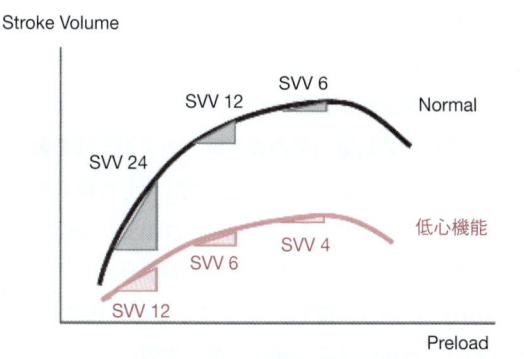

図 1-6. Frank-Starling Curve

　EGDT プロトコールの発動を宣言した場合には、まずは急速な輸液負荷を施行する。その際に**図 1-5** のような Frank-Starling 曲線に応じて徐々に輸液反応性が低下してくる。輸

液反応性が鈍くなっても血管内容量が満ちていなければ、また Lactate 値が 4.0 を下回らなければ呼吸状態と天秤にかけつつも輸液は継続する。その際に、**図 1-6** の低心機能の曲線のように曲線が寝ている、傾きが右下方に偏位している場合には輸液反応性はさらに低下し、また曲線のピークを越えた場合には輸液負荷に伴い心機能が逆に低下してしまう。その場合には輸液速度を減少させつつ場合によっては利尿薬の投与が必要になる。

　重症な敗血症性ショックや ARDS などでは血管透過性亢進のためなかなか血管内容量が満ちにくくこのようなケースは少ないが、軽症から中等症の場合には溢水に陥る場合もある。EGDT を意識するあまり輸液を入れ過ぎる傾向がみられるため、それを意識しながら輸液量、輸液速度、血管内容量を適宜フィードバックしながら管理することが重要である。実際にこの操作や管理は集中治療室に入室してからになるが、ER 担当医もこのことを認識かつフォローアップしておかなければならない。これら初期輸液の至適投与量に関する文献を**表 1-5** に示す。これらを総括すると初期蘇生の間は十分な輸液を、ショックから離脱したら輸液を制限することが重要である。

　また、輸液負荷の指標としては中心静脈圧(central venous pressure；CVP)に関してはサイコロの目のようだと皮肉る者もおり、今後はまずは集中治療の世界から消滅する可能性も十分にある。それほどエビデンスレベルが低い慣習的なモニタリングといえる。また近年の超音波検査の普及で、その簡便性、非侵襲性、低コストなどを考慮するとエコー所見を指標にすることも頷ける。エコーでは下大静脈(inferior vena cava；IVC)径の絶対値そのものはさまざまな因子により影響を受け

表1-5. 初期輸液の至摘投与量

- 敗血症（sepsis）初期治療で十分量の輸液は重要臓器血流維持のため重要。
- 過剰輸液は人工呼吸器装着期間を遷延させ、死亡率を上昇させる。
  (Wiedemann HP, et al：N Engl J Med 354：2564-2575, 2006)
  (Vincent JL, et al：Crit Care Med 34：344-353, 2006)
  (Payen D, et al：Crit Care 12：R74, 2008)

- Murphyらの研究
  Sepsis発症から72時間以内に急性肺障害（ALI）を呈した患者212例
  AIFR：adequate initial fluid resuscitation
  初期蘇生輸液によってCVP≧8 mmHgを達成したか否か
  CLFM：conservative late fluid management
  治療期間7日の間に連続した2日以上マイナスバランスにできたか否か
  死亡率：両群達成 18.3％、CLFMのみ達成群 41.9％、
  AIFRのみ達成群 56.6％、両群未達成 77.1％
  (Murphy CV, et al：Chest 136：102-109, 2009)

表1-6. 自発呼吸時も有用である可能性があるパラメーター

- PLR
- ΔIVC
- ΔCVP
- PPV/SVV（非侵襲的測定装置 Nexfin使用）
  (Maurizio C, et al：Anesthesia & Analgesia 120：76-84, 2015)
- end-expiratory occlusion test
  (Silva S, et al：Crit Care Med 41：1692-1701, 2013)

るため信頼性に乏しいが、IVCの呼吸性変動については輸液反応性の指標となりうる。また施行者の技量に依存することも問題点である[2)3)]。

その他、呼吸性変動による指標もあるが、これは心拍数の固定や陽圧換気で自発呼吸がないことが前提となることに注意する[4)5)]。

古典的ではあるものの、簡便な方法として受動的下肢挙上法

(passive leg raising ; PLR)も自発呼吸患者、不整脈患者にも有用な輸液反応性の指標である[3)6)]。

今後は自発呼吸下でも有用である指標として**表1-6**のようなものが期待されている。

(清水敬樹)

●参考文献

1) かくれ脱水JOURNAL(http://www.kakuredassui.jp)
2) Thiel SW, Kollef MH, Isakow W：Non-invasive stroke volume measurement and passive leg raising predict volume responsiveness in medical ICU patients ; an observational cohort study. Crit Care 13：R111, 2009.
3) Cavallaro F, Sandroni C, Marano C, et al：Diagnostic accuracy of passive leg raising for prediction of fluid responsiveness in adults ; systematic review and meta-analysis of clinical studies. Intensive Care Med 36(9)：1475-1483, 2010.
4) Biais M, Cottenceau V, Stecken L, et al：Evaluation of stroke volume variations obtained with the pressure recording analytic method. Crit Care Med40(4)：1186-1191, 2012.
5) Marik PE, Cavallazzi R, Vasu T, et al：Dynamic changes in arterial waveform derived variables and fluid responsiveness in mechanically ventilated patients ; a systematic review of the literature. Crit Care Med 37(9)：2642-2647, 2009.
6) Préau S, Saulnier F, Dewavrin F, et al：Passive leg raising is predictive of fluid responsiveness in spontaneously breathing patients with severe sepsis or acute pancreatitis. Crit Care Med 38(3)：819-825, 2010.

2 心原性ショック(心筋梗塞、心不全)

I 診断の見極め

1・ショックについて

　日本救急医学会「医学用語解説集」によると、ショックとは、"生体に対する侵襲あるいは侵襲に対する生体反応の結果、重要臓器の血流が維持できなくなり、細胞の代謝障害や臓器障害が起こり、生命の危機に至る急性の症候群"である。収縮期血圧90 mmHg以下の低下を指標とすることが多い。典型的には交感神経系の緊張により、頻脈、顔面蒼白、冷汗などの症状を伴う。近年、循環障害の要因(成因)に基づく新しいショックの分類が用いられるようになり、以下の4つに大別される。

- 循環血液量減少性ショック(hypovolemic shock):出血、脱水、腹膜炎、熱傷など
- 血液分布異常性ショック(distributive shock):アナフィラキシー、脊髄損傷、敗血症など
- 心原性ショック(cardiogenic shock):心筋梗塞、弁膜症、重症不整脈、心筋症、心筋炎など
- 心外閉塞・拘束性ショック(obstructive shock):肺塞栓、心タンポナーデ、緊張性気胸など

注意:旧分類には、心外閉塞性・拘束性ショックが広義の心原性ショックとして含められていたため、成書、ガイドラインなどでは、心原性ショックの原因に肺塞栓や心タンポナーデを挙げているものがみられる。

2・心原性ショックの定義・病態

心原性ショックは心拍出量の低下による急性の病態で、十分な、または過剰な循環血液量であるにもかかわらず、組織還流の低下を引き起こす。原因の多くは急性心筋梗塞で、虚血による心筋収縮性の低下が心拍出量減少と動脈圧低下を引き起こし、それによる冠灌流低下は虚血の悪化と進行性の心筋機能低下を起こし、急速な悪循環に陥る。この悪循環を停止させることができなければ、患者は死亡する。実際、心原性ショックは生存したまま来院する急性心筋梗塞患者の主要な死因である。

生存したまま来院した患者での発症率は約6〜8%で、最近30年間で一定している。最近10年間で、経皮的冠インターベンション（percutaneous coronary intervention；PCI）または冠動脈バイパス手術による早期再還流療法が、積極的薬物療法よりも優れていることが証明されてきた。このような発展があるにもかかわらず、心原性ショックの死亡率は約50%と依然高い。表2-1に心原性ショックのリスクファクターを挙げる。リスクファクターが多いほど脆弱な心筋の量が多く、心原性

表2-1. 心原性ショックのリスクファクター

・高齢
・女性
・下記に関連した虚血性イベント
　　駆出率の障害
　　広範囲心筋梗塞
　　冠動脈左前下行枝の閉塞
　　前壁の梗塞
　　多枝病変
　　心筋梗塞の既往
　　うっ血性心不全
　　糖尿病

ショックをきたしやすい。リスクファクターを早期に認知し、より積極的に再還流療法の適応を検討する必要がある。

3・心原性ショックの診断

心原性ショックは、ショックの新分類の1つであり、急性心不全の病態の1つである。診断については、ショックの原因が心原性ショックであることの確認、さらには心原性ショックを起こした原因についての検索が必要である。心原性ショックの診断は、心機能低下の証明と、その他のショックの除外によってなされる。厳密には、持続する血圧低下［収縮期血圧（SBP）＜90 mmHg］と Forrester 分類Ⅳ（図2-1）[1]である（PWP＞18 mmHg、心係数＜2.2 L/分/m^2）ことで診断されるが、そのためには Swan-Ganz カテーテルの挿入が必要である。

これを推定する方法として、Nohria と Stevenson が図2-2[1]のような分類を提唱した。末梢循環および肺聴診所見のみで分類ができ、Forrester 分類に対応している。早期に治療を開始できるという利点があり、初期の病態把握の参考として頻用

	Ⅰ 正常	Ⅱ
2.2		
心係数 (L/min/m^2)	Ⅲ 乏血性ショックを含む (hypovolemic shock)	Ⅳ 心原性ショックを含む (cardiogenic shock)

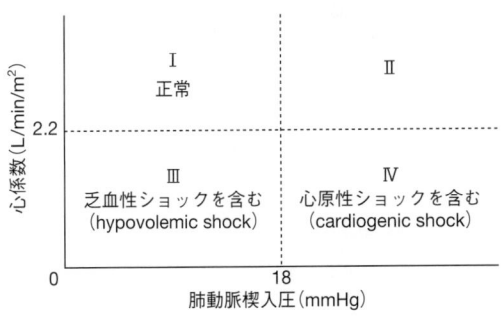

0　　　　　　　　　18
肺動脈楔入圧(mmHg)

図 2-1. Forrester 分類

(2010年度合同研究班：急性心不全治療ガイドライン（2011年改訂版），2011による) http://www.j-circ.or.jp/guideline/pdf/JCS2011_izumi_h.pdf(2015年9月閲覧)

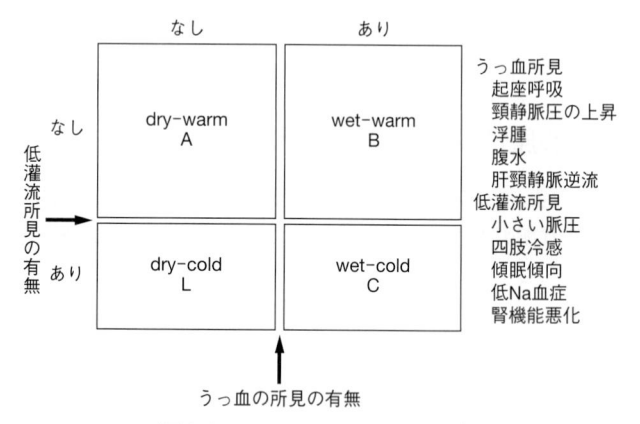

```
                     なし         あり
                  ┌─────────┬─────────┐       うっ血所見
                  │         │         │         起座呼吸
              なし│ dry-warm│ wet-warm│         頸静脈圧の上昇
                  │    A    │    B    │         浮腫
 低                │         │         │         腹水
 灌               ├─────────┼─────────┤         肝頸静脈逆流
 流                │         │         │       低灌流所見
 所               │ dry-cold│ wet-cold│         小さい脈圧
 見            あり│    L    │    C    │         四肢冷感
 の                │         │         │         傾眠傾向
 有               │         │         │         低Na血症
 無                └─────────┴─────────┘         腎機能悪化
                         ↑
                   うっ血の所見の有無
```

図 2-2. Nohria-Stevenson の分類

(2010年度合同研究班:急性心不全治療ガイドライン(2011年改訂版), 2011による)
http://www.j-circ.or.jp/guideline/pdf/JCS2011_izumi_h.pdf (2015年9月閲覧)

表 2-2. 心原性ショックと心原性肺水腫の原因

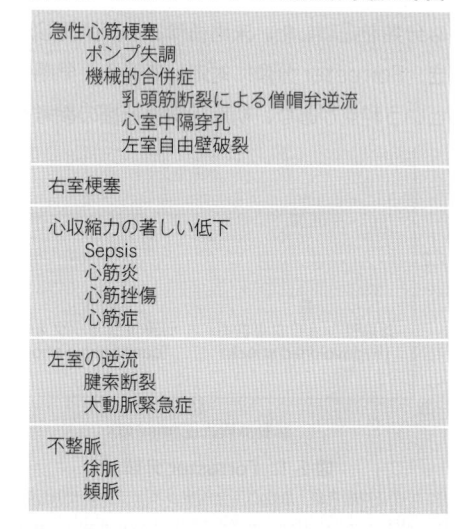

急性心筋梗塞
　　ポンプ失調
　　機械的合併症
　　　　乳頭筋断裂による僧帽弁逆流
　　　　心室中隔穿孔
　　　　左室自由壁破裂

右室梗塞

心収縮力の著しい低下
　　Sepsis
　　心筋炎
　　心筋挫傷
　　心筋症

左室の逆流
　　腱索断裂
　　大動脈緊急症

不整脈
　　徐脈
　　頻脈

されている。

心原性ショックの原因の多くは急性心筋梗塞である。急性心筋梗塞(acute myocardial infarction；AMI)、その他の原因を**表2-2**に示す。

■ 非公式ながらよく使う裏ワザ1

| Swan-Ganzカテーテルについて |

心原性ショック患者の輸液管理において、前負荷を維持することは重要であり、その指標は肺動脈楔入圧(左室拡張末期圧)である。心原性ショックではSwan-Ganzカテーテルが非常に有用であり、厳格な管理が必要な症例では、積極的に挿入すべきである。一方で、心臓超音波検査で左室流入波形から左室拡張末期圧を推定することが可能であり(95頁**表2-4**)、また、肺経由動脈熱希釈法(transpulmonary thermodilution technique；TPTD)を用いたPiCCO$_2$やEV1000などの優れた循環動態モニタリング機器も登場し、Swan-Ganzカテーテルの使用頻度は以前ほど多くないようである。なお、人工呼吸器管理下では前負荷の指標であるIVCの呼吸性変動は消失するので、注意する。

■ 非公式ながらよく使う裏ワザ2

| TPTDを用いた循環動態の評価 |

TPTDの原理は熱希釈法、動脈圧波形解析法である。代表的な指標として、心拍出量：CO、心臓拡張末期容量：GEDV、肺血管外水分量：EVLW、肺血管透過性指数：PVPIがあり、前負荷の指標はGEDV、肺水腫の指標はEVLWとPVPIである。

4・急性心不全の病態把握

クリニカルシナリオ(CS)は、急性心不全患者の初期収縮期血圧を参考に、その病態を把握して速やかに治療を開始するアプローチ法である(**表2-3**)[1]。心原性ショックはCS3に含まれる。迅速に初期治療が導入でき、症状と血行動態の早期改善に有効であるが、血圧値のみから治療方針を決定してはならない。初期治療導入後は身体所見やバイタルサインの変化から治療効果を判定し、心臓超音波検査などを行い、さらなる病態把握に努めながら、治療方針を修正、決定することが重要である。

II 具体的な疾患と鑑別診断

救急外来での診療は、実際にはショックの鑑別から開始される。胸部症状を伴う場合は、ショックをきたす胸痛の鑑別(肺塞栓症、大動脈解離、緊張性気胸など)も重要になる。

診療の手順は、バイタルサインの確認、病歴聴取、一般身体診察、一般的な検査(12誘導心電図、血液検査、胸部X線検査、心臓超音波検査)と、病態に応じた特殊検査(冠動脈造影検査、coronary angiography;CAG)である。

1・バイタルサインの確認

来院してすぐにモニターを装着し、バイタルサインを確認する。不整脈の診断はこの時点で行い、治療を開始する。バイタルサインに反映されるショックの指標は血圧で、SBP 90 mmHg 未満、あるいは 90 mmHg 以上の SBP であっても普段より 30〜60 mmHg の低下を認めればショックを考える。代償的に末梢血管抵抗が上昇しているときは、明らかな血圧低下

2．心原性ショック（心筋梗塞、心不全）

表 2-3．入院早期における急性心不全患者の管理アルゴリズム（クリニカルシナリオ）

入院時の管理
・非侵襲的監視：SaO$_2$、血圧、体温 ・酸素 ・適応があれば非侵襲陽圧呼吸（NPPV） ・身体診察 ・臨床検査 ・BNP または NT-pro BNP の測定：心不全の診断が不明の場合 ・心電図検査 ・胸部 X 線写真

CS 1	CS 2	CS 3	CS 4	CS 5
収縮期血圧（SBP）>140 mmHg	SBP 100～140 mmHg	SBP<100 mmHg	急性冠症候群	右心不全
・急激に発症する ・主病態はびまん性肺水腫 ・全身性浮腫は軽度：体液量が正常または低下している場合もある ・急性の充満圧の上昇 ・左室駆出率は保持されていることが多い ・病態生理としては血管性	・徐々に発症し体重増加を伴う ・主病態は全身性浮腫 ・肺水腫は軽度 ・慢性の充満圧、静脈圧や肺動脈圧の上昇 ・その他の臓器障害：腎機能障害や肝機能障害、貧血、低アルブミン血症	・急激あるいは徐々に発症する ・主病態は低灌流 ・全身浮腫や肺水腫は軽度 ・充満圧の上昇 ・以下の 2 つの病態がある ①低灌流または心原性ショックを認める場合 ②低灌流または心原性ショックがない場合	・急性心不全の症状および微候 ・急性冠症候群の診断 ・心筋トロポニンの単独の上昇だけではCS4 に分類しない	・急激または緩徐な発症 ・肺水腫はない ・右室機能不全 ・全身性の静脈うっ血所見

治療
・NPPV および硝酸薬 ・容量過負荷がある場合を除いて、利尿薬の適応はほとんどない	・NPPV および硝酸薬 ・慢性の全身性体液貯留が認められる場合に利尿薬を使用	・体液貯留所見がなければ容量負荷を試みる ・強心薬 ・改善が認められなければ肺動脈カテーテル ・血 圧 <100 mmHg および低灌流が持続している場合には血管収縮薬	・NPPV ・硝酸薬 ・心臓カテーテル検査 ・ガイドラインが推奨するACS の管理：アスピリン、ヘパリン、再灌流療法 ・大動脈内バルーンパンピング	・容量負荷を避ける ・SBP>90 mmHg および慢性の全身性体液貯留が認められる場合に利尿薬を使用 ・SBP<90 mmHg の場合は強心薬 ・SBP>100 mmHg に改善しない場合は血管収縮薬

治療目標
・呼吸困難の軽減 ・状態の改善 ・心拍数の減少 ・尿量>0.5 mL/kg/min ・収縮期血圧の維持と改善 ・適正な灌流に回復

（文献 1）による）

を認めないことがあり注意が必要である。冷汗、顔面蒼白、不安感、傾眠・錯乱・興奮などの精神状態の変化といった来院時

の第一印象や症状から、血圧測定以前にショックを認識すること、あるいは疑うことが重要である。

2・病歴聴取と一般身体診察

　病歴聴取の際は、胸部症状の有無とその発症様式・性状、リスクファクター(表2-1)の有無、心疾患の既往などに注意する。また、他のショックの除外も意識しながら行うべきである(敗血症性ショック、消化管出血など)。一般身体診察では、肺野の湿性ラ音、頸静脈怒張、腹壁−頸静脈反射などに注意する。但し、右室梗塞では、血圧低下と頸静脈怒張があっても、肺野の呼吸音は清であることがある。AMI後の心原性ショックの約1/4は、機械的合併症が原因であり、心音の聴取が初期評価では重要である。急性の僧帽弁逆流は腱索断裂、または乳頭筋機能不全で起こりうる。前者では小さな全収縮期雑音が心尖部に、後者ではⅠ音とともに始まり、Ⅱ音の前に終わる収縮期雑音が聴取される。心室中隔穿孔では大きな全収縮期雑音が下部胸骨左縁(lower left sternal border；LLSB)に聴取される。

3・検　査

　一般的な検査としては、12誘導心電図、血液検査(心筋マーカーを含む)、胸部X線、心臓超音波検査が挙げられ、必須の検査と考えてよい。以下、詳述する。

・12誘導心電図：来院10分以内に記録する。左室不全を伴ったAMIによる心原性ショックでは、Q波の出現または2mm以上のST上昇が多誘導で確認され、左脚ブロックもしばしば認められる。ショックに陥る心筋梗塞の半数以上が前壁梗塞である。左主幹動脈の重度の狭窄による広範囲の虚血

では、通常は多誘導で3mm以上のST低下が出現する。右室梗塞が疑われるときは、右側胸部誘導を記録する。

・血液検査：心筋マーカー（CK、CK-MB、Troponin T）の上昇（発症早期には上昇しない）、動脈血ガス分析で、アシドーシスの有無とその程度、高二酸化炭素（CO_2）血症・低酸素（O_2）血症の有無、乳酸値などを確認する。BNP（brain natriuretic peptide）は予後の予測に有用である。また、高い陰性的中率からBNP＜100 pg/mLでrule outに有用であるが、陽性的中率は低く、rule inはできない。血算では、虚血の増悪因子である貧血の有無を確認する。生化学検査では電解質異常や腎機能、肝機能、感染や炎症の有無、なども心不全の原因疾患を診断するうえで重要である。

・胸部X線検査（**図2-3**）[1]：これらの所見は発症数時間後に出現することがあり、陰性でも心原性ショックを除外できない。

・心臓超音波検査：目的は、①血行動態の異常、すなわち、心ポンプ機能の異常とそれに伴う心室充満圧の上昇、心拍出量低下の存在を示すこと、②原因疾患についてのデータを得ること、の2点に集約される。指標を**表2-4**に挙げた。急性心筋梗塞の機械的合併症（左室自由壁破裂、心室中隔穿孔、乳頭筋断裂による僧帽弁逆流）の検出にも優れている。

心原性ショックは非常に重篤で、緊急性が高く、ここまでの診療は迅速に行う必要がある。対症療法については後述するが、診療と同時平行で行わなければならない。

その後、急性冠症候群が疑われれば、CAGを施行し、診断を確定する。

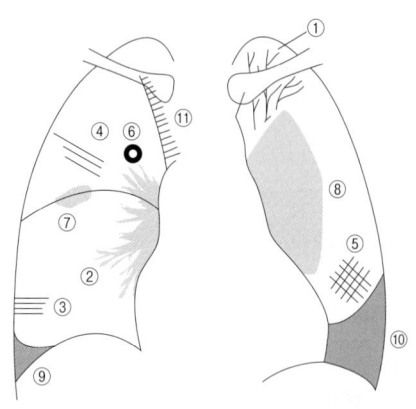

①cephalization（角出し像）：肺尖部への血流の再分布所見（肺静脈圧 15〜20 mmHg）
②perivascular cuffing（肺血管周囲の浮腫）：間質性肺水腫所見（肺静脈圧 20〜30 mmHg）
③Kerley's B：間質性肺水腫所見（肺静脈圧 20〜30 mmHg）
④Kerley's A：間質性肺水腫所見（肺静脈圧 20〜30 mmHg）
⑤Kerley's C：間質性肺水腫所見（肺静脈圧 20〜30 mmHg）
⑥peribronchial cuffing（気管支周囲の浮腫）：間質性肺水腫所見（肺静脈圧 20〜30 mmHg）
⑦vanishing tumor（一過性腫瘤状陰影）：肺胞性肺水腫所見（肺静脈圧 30 mmHg 以上）
⑧butterfly shadow（蝶形像）：肺胞性肺水腫所見（肺静脈圧 30 mmHg 以上）
⑨⑩costophrenic angle（肋骨横隔膜角）の鈍化：胸水
⑪上大静脈の突出

図 2-3. 心不全の胸部 X 線写真（シェーマ）

(2010 年度合同研究班：急性心不全治療ガイドライン（2011 年改訂版），2011 による) http://www.j-circ.or.jp/guideline/pdf/JCS2011_izumi_h.pdf（2015 年 9 月閲覧）

2. 心原性ショック(心筋梗塞、心不全)

表 2-4. 急性心不全時に用いられる心エコーの指標

1. 左室機能異常
   - 左室駆出率(LVEF)

2. 左室充満圧上昇
   - 左室流入血流速波形：急速流入期血流速波形(E 波)/心房収縮期血流速波形(A 波)、E 波減衰速度(E deceleration time；DT)
   - 組織ドプラ法：拡張早期の僧帽弁輪部の動き(E' 波)
   - 三尖弁逆流血流速度による収縮期右室右房圧較差
   - 下大静脈径とその呼吸性変動
   - (上記 2 つの指標を組み合わせた)推定肺動脈収縮期圧

3. 心拍出量低下
   - 左室流出路時間速度(time-velocity index；VTI)

4. 右室機能異常
   - 右室および右房サイズ
   - いずれか 1 つ以上の右室収縮機能指標(fractional area change；FAC、右室弁輪部収縮速度、tricuspid annular plane systolic excursion；TAPSE、RV index of myocardial performance；RIMP)
   - 推定肺動脈収縮期圧

(文献 1)による)

4・鑑別診断

鑑別診断は、前述のとおり、まずはショックの分類、次いで原因疾患の検索である。

a．ショックの分類

血行動態に基づくショックの分類を**表 2-5** に示す。鑑別に有用なバイタルサインは心拍数と体温である。

b．鑑別診断

心原性ショックの鑑別診断を**表 2-6** に示す。

病歴聴取、一般身体診察、12 誘導心電図、胸部 X 線撮影、心臓超音波検査でおおよそ除外可能であるが、肺塞栓症、急性大動脈解離が除外できない場合は、造影ダイナミック CT を撮影する(肺塞栓症を疑うときは肺動脈相のほか、深部静脈血栓症

表 2-5. ショックの分類

	原因	心拍数	体温
循環血液量減少性ショック	出血、脱水による血管内容量の低下	↑	→
心原性ショック	心筋梗塞など心機能の低下	↑〜↓	→
	不整脈	<40/分、>150/分	→
心外閉塞性・拘束性ショック	緊張性気胸、肺塞栓症、心タンポナーデによる全身血流障害	↑	→
血液分布異常性ショック	アナフィラキシー	↑	→
	敗血症、熱中症など		↑
	脊髄損傷	→	→
	低体温症	↓	↓

表 2-6. 心原性ショックの鑑別

- 肺塞栓症
- 慢性閉塞性肺疾患の急性増悪
- 心外膜炎
- 心筋炎
- 急性大動脈解離
- 心タンポナーデ
- 急性弁膜症
- Sepsis
- 出血
- 中毒/薬物濫用

検索のため体幹〜下肢までの静脈相を撮影、急性大動脈解離を疑うときは単純 CT と動脈相および静脈相を撮影する）。

2. 心原性ショック（心筋梗塞、心不全）

表 2-7. 心原性ショックに対する治療

クラス I
・酸素投与（$SaO_2>95\%$、$PaO_2>80$ mmHg を維持）：レベル C
・NPPV 抵抗性、意識障害、喀痰排出困難な場合の気管内挿管における人工呼吸管理：レベル C
・循環血液量喪失に対する容量負荷：レベル C
・カテコラミン投与：レベル C
・強心薬併用（カテコラミンと PDE 阻害薬）：レベル C
・薬物治療抵抗例に対する補助循環（IABP、PCPS）：レベル C
・心肺停止時のエピネフリン静注：レベル B
・心肺停止時のエピネフリン気管内投与（静注量の 2〜2.5 倍を使用）：レベル C

クラス IIa
・NPPV：レベル A
・薬物治療の限界を超えた難治性心不全で回復の可能性あるいは心臓移植適応のある患者に対する補助人工心臓：レベル B

クラス III
・心肺停止時の心腔内注射：レベル C

（文献 1）による）

III 輸液を含めた治療計画

心原性ショックの治療は、血行動態維持のための対症療法（酸素療法、カテコラミン）と、原因・増悪因子に対する根本治療を区別して考える必要がある。

急性心不全治療ガイドライン 2011（日本循環器病学会）に示されている、心原性ショック時の初期介入法を表 2-7 に示す。他の救急診療と同じく ABC アプローチが基本である。低酸素血症、不整脈、循環体液量減少はショックの原因となり、これらへの介入は必須である。

酸素療法は呼吸困難の改善と、臓器低灌流の改善のために必要で、95％以上の血中酸素飽和度、80 mmHg 以上の血中酸素分圧を目指す。鼻カニューレやフェイスマスクを用いた酸素投与

表 2-8. 心原性ショックに使用する薬物

薬剤	用法・容量
ドパミン	0.5〜20 μg/kg/分 5 μg/kg/分以下で腎血流増加、2〜5 μg/kg/分で陽性変力作用、5 μg/kg/分以上で血管収縮・昇圧作用
ドブタミン	0.5〜20 μg/kg/分 5 μg/kg/分以下で末梢血管拡張作用、肺毛細管圧低下作用
ノルアドレナリン	0.03〜0.3 μg/kg/分
ミルリノン	50 μg/kg をボーラス投与後 0.1〜0.75 μg/kg/分持続静注。最初から持続静注が多い。

でも改善されない頻呼吸、努力呼吸、低酸素血症は密着型のマスクによる非侵襲的陽圧呼吸(noninvasive positive pressure ventilation ; NPPV)を開始する。ショック患者では NPPV が有効でない場合もあり、NPPV 無効例、意識レベル低下例、喀痰排出困難例、誤嚥の可能性が高い例では、気管挿管を行う。

　血圧低下の原因として左室充満圧の相対的、絶対的低下を除外しなければならない。**AMI 患者の 10〜15%には体液喪失に起因するショック**が含まれる。その他にも**右室梗塞も体液喪失のカテゴリーに分類**される。左室容量負荷徴候(Ⅲ音、水泡音、胸部 X 線での肺うっ血像)が認められない患者では生理食塩液を静脈内投与(250 mL/10 分で点滴静注)し、反応がない場合には血管作動薬や強心薬を使用する(**表 2-8**)。

　AMI に続発する心原性ショックでは、至適左室拡張期充満圧は 14〜18 mmHg の範囲である。逆に、うっ血性心不全を認める心原性ショックには晶質液のボーラスは推奨されず、初めから血管作動薬または強心薬を投与する。ガイドラインでは収縮

期血圧 90 mmHg 未満の心原性ショックに対する初期投与薬としてはドパミン(5 μg/kg/分)が勧められている。

難治性患者では血圧の反応をみてドパミンの増量やドブタミンの併用、それに多剤併用療法([カテコラミン+PDE(ホスホジエステラーゼ)阻害薬]行う。

これらの治療に抵抗する患者には大動脈内バルーンパンピング(intra-aortic balloon pumping；IABP)を含めた補助循環の適応となる。一時的な血行動態維持や敗血症を伴う場合にはノルアドレナリン投与が必要となる。ここまでが対症療法であるが、心原性ショックの患者では治療可能な病変を特定し、根治的治療により介入しなければ死亡率は 85%以上に及ぶため、**ショック治療と同時に原因検索および原因に対する介入が必須**である。

原因疾患が急性冠症候群の場合には、緊急冠動脈造影と冠動脈インターベンションを考慮する。また、根治可能な病態・疾患として急性心筋梗塞における機械的合併症(僧帽弁乳頭筋不全、心室中隔穿孔、心破裂)が挙げられ、緊急手術の適応である。

Ⅳ 輸液療法からみたその後のフォローアップ

輸液療法は、是正輸液[*1]と維持輸液に大別される。狭義の心原性ショックは、心機能低下による組織還流の低下である。一般に**是正輸液は脱水による欠乏量に対する輸液**であり、心原性ショックそのものには不要と考えられる。但し、入院管理においては、しばしば利尿薬が使用されるため、左室拡張期充満圧が低下しないように、肺動脈楔入圧が 14〜18 mmHg に維持されるよう輸液量を調節する。維持輸液は、体液量を適正に維持

[*1]：編者註　初期輸液、蘇生輸液、補充輸液とほぼ同義。

するための輸液であり、一般的には、3号液 1,500～2,000 mL/日でよいが、そのことを確認するためには、体液量の評価が必要である。特に、**心原性ショックの患者では厳密な体液量評価が必要**で、尿量、体重、各種モニター、血液検査、胸部X線検査などで評価し、次回輸液量を決定する。

　心原性ショックに対する輸液を単純に理解すると、以下のようになる。

1. 初療時、うっ血性心不全があれば容量負荷は行わず、カテコラミンを使用する。
2. 初療時、うっ血性心不全がなければ、晶質液 250 mL をボーラス投与し、反応がなければカテコラミンを使用する。
3. その後は肺動脈楔入圧(pulmonary capillary wedge pressure)PCWP、14～18 mmHg を維持するように輸液する。

■ 非公式ながらよく使う裏ワザ 3
｜ カテコラミンの選択 ｜

　カテコラミンはアドレナリン受容体と結合して種々の生理作用を示す。ドパミンは、中等度の容量(2～10 μg/kg/分)で β_1 受容体刺激による陽性変力作用と α_1 受容体刺激による血管収縮作用を示す。ドブタミンは β_1 受容体刺激作用が、ノルアドレナリンは α_1 受容体刺激作用が強い。最近、ショック患者に対するドパミン投与が、ノルアドレナリン投与と比較して、不整脈などの有害事象の増加と関連し、心原性ショックにおいては 28 日死亡率の上昇と関連している、と報告された。カテコラミンは経過により容量調整が必要であるため、実際の入院管理では、血管収縮作用と心筋収縮作用を併せ持つドパミンの容量調整は複雑になってしまうことがある。目的に応じて、ドブタミンと

カテコラミンを併用する方が、その後の容量調整がしやすい。具体的には、心筋収縮増強を目的とする場合はドブタミンを、血管収縮を目的とする場合はノルアドレナリンを使用、または両者を併用し、その後の循環動態に応じて、それぞれ増減する。

■ 非公式ながらよく使う裏ワザ4
| 入院後の輸液管理 |

心原性ショック患者に対するカテコラミンの使用は、対症療法としては必要であるが、心筋酸素需要量が増大し生命予後を不良にすることがあるため、入院管理においては容量、使用期間とも必要最小限にとどめるよう努めるべきである。そのためには、心拍出量が最大になるような左室拡張期充満圧での管理が必要である。例えば、胸部X線における心原性肺水腫の改善を目標にすると、血管内容量は不足してしまうことが多い。特に、人工呼吸器管理下では、血管内容量を維持し左室拡張期充満圧を適正範囲にするために、ある程度、積極的に前負荷を維持するような管理が無難である。利尿薬使用下では、hypovolemiaに傾くことがあるため、ある程度の輸液は必要だが、細胞外液の負荷でPCWPは容易に上昇する(200〜300 mL程度でも)ことがあるので、容量負荷には注意が必要である。体液量が急激に増減するような管理は「ジェットコースターみたいな管理」と表現され、避けるべきである。

(吉澤　城、佐々木淳一)

●参考文献

1) 2010年度合同研究班：急性心不全治療ガイドライン(2011年改訂版). 2011. http://www.j-circ.or.jp/guideline/pdf/JCS2011_izumi_h.pdf(2015年9月閲覧)

3 急性腎障害、慢性腎臓病

はじめに

・腎障害は、慢性腎障害と急性腎障害とに分けることができ、慢性と急性という言葉には、文字どおり時間的経過の速度が含まれている。この区別が重要であるのは<u>「急性」は「慢性」と比較し、治療介入により改善を図ることがより可能である</u>ためである。

・例えば血管内容量が減少している腎前性 AKI では輸液により改善を図ることができる。しかし、それ以外の AKI は輸液で改善せず、原疾患の治療となるため診断が最も重要となる。

・腎不全用（AKI、CKD）の輸液というものは存在せず、腎不全では体液調節機構が低下してしまっているため病態やその時点に応じた細やかな体液管理を行う必要がある。

・急性腎障害では敗血症などのように具体的な輸液方法などを示したエビデンスは存在しないため、本稿では実際の症例を提示し AKI、CKD における診断・輸液の注意点について概説する。

Ⅰ 診断の見極め

1・急性腎障害の定義、疫学、重症度分類

a. 急性腎障害の概念と定義

急性腎障害（acute kidney injury；AKI）とは、「腎からの排泄能が数時間〜数日の単位で急激に低下し、尿素窒素やクレアチニン（Cr）などの窒素代謝物が蓄積する、もしくは尿量が急激

に低下することで代謝性アシドーシス、高カリウム(K)血症、高リン(P)血症を呈する病態」のことをいう。急性腎障害は、慢性腎臓病(chronic kidney disease；CKD)と異なり、治療介入により完全な回復もありうる。

以前は、急性腎不全(acute renal failure)という概念が用いられていたが、急性腎不全の定義が30個以上もあり混乱が生じていたため、次に述べる国際的に急性腎不全の定義を一定させようという動きが出てきた。

b．RIFLE分類、AKIN分類、KDIGO分類

前述したように、2000年代になるとAKIの国際的な統一した概念を提唱しようという動きが出てきた(**表3-1**)。

これらの分類では、血清Cre値もしくは尿量から急性腎障害を定義している。血清Cre値がほとんど上昇していなくても、透析が必要な程度の腎機能障害を呈していることもあるため(110頁**図3-2**)、尿量にも重きを置いていることがポイントである。

c．急性腎障害の疫学

AKIの重症度が高いほど死亡率が高いことが報告されている。以前までは、AKIは「腎機能が完全に回復する」ものと理解されていたが、近年では「腎機能がたとえ改善したとしてもCKDのリスクとなり、末期腎不全への進行を早める」ものという理解になっている。

表 3-1. 急性腎障害の各定義

	血清 Cr 値による基準			尿量による基準
	RIFLE 分類	AKIN 分類	KDIGO 分類	
急性腎障害の定義	7日以内に血清 Cr の 1.5 倍以上の上昇	48 時間以内に血清 Cr 値が 0.3 mg/dL 以上の上昇、もしくは 1.5 倍以上の上昇	48 時間以内に血清 Cr 値が 0.3 mg/dL 以上の上昇、もしくは 7 日以内に 1.5 倍以上の上昇	0.5 mL/kg/時以下が 6 時間以上
Stage				
RIFLE-Risk AKIN/KDIGO stage 1	血清 Cr の 1.5 倍以上の上昇	血清 Cr 値が 0.3 mg/dL 以上の上昇、もしくは 1.5 倍以上の上昇	血清 Cr 値が 0.3 mg/dL 以上の上昇、もしくは 1.5 倍以上の上昇	0.5 mL/kg/時以下が 6 時間以上
RIFLE-Injury AKIN/KDIGO stage 2	血清 Cr の 2 倍以上の上昇	血清 Cr の 2 倍以上の上昇	血清 Cr の 2 倍以上の上昇	0.5 mL/kg/時以下が 12 時間以上
RIFLE-Failure AKIN/KDIGO stage 3	血清 Cr の 3 倍以上の上昇	血清 Cr の 3 倍以上の上昇	血清 Cr の 3 倍以上の上昇	0.3 mL/kg/時以下が 24 時間以上、もしくは無尿が 12 時間以上
RIFLE-Loss	4 週間以上の腎代替療法が必要			
RIFLE-ESKD	末期腎不全 (3ヵ月以上の腎代替療法が必要)			

(文献 1)2)3) より作成)

II 具体的な疾患と鑑別診断

1・急性腎障害の分類と鑑別方法

a．急性腎障害の鑑別疾患

AKIは腎前性、腎性、腎後性に分類される。腎前性AKIにしろ、腎後性AKIにしろ、治療介入が遅れることにより腎性AKIとなるため、早期に鑑別し治療介入することが重要である。ただ、各々の疾患が混在することもあるので"診断の決め打ち"はしない方がよい。

KDIGO(Kidney Disease Improving Global Outcomes)ガイドラインでは、腎性AKIを腎疾患特異的なもの(例：糸球体疾患、間質性腎炎、腎血管性病変)と、非特異的なもの(例：

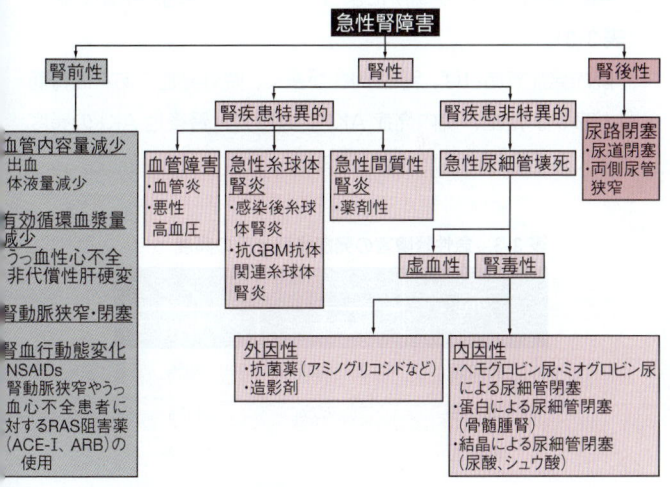

```
急性腎障害
├─ 腎前性
│   ├─ 血管内容量減少
│   │   ・出血
│   │   ・体液量減少
│   ├─ 有効循環血漿量減少
│   │   ・うっ血性心不全
│   │   ・非代償性肝硬変
│   ├─ 腎動脈狭窄・閉塞
│   └─ 腎血行動態変化
│       NSAIDs
│       腎動脈狭窄やうっ血心不全患者に対するRAS阻害薬(ACE-I、ARB)の使用
├─ 腎性
│   ├─ 腎疾患特異的
│   │   ├─ 血管障害
│   │   │   ・血管炎
│   │   │   ・悪性高血圧
│   │   ├─ 急性糸球体腎炎
│   │   │   ・感染後糸球体腎炎
│   │   │   ・抗GBM抗体関連糸球体腎炎
│   │   └─ 急性間質性腎炎
│   │       ・薬剤性
│   └─ 腎疾患非特異的
│       └─ 急性尿細管壊死
│           ├─ 虚血性
│           └─ 腎毒性
│               ├─ 外因性
│               │   ・抗菌薬(アミノグリコシドなど)
│               │   ・造影剤
│               └─ 内因性
│                   ・ヘモグロビン尿・ミオグロビン尿による尿細管閉塞
│                   ・蛋白による尿細管閉塞(骨髄腫腎)
│                   ・結晶による尿細管閉塞(尿酸、シュウ酸)
└─ 腎後性
    ・尿路閉塞
    ・尿道閉塞
    ・両側尿管狭窄
```

図 3-1. AKIの原因

(Lameire N, Van Biesen W, Vanholder R：Acute renal failure. Lancet 4(365)：417-430, 2005 を改変)

表 3-2. 急性腎障害のリスク因子

もともと存在する リスク因子	新たに曝露したリスク因子	
	腎臓の血行動態に影響	腎毒性物質
加齢 糖尿病 慢性腎臓病 心不全 肝不全/肝硬変 男性 人種などの遺伝的要因 低蛋白血症 動脈疾患	敗血症 低血圧・ショック 体液量減少 横紋筋融解症 心臓・血管手術 臓器移植 腹部コンパートメント 症候群 人工呼吸 高カルシウム血症	造影剤 抗生物質(アミノグリコシドなど) 抗がん剤 NSAIDs RAS阻害薬

(文献5)をもとに作成)

― ■非公式ながらよく使う裏ワザ1 ―

‖ 急性腎障害の発症場所と頻度 ‖

AKIを引き起こす場所によって、AKIの原因が推測できる(表3-3)。

院内発症であれば、腎性AKIが多く、院外発症であれば腎前性が多い。ただ、院内発症AKIでは意外と腎後性AKIの頻度が多くなることに注意が必要である。

表 3-3. 急性腎障害の発症場所とその頻度

原因	頻度	
	院内	院外
腎前性	35～40%	70%
腎 性	55～60%	11%
腎後性	17%	2～5%

(文献6)をもとに作成)

虚血、薬剤など)に分類している。鑑別疾患を図 3-1 に示す。

AKI のリスク因子(ファクター)を挙げる(表 3-2)。既存のリスク因子を有する症例には、新たなリスク因子に曝露しないように注意する必要がある。

b．急性腎障害の病歴・身体所見

AKI の原因に関連する病歴や症状を把握する必要がある(表 3-4)。

身体所見で大切なのは、①バイタルサインの把握、②体液量の評価、③AKI をきたす疾患の特徴的な所見、を把握することである。

バイタルサインは全身状態を最も反映するものであるために大切である。ショックであれば腎前性 AKI を示唆し、体温上昇をきたしていれば敗血症による AKI を考慮する。

体液量減少を評価するうえではいかなる所見(起立性低血圧、皮膚のツルゴール低下、腋窩乾燥、口腔内乾燥、Capillary refill time など)も感度・特異度共に高いものがなく総合的な評価が必要である。逆に体液量過剰に関しては、頸静脈の怒張、下腿浮腫、湿性ラ音などを参考にする。

また、全身疾患に伴う AKI があるため全身診察が必要である。Schönlein-Henoch 紫斑病では四肢に紫斑が、全身性エリテマトーデス(systemic lupus erythematosus；SLE)では Livedo reticularis を引き起こすため皮膚の診察を、感染性心内膜炎では点状出血、血管炎では胸膜炎を発症するため眼病変がないかを診察する。

表 3-4. AKI の病歴・身体所見

分類	原因		病歴
腎前性	腎血流の低下	体液量減少	食欲低下、発熱、嘔吐、下痢、血圧低下、熱傷など
		薬物	利尿薬、RAS 阻害薬、NSAIDs など
	有効循環血漿量	心不全	心疾患の既往、呼吸困難感、浮腫
		肝不全	肝疾患の既往、浮腫
		敗血症	肺炎(発熱、呼吸困難、悪寒戦慄)、尿路感染症(発熱、腰痛、排尿困難感)などの病歴
腎性	腎疾患特異的	急速進行性糸球体腎炎	発熱、血尿、食欲低下、貧血症状、神経症状
		急性間質性腎炎	発熱、皮疹、薬剤投与歴
		血栓性微小血管障害	血圧異常、膠原病や癌の既往、薬剤投与歴
		腎内小動脈塞栓症	カテーテル治療歴、感染性心内膜炎の病歴
		骨髄腫	全身倦怠感、腰痛、夜間頻尿
	腎疾患非特異的	虚血	ショック、大手術後
		腎毒性物質	薬剤投与歴、造影剤
腎後性	尿路閉塞	前立腺肥大症、神経因性膀胱など	泌尿器疾患や婦人科疾患の既往、排尿障害

c. 急性腎障害の採血・採尿検査

① AKI を診断する際、ゴールドスタンダードとなる検査所見は今の時代も血清 Cr 値である。

②血清尿素窒素値(BUN)も腎機能障害の参考所見にはなるが、これも腎機能以外のさまざまな因子に修飾(**表 3-5**)されるため注意が必要である。

3. 急性腎障害、慢性腎臓病

表 3-5. BUN に影響する因子

	機序	病態
BUN 上昇	腎血管灌流圧低下	体液量減少、有効循環血漿量低下
	蛋白摂取量上昇	蛋白摂取量過剰、アミノ酸輸液
	蛋白異化亢進	消化管出血、発熱、ステロイド剤投与
BUN 低下	血液希釈	輸液、SIADH
	蛋白摂取量低下	栄養障害、飢餓
	尿素代謝低下	肝不全

表 3-6. AKI の尿所見

	腎前性 AKI	腎性 AKI	腎後性 AKI
尿中 Na 濃度 (mEq/L)	<20	>40	
尿浸透圧 (mOsm/kg・H_2O)	>500	<400	
尿/血漿尿素窒素比	>8	<3	
尿/血漿 Cr 比	>40	<20	
FE_{Na}(%)	<1	>1	
FE_{UN}(%)	<35	>35	
尿沈渣	特になし	・急性尿細管壊死…顆粒円柱（これにより泥茶色 Muddy brown の尿になる） ・急性間質性腎炎…白血球尿（特に好酸球尿） ・糸球体腎炎…糸球体性血尿（変形赤血球）、赤血球円柱	特になし（原因によっては非糸球体性血尿）

※$FE_{Na} = \dfrac{(尿中Na濃度/尿中Cr濃度)}{(血清Na濃度/尿中Cr濃度)} \times 100(\%)$

（血清 Na 濃度を血清 BUN 濃度、尿中 Na 濃度を尿中 UN 濃度に変換すると FE_{UN} の計算となる）

尿所見も原因検索を行ううえで参考になる(**表 3-6**)。

③利尿薬使用時は、FE_{Na} ではなく FE_{UN} を使用する。

— ■ 非公式ながらよく使う裏ワザ 2

血清 Cr 値は糸球体濾過量（GFR）が極端に低下しても徐々にしか上昇していかないことに注意が必要である（**図 3-2**）。

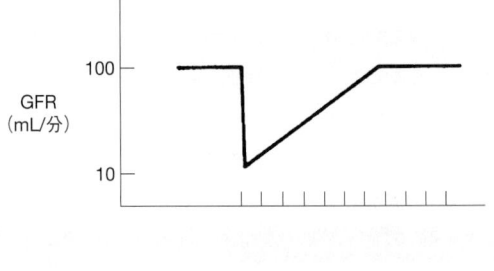

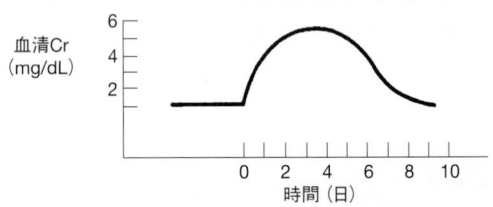

図 3-2. 血清 Cr 値と GFR の関係

(Moran SM, Myers BD：Course of acute renal failure studied by a model of creatinine kinetics. Kidney 27(6)：928-937, 1985 による)

④CKD 患者の体液量減少時は FE_{Na}<1%とはならないこともある[1]。

d．急性腎障害の画像所見

①まずは、超音波で両側水腎症がないかを評価し、腎後性 AKI を除外する（原則、片側の場合は腎後性 AKI にはならない）。
②次に下大静脈（IVC）径を評価し（**表 3-7**）、体液量減少による腎前性 AKI がないかを評価する。

3. 急性腎障害、慢性腎臓病

表 3-7. 推定右室圧と IVC 径

最大下大静脈径(mm)	呼吸性変動(%)	推定右室圧(mmHg)
≦21	≧50	0〜5
≦21	<50	5〜10
>21	≧50	5〜10
>21	<50	15

(文献 8)による)

③これらがなければ、腎性を考慮することになるが、そもそも腎前性 AKI の中にも体液量が減少していない、有効循環血漿量が低下したことによるものもある(**表 3-3**)ため画像的診断が絶対的な指標になるわけではないことに注意が必要である。

III 輸液を含めた治療計画：いつ、何に変更するか

1・急性腎障害における緊急透析の適応

AKI の治療にあたり、まずは緊急透析を要するかどうかの判断が必要となる。緊急透析を要する病態を**表 3-8** にまとめる。

表 3-8 のような病態が存在した場合には、速やかに腎臓内科専門医に相談し透析の必要性を検討するべきである。その一方で「緊急」という単語は名ばかりで、実際にはスタッフの呼び出しや、透析の回路設定など施行までに 1 時間以上要することも珍しくないため、保存的加療は継続し、透析という単語に安心し「思考停止」しないように注意すべきである(例：高 K 血症に対するグルコース・インスリン療法の継続など)。

表3-8. AKIに対する緊急透析の適応

絶対的適応	・利尿薬に反応しない体液量過剰 ・内科的加療を行っても高K血症が続く ・持続する代謝性アシドーシス ・明白な尿毒症症状(脳症、心膜炎、尿毒症により出血傾向)
相対的適応	・尿毒症の症状・徴候はないが高尿素窒素血症が進行 ・持続する乏尿

(文献9)による)

※実臨床では、透析の適応をAIUEOと覚えておくと早い判断ができる。
A(Acidosis):高度な代謝性アシドーシス
I(Intoxication):中毒性物質の存在
U(Uremia):尿毒症
E(Electrolyte disorder):電解質異常(高K血症)
O(Volume overload):利尿薬抵抗性の体液量過剰。

■ **非公式ながらよく使う裏ワザ3**

緊急透析を行う可能性がある症例に対しては透析カテーテルを挿入する可能性があるため、栄養目的などの中心静脈カテーテルを挿入する際も右内頸静脈は透析カテーテル用に温存しておく必要がある。

2・急性腎障害に対する疾患特異的な治療

AKIに対する緊急透析の適応を検討した後に最も重要なこととして、AKIの原因を速やかに同定しそれに対応することが挙げられる。早期対応が遅れることにより改善するはずのAKIが改善せず、腎機能障害が維持されてしまったり、急性尿細管壊死(acute tubular necrosis;ATN)になってしまったりする。ATNに気づかずに大量輸液を継続することで体液過剰になることがあるため注意が必要である。

a. 腎前性 AKI の治療
<体液量減少に対する輸液療法>

体液量減少による腎前性 AKI の治療原則は、体液欠乏を補正することである。以下のことに注意しつつ輸液を計画する。

KDIGO ガイドラインでは、血管内容量を増加させることを目的とした輸液として、生理食塩液やリンゲル液などの等張性晶質液の投与を勧めている。輸液量は、患者の病態に応じて決定する。

臨床 MEMO AKI に対する輸液製剤

血管内容量を維持するための輸液として、生理学的にはアルブミン製剤やヒドロキシエチルデンプン(hydroxyethyl starch;HES)が理に適っていると思われるが、KDIGO ガイドラインからは等張性晶質液の使用が勧められている。

2004 年に NEJM から発表された SAFE 試験(The Saline vs. Albumin Fluid Evaluation Study)では、ICU 患者に対する輸液として 4%アルブミン製剤は生理食塩液に対し 28 日死亡率・腎代替療法施行率など両群で差はなく、有意性を示すことができなかった。

HES は晶質液よりも循環血液量増加に対する期待があったものの、腎機能障害や死亡率の増加が指摘されており現在のところ輸液の第一選択とはならない。

近年、クロール(Cl)含有量の多い輸液(生理食塩液など)の使用と腎機能障害や死亡率との関連を示した報告が増えてきており、今後注目に値する。

＜有効循環血漿量が低下した病態に対する輸液療法＞

心疾患や肝疾患に伴う有効循環血漿量が低下した AKI に対する治療目標は、原疾患の治療である。

急性非代償性心不全は、体液過剰になっているが有効循環血漿量が低下するために AKI を起こしうる。利尿薬での治療強化により腎前性 AKI を悪化する可能性があるが、①左室拡張末期圧を減らし心拍出量を改善、②腎うっ血の解除、③腹腔内圧を下げる、ことで腎血流を増加させ腎機能を改善させる可能性もある。それ以外にも、強心薬、血管拡張薬、大動脈内バルーンパンピング(IABP)などで循環動態改善を図ることもある。2012 年に NEJM から発表された CARRESS trial では体外循環による Ultrafiltration（限外濾過）は、高容量のループ利尿薬に比し生命予後を改善させないうえに、腎機能障害を悪化させる可能性も示唆された。

肝不全では門脈圧が亢進し腹水が形成され、内臓と末梢の血管拡張が起こることで有効循環血漿量が低下し、レニン-アンジオテンシン系や交感神経活性が亢進することで腎内の血管が収縮し GFR が低下し腎前性 AKI を引き起こす。腎前性 AKI か肝腎症候群の鑑別は、輸液への臨床的な反応で鑑別する。肝腎症候群であれば、血管作動薬、オクトレオチド、トルバプタンなどを使用しながら肝移植を検討する。肝腎症候群は短期予後も非常に悪い。

b．腎性 AKI の治療

腎性 AKI の治療は、原疾患の治療が原則である。疑わしい薬剤は中止し、必要に応じて腎生検などの精査を要することもある。①血管炎や糸球体腎炎では、ステロイドなどの免疫抑制療法を

検討する。

②間質性腎炎であれば原因薬剤を中止し、改善が乏しければステロイド治療を検討する。

③ATN となってしまったら根治的治療はなく、全身管理を行いながら経過観察するしかない。血管内容量減少が ATN のリスクとなるため、腎虚血、敗血症、腎毒性物質(アミノグリコシド、シスプラチン、造影剤、ペンタミジンなど)使用といったリスクのある症例では輸液により血管内容量を保つことで ATN を予防できる可能性がある。

c．腎後性 AKI の治療

①腎後性 AKI の治療は、尿路系の閉塞解除が原則である(Forley カテーテル、腎瘻)。

②ほとんどの症例で尿路閉塞の解除後に、体液量に応じた「適切な塩利尿」が起こる利尿期が存在し、数日で改善する。しかし、約 5％の症例で利尿期が長期に及び血管内容量を保つために輸液を要することもある。

3・急性腎障害に対する支持療法

a．体液管理

体液欠乏を解除した後は、適切な体液量となるよう身体所見や検査所見からモニタリングする。

近年、AKI に対する過剰輸液が AKI の遷延、予後の悪化を引き起こす報告が相次いでいる。**過剰輸液により腎間質の浮腫や腎静脈圧上昇を引き起こすことで GFR を低下させる**という機序が考えられている。

b．電解質異常管理

乏尿性 AKI では、高 K 血症、高 P 血症、代謝性アシドーシスといった電解質・酸塩基平衡異常をきたすため、それらに対する治療を行う(他項参照)。

c．栄養管理

AKI では蛋白異化が亢進した状態にあるため、不適切な栄養投与により容易に低栄養になりうる。そのため AKI における栄養管理の目的は、十分なカロリーを投与し飢餓性ケトアシドーシスを予防し、創傷治癒を早めることにある。

KDIGO ガイドラインでは AKI のどのステージにおいてもエネルギー摂取量は 20〜30 kcal/kg/日が推奨されている。蛋白摂取量に関しては透析を必要とせず蛋白異化が亢進していない症例では 0.8〜1.0 g/kg/日、持続緩徐式血液浄化療法(continuous renal replacement therapy；CRRT)を行い蛋白異化が亢進している症例では 1.0〜1.5 g/kg/日(最大 1.7 g/kg/日)の投与が推奨されている。

栄養投与経路に関してはできる限り経腸栄養が望ましい。

d．薬剤の容量調整

腎毒性を起こしうる薬剤(**表 3-9**)に関してはできる限り中止する。特に RAS(レニン-アンジオテンシン)阻害薬や NSAIDs(非ステロイド抗炎症薬)は、AKI を起こすリスクの高い高齢者(**表 3-3**)に頻繁に処方されており、注意を要する。

3．急性腎障害、慢性腎臓病

表 3-9．AKI を起こしうる代表的な薬剤

			薬剤
腎前性 AKI			利尿薬、NSAIDs、RAS 阻害薬（ACE 阻害薬、ARB）、カルシニューリン阻害薬（シクロスポリン、タクロリムス）、ヨード造影剤、血管拡張作用のある薬剤（ヒドララジン、Ca 拮抗薬など）
腎性 AKI	糸球体毒性		金製剤、ペニシラミン、ACE 阻害薬、NSAIDs
	間質毒性	尿細管毒性	アミノグリコシド、ヨード造影剤、シスプラチン、アムホテリシン B、キノロン、ペンタミジン
		免疫性	ペニシリン、アンピシリン、リファンピシン、サイアザイド、シメチジン、フェニトイン、アロプリノール、セファロスポリン、フロセミド、インターフェロン、NSAIDs、シプロフロキサシン、クラリスロマイシン、テリスロマイシン、オメプラゾール
	血管性	TMA	カルシニューリン阻害薬（シクロスポリン、タクロリムス）、キノロン、5-FU 製剤、チクロピジン、クロピドグレル、インターフェロン、バラシクロビル、ゲムシタビン、ブレオマイシン
		コレステロール塞栓	ヘパリン、ワーファリン、ストレプトキナーゼ
腎後性 AKI	尿細管腔内結晶析出		アシクロビル、メトトレキサート、トリアムテレン、ホスカルネット、ガンシクロビル
	後腹膜線維化による二次性の腎後性 AKI		エルゴタミン、メチルドパ、ヒドララジン、アテノロール

（文献 10）を参考に作成）

4・急性腎障害に対する腎代替療法（血液透析）

AKI に対しいつ腎代替療法（renal replacement therapy；RRT）を行うかに関する一定した見解は得られていない。早期

に開始することで不必要なカテーテルを体内に留置してしまうリスクがある一方で、RRT が遅れることで必要な治療を受けるタイミングが遅くなり予後に影響してしまう可能性もある。

システマティックレビューの中には、早期導入群で死亡率が改善したとする報告もあるが、何を指標に「早期」「晩期」を区別しているか曖昧な点もあり今後の検討が待たれる。

Ⅳ 輸液療法からみたその後のフォローアップ

・初期輸液の後、体液量とともに酸塩基平衡異常や電解質濃度を頻回にモニターし輸液製剤の内容と投与量を調整する。
・近年、体液過剰に対する懸念があるため、一定の体液量が満たされた段階での腎血流を増加させる目的の補液は正当化されない可能性がある。

臨床 MEMO 慢性腎臓病患者に対する輸液療法

■慢性腎臓病患者の特殊性

慢性腎臓病患者は、病態的な特殊性を有するために輸液療法を行ううえでいくつかの注意を要する。その特殊性を知らずに輸液療法を行うことで体液異常や電解質異常をきたしうるため、ここでその特殊性について述べることにする。

1. 慢性腎臓病患者は体液量過剰にも体液量減少にも傾きやすい

腎機能正常であれば、ナトリウム (Na) 摂取をした際に抗利尿ホルモン (ADH) やアルドステロンといった Na 調節ホルモンの分泌が抑制され腎臓での Na 再吸収が低下し Na 排泄に傾く。ところが、CKD 患者ではネフロン数の低下によりこの反応が低下し Na 排泄が遅れる。逆に、Na 摂取を制限した際に

は逆の反応が起こるが、そのホルモンに対する腎臓の反応も低下しているため、CKD患者ではNa負荷に対し体液量過剰にもなりうるし、Na制限に対し体液量減少にもなりうる。そのため、頻回に体液量をモニタリングしながら輸液を計画する必要がある。

> 例）もともと過度に塩分を摂取していたCKD患者が、入院での減塩食により体重が減少し血清Cr値が上昇することはしばしば経験される。過度な塩分摂取には注意が必要である。

2. 慢性腎臓病患者は低Na血症にも高Na血症にもなりやすい

CKDでは尿の濃縮能・希釈能が低下しており、典型的には「等張尿」を排泄する。つまり、低張な輸液を漫然と投与し続けることで低Na血症をきたしやすい。逆に不感蒸散や浸透圧利尿が増加している状況では高Na血症もきたしやすい。

> 例）入院患者で漫然と維持輸液を行われる代表が3号液などの低張液である。高齢者に対し、食事ができているにもかかわらず維持輸液を行うことで医原性に低Na血症を発症したり、点滴回路があるが故に転倒を起こしてしまうことは避けるべきであり、入院患者に対する点滴の必要性は常に検討する必要がある。

3. 慢性腎臓病患者は高K血症にも低K血症にもなりやすい

体内のK排泄は尿からの排泄がほとんどであり、CKD患者ではK排泄能が低下していることから高K血症になりやすいが、これは禁食でK摂取を制限したとしても生じうる。これはインスリンの分泌が相対的に低下し細胞内から細胞外へのK移動が増えるためであると考えられている。そのため、CKD患者の開始輸液として1号液（Kフリー）が使用されることが多

い。その一方で、CKD患者が高K血症を起こすことを気にするあまり、投与量が不足してしまうことや、そもそもCKD患者では心疾患の合併などで利尿薬(ループ利尿薬やサイアザイド系利尿薬)を内服することも多く低K血症をきたすこともある。

4．CKD患者では酸塩基平衡異常を呈しやすい。

一般に、CKD患者では尿からの酸の排泄能が低下しているため代謝性アシドーシスをきたすことが知られている。しかし、GFRの低下によりアルカリの排泄能も低下するため代謝性アルカローシスにも傾きやすくなる。よって、入院中のアルカリ製剤(メイロン®など)の過量投与には注意を要する。

慢性腎臓病患者の特殊性のまとめ

1．CKD患者は体液量過剰にも体液量減少にも傾きやすい。
2．CKD患者は低Na血症にも高Na血症にもなりやすい。
3．CKD患者は高K血症にも低K血症にもなりやすい。
4．CKD患者では酸塩基平衡異常を呈しやすい。

■慢性腎臓病患者に対する輸液療法

CKD患者に対する輸液療法は非腎臓病患者と大きく方針を変える必要はない。上記特殊性を知ったうえでモニタリングを行いながら輸液療法を行うことで大きな合併症を未然に防ぐことが可能である。

1．初期輸液

高K血症の可能性もあるのでKフリー(生理食塩液や1号液)の輸液製剤で開始。

3．急性腎障害、慢性腎臓病

輸液処方例）ソリタ T1 号輸液® 500 mL　20〜40 mL/時で持続投与。

裏ワザ　腎不全患者では将来的に内シャントを造設することがあるので、橈側皮静脈での採血や輸液は避ける。

2．維持輸液

数日間のみの絶食であれば、ブドウ糖液を中心に投与（インスリンの分泌により高 K 血症になりにくくする）。

輸液処方例）10%ブドウ糖液 500 mL＋10% NaCl 液 20 mL　40〜60 mL/時で持続投与。

3．長期絶食で中心静脈栄養が必要なとき

長期的な絶食期間を要する際は中心静脈栄養を検討する。水分量は前日尿量＋1,000〜1,500 mL。総エネルギー量は 25〜30 kcal/kg である。

輸液処方例）ハイカリック®RF 500 mL（1,000 kcal）※
　　　　　　キドミン® 400 mL（115.2 kcal）
　　　　　　20%イントラリポス® 100 mL（200 kcal）
　　　　　　10% NaCl 液 20 mL
　　　　　　ビタジェクト® 1 V
　　　　　　メドレニック® 1 A
　　　　　　（水分量：約 1,000 mL、総カロリー：約 1,300 kcal、塩分：約 3.5 g）

※イントラリポス®などの脂肪製剤も必要に応じて検討（但し感染症の際には好ましくない）。

■透析患者に対する輸液療法

透析患者に対する輸液も非腎不全患者と同様と考慮してよいが、CKD 患者の特殊性で述べた部分に関しては同様であり、

高K血症には注意をしなければならない。透析施行前の保存期CKD患者との大きな違いは「透析を日常的に施行(血液透析患者であれば週3回、腹膜透析患者であれば毎日)されている」ことが挙げられる。保存期CKD患者に対する栄養と同様に透析患者に対し極端なKや蛋白制限を行うことで低K血症や低P血症が引き起こされることがある。既存の腎不全用栄養剤はKや蛋白が極端に制限されているものがあり、透析患者に漫然と使用することは避けるべきである。透析では水分管理にも注意が必要である。例えば、全粥食などでは1日の食事で水分量が2,000 mLを超えることもあり、透析間の体重増加が極端に増加し除水困難となることがある。

表3-10. ハイカリック®RF の構成成分

〈電解質量〉

	1袋 250 mL 中	1袋 500 mL 中	1袋 1,000 mL 中
Na^+	12.5 mEq	25 mEq	50 mEq
Mg^{2+}	1.5 mEq	3 mEq	6 mEq
Ca^{2+}	1.5 mEq	3 mEq	6 mEq
Cl^-	7.5 mEq	15 mEq	30 mEq
L-Lactate$^-$	7.5 mEq	15 mEq	30 mEq
Gluconate$^-$	1.5 mEq	3 mEq	6 mEq
Zn	5 μmol	10 μmol	20 μmol

〈熱量〉

	1袋 250 mL 中	1袋 500 mL 中	1袋 1,000 mL 中
熱量	500 kcal	1,000 kcal	2,000 kcal

(TERUMO ハイカリック®RF の添付文書より引用)

ここで、急性腎障害と透析における重要症例を示し、本項をまとめることとする。最後に各急性腎障害における検査所見と治療方法をまとめたので参考にされたい(**表3-11**)。

3. 急性腎障害、慢性腎臓病

症例

【症例1】 76歳、女性。

現病歴：約1週間前から嘔吐・下痢が出現し、食事摂取できなくなり受診。BP(血圧)：104/43 mmHg、HR(心拍数)：92/分。Cr：0.94(前値)→6.28 mg/dL。FE_Na<1%、IVC(下大静脈)虚脱。血尿(-)、蛋白尿(-)。

診　断：血管内容量減少に伴う腎前性AKI

経　過：輸液開始し、翌日には食事摂取可能となり輸液中止。入院2週間後にはCr：0.89 mg/dL。

輸液処方例：乳酸リンゲル液 **500 mL を 1～2 時間で**点滴し、体液量に合わせ漸減**(60 mL/時)**。

ポイント：血管内容量減少による腎前性AKIは輸液にて改善する。

※CKD患者では腎前性AKIであってもFE_Na<1%とならない。CKDでは腎臓での調節機構が低下しており体液量のモニタリングが特に重要。

【症例2】 85歳、男性。

現病歴：既往に数度の虚血性心疾患があり。2週間前から呼吸苦あり受診。BP：103/65 mmHg、HR：88/分、下腿浮腫あり。Cr：0.88(前値)→1.56 mg/dL、BNP>2,000 pg/mL。FE_Na<1%、IVC拡大。血尿(-)、蛋白尿(-)。

診　断：うっ血性心不全による有効循環血漿量低下による腎前性AKI

経　過：ループ利尿薬と強心薬で治療開始。

ポイント：有効循環血漿量減少(心不全など)による腎前性 AKI
　　　　　では FE_Na＜1％となっていたとしても輸液過剰に
　　　　　注意。

【症例3】　82歳、女性。
現病歴：2週間前より全身倦怠感あり。高 CRP 血症あり、Cr：
　　　　0.99(前値)→1.26 mg/dL。血尿(赤血球円柱)、蛋白
　　　　尿(＋)。FE_Na＞1％。
診　断：半月体形成性糸球体腎炎(顕微鏡的多発血管炎)による
　　　　腎性 AKI
経　過：ステロイド加療開始し、Cr：0.99 mg/dL まで改善。
ポイント：赤血球円柱や蛋白尿を伴う AKI では糸球体腎炎や
　　　　　血管炎を疑う。

【症例4】　72歳、男性。
現病歴：脳梗塞加療中、肺炎を合併し抗生剤加療。Cr：1.02(前
　　　　値)→5.35 mg/dL。血尿(－)、蛋白尿(－)、白血球尿
　　　　(＋)
診　断：薬剤性間質性腎炎による腎性 AKI
経　過：ステロイド加療開始し、Cr：1.71 mg/dL にまで改善。
ポイント：①細菌尿(－)の白血球尿(＋)、②蛋白尿(±)[※]、血尿
　　　　　(－)を認める AKI では間質性腎炎を疑う。
　　　　　※尿試験紙法ではアルブミン尿を検出するため、尿
　　　　　　細管蛋白が陽性となる間質性腎炎では蛋白尿
　　　　　　(－〜±)となることが多い。

3. 急性腎障害、慢性腎臓病

【症例 5】 55 歳、男性。

現病歴：高血圧治療中。受診 2 日前に降圧薬を誤って過量内服し血圧低下。Cr：0.8(前値)→5.38 mg/dL。血尿(−)、蛋白尿(−)。FE_Na>1.0%、IVC 拡大。

診　断：虚血性急性尿細管壊死による腎性 AKI

経　過：特に輸液などは施行せず経過観察。第 5 病日には Cr：11.1 mg/dL にまで上昇するも第 25 病日には Cr：1.04 mg/dL にまで改善。

ポイント：尿細管壊死は輸液で改善しないため、過剰輸液に注意。

※症例 1 のような腎前性 AKI でも、経過中に尿細管壊死となることがあるため定期的に経過をみる必要がある。

【症例 6】 76 歳、男性。

現病歴：数週間前より全身倦怠感が増悪。高度腎機能障害(BUN：106.7 mg/dL、Cr：6.89 mg/dL、K：6.2 mEq/L)あり。腹部超音波検査にて両側水腎症(+)。血尿(−)、蛋白尿(−)。

診　断：前立腺肥大症による腎後性 AKI

経　過：尿道カテーテル留置後、3,000 mL/日程度の尿量流出。尿毒症による食事摂取量低下を認めたため、輸液開始。
　　　　例) 1 号液を 2,000 mL/日で投与。第 21 病日には Cr：2.13 mg/dL まで改善。

ポイント：腎後性 AKI 解除後の多尿はほとんどが適切な塩利尿であり、経口摂取が可能な場合は輸液が不要の場合がほとんどであるが、経口摂取不良の場合は 1/2 生理食塩液相当の輸液を 1 日尿量の 75%量で投与

する(長期の尿閉により尿細管が障害されているため、電解質異常や脱水をきたすことがある)。

【症例7】 57歳、男性。
現病歴：維持透析患者。腰椎椎弓形成術のため入院。前日夕食後より絶食管理、翌朝9：00より手術開始、手術時に測定した血液ガス分析にてK：7.0 mEq/Lと高値。
診　断：透析患者の絶食による相対的インスリン不足による高K血症
経　過：術中よりグルコース・インスリン療法開始。
予　防：透析患者の8～12時間の絶食ではブドウ糖の点滴
　　　例) 5%ブドウ糖液500 mL、40 mL/時(絶食後より開始)。
　　　糖尿病では速効型インスリン5単位追加。
ポイント：透析患者の絶食による高K血症は輸液で予防可能。

3. 急性腎障害、慢性腎臓病

表 3-11. 各腎障害の検査所見と治療方法

疾患	腎前性 体液量減少	腎前性 CKD患者の体液量減少	腎前性 心不全	腎性 急性糸球体腎炎	腎性 急性間質性腎炎	腎性 急性尿細管壊死	腎後性
体液量(表3-7など参考)	↓	↓	→〜↑	→〜↑	→	→〜↑	→〜↑
検査所見 尿中 Na (mEq/L)	<20	>20	<20	>20	>20	>20	
FE$_{Na}$(%)	<1	>1	<1	>1	>1	>1	
FE$_{UN}$(%)	<35	>35	<35	>35	>35	>35	
尿所見	特になし	特になし	特になし	糸球体性血尿 細胞性円柱	白血球尿(特に好酸球尿)細胞性円柱	顆粒円柱(これにより泥茶色 Muddy brown の尿になる)	非糸球体性血尿
尿蛋白	陰性〜少量	陰性〜少量	原疾患による	少量〜多量(アルブミン尿主体)	少量(尿細管蛋白主体)	陰性〜少量(尿細管蛋白主体)	陰性〜少量
治療	輸液	輸液	利尿、血管拡張	ステロイドなど	ステロイドなど	支持療法	尿路閉塞解除(尿閉解除後の利尿に注意)
症例	1		2	3	4	5	6

(龍華章裕、志水英明)

●参考文献

1) Bellomo R, Ronco C, Kellum JA, et al：Acute renal failure-

definition, outcome measures, animal models, fluid therapy and information technology needs ; the Second International Consensus Conference of the Acute Dialysis Quality Initiative (ADQI) Group. Crit Care 8(4) : R204-R212, 2004.

2) Mehta RL, Kellum JA, Shah SV, et al : Acute Kidney Injury Network ; report of an initiative to improve outcomes in acute kidney injury. Crit Care 11(2) : R31, 2007.

3) Kellum JA, Lameire N, Aspelin P, et al : KDIGO Clinical Practice Guideline for Acute Kidney Injury 2012. Kidney(Suppl) 2 : 1-138, 2012.

4) Lameire N, Van Biesen W, Vanholder R : Aute renal failure. Lancet 4(365) : 417-430, 2005.

5) Leblanc M, Kellum JA, Gibney RT, et al : Risk factors for acute renal failure ; inherent and modifiable risks. Curr Opin Crit Care 11(6) : 533-536, 2005.

6) Singri N, Ahya SN, Levin ML : Acute renal failure. JAMA 289(6) : 747-751, 2003.

7) Moran SM, Myers BD : Course of acute renal failure studied by a model of creatinine kinetics. Kidney 27(6) : 928-937, 1985.

8) Rudski LG, Lai WW, Afilalo J, et al : Guidelines for the echocardiographic assessment of the right heart in adults ; a report from the American Society of Echocardiography endorsed by the European Association of Echocardiography, a registered branch of the European Society of Cardiology, and the Canadian Society of Echocardiography. J Am Soc Echocardiogr 23(7) : 685-713, 2010.

9) Sharfuddin AA, Weisbord SD, Palevsky PM, et al : Chapter 30-Acute Kidney Injury. Brenner and Rector's The Kidney, 9th ed, pp1044-1099, Saunders Elsevier, Philadelphia, 2011.

10) Choudhury D, Ahmed Z : Drug-associated renal dysfunction and injury. Nat Clin Pract Nephrol 2(2) : 80-91, 2006.

11) Miller TR, Anderson RJ, Linas SL, et al : Urinary diagnostic indices in acute renal failure ; a prospective study. Ann Intern Med 89(1) : 47-50, 1978.

4 嘔吐・下痢および急性腹症

はじめに

 嘔吐・下痢、急性腹症の患者を担当することになったとき、まず思い浮かぶ疾患は消化器疾患であるが、中枢神経疾患、感覚器疾患、代謝性疾患、薬剤性疾患、精神疾患など消化器疾患以外が原因となることがあることを忘れてはならない。しかしながら、多くの症例では、丁寧な病歴聴取と身体所見評価、適切な検査により診断は可能である。

 本稿では、嘔吐・下痢を起こす広い範囲の病態と診断手順、および嘔吐・下痢、急性腹症に至る消化器疾患の治療、特に輸液治療を中心に解説する。

Ⅰ 嘔吐を起こす疾患の診断手順と治療

 嘔吐は、咽頭、心臓、肝臓、消化管、腹膜、骨盤臓器の受容体、あるいは前庭器疾患や頭蓋内亢進、精神・感情などさまざまな要因により迷走神経、交感神経、舌咽神経を介し嘔吐中枢が刺激されることで起こる。嘔吐を起こす主な疾患を**表4-1**に示す。ここでは、嘔吐患者の初療における問診、診察のポイントと輸液治療を中心に述べる。

1・初療時のポイント

 嘔吐患者をみたら、まずは気道が開通しているかどうかを確認する（声が出れば大丈夫）。意識が低下した患者では、吐物による気道閉塞に注意し、体位を側臥位として気道閉塞を予防する。既に呼吸不全を認める患者は吐物による気道閉塞を疑い、

表 4-1. 嘔吐を起こす要因と主な疾患

腹腔内臓器の刺激による嘔吐		腹腔内臓器以外の刺激による嘔吐	
上部消化管	胃炎・消化性潰瘍 胃腫瘍 機能性ディスペプシア 胃食道逆流症	心・大血管	心不全 急性冠症候群 大動脈瘤 激しい咳嗽
下部消化管	腸閉塞 上腸間膜動脈閉塞症 Crohn 病 急性虫垂炎 感染性腸炎	中枢神経 脳血管	髄膜炎、脳炎 脳血管障害 脳腫瘍
横隔膜	横隔膜下膿瘍 腹膜炎	感覚器官	頭位変換めまい メニエール病 緑内障
肝胆膵	肝炎・肝硬変 胆石症・胆嚢炎 膵炎・膵癌	代謝異常	糖尿病性ケトアシドーシス 尿毒症 肝不全 甲状腺クリーゼ Addison 病
尿路 子宮・卵巣	尿路結石 子宮外妊娠 卵巣捻転	その他	薬物・アルコール 神経症

喉頭展開により気道異物の有無を確認する。液性異物を多量認める場合は、気管挿管による換気の改善を試みる。意識障害の原因が高度脱水である場合は、速やかに静脈路を確保し、輸液投与を開始した後に検査、診断を進めていく。

── ■ 非公式ながらよく使う裏ワザ 1 ──────

‖ 急性腹症術後の輸液ポイント ‖

1. 過少輸液にならないようにする。急性腹症、特に腹膜炎やイレウス手術後は腸管浮腫が強く、閉腹後の腹腔内圧上昇をきたしやすい。尿量だけで輸液量を調節すると至適量を見誤ることがある。特に高齢者では、輸液の絞り過ぎによる脱水に注意する。電解質異常がなければ、下大静脈圧、血清浸透圧を目安に、生理食塩液かリンゲル液で調節する。低リン(P)血症による脱水を疑う場合は、血清 P を測定し、P の補充を行う。

2. 成分栄養剤は、少量を術後早期から併用する。腸管運動が改善していない状況下でも、成分栄養剤を経口、あるいは胃管などから 50〜100 mL/6 時間ごとに投与するだけで腸管運動は促進されることが多い。栄養投与は静脈輸液とし、成分栄養剤を少量併用し腸管運動の促進を図る。

2・問診のポイント

a. 発症形態との関係

突然嘔吐が起こる疾患では、くも膜下出血やウイルス性胃腸炎がある。また、嘔気が先行し徐々に嘔吐が出現する場合は、妊娠(つわり)、高カルシウム(Ca)血症、代謝性疾患、器質的幽門狭窄などを考える。

b. 食物摂取との関係

食事摂取直後に嘔吐が起こる疾患では、急性胃炎、急性膵炎、肝炎などがある。十二指腸潰瘍では空腹時に嘔気を訴えるが、

表 4-2. 食中毒と原因菌と潜伏期間

病原体	原因食品	潜伏期
黄色ブドウ球菌	握りめし	3～6 時間
サルモネラ	鶏卵、肉、乳	8～48 時間
腸炎ビブリオ	海産魚介類	6～24 時間
カンピロバクター	生肉、生乳、飲料水	1～7 日
ボツリヌス	飯寿司	2～40 時間

食物摂取によって改善する。食中毒による嘔吐では、原因食の摂取時期と発症までの期間（潜伏期間）で原因菌を推測する（**表 4-2**）。黄色ブドウ球菌食中毒は早ければ3時間程度で症状が発現するが、カンピロバクター食中毒は潜伏期間が2～7日と長い。十二指腸潰瘍や悪性腫瘍による器質的幽門狭窄では、1日を通じて嘔気・嘔吐が出現することが多い。

c．随伴症状との関係

嘔吐の随伴症状から、原因疾患を推測することが可能である（**表 4-3**）。難聴や耳鳴のないめまいと嘔吐では良性発作性頭位めまい症や前庭神経炎、難聴や耳鳴のあるめまいと嘔吐ではメニエール病や突発性難聴を疑う。突然の激しい頭痛と嘔吐では、脳出血やくも膜下出血を考える。めまいと頭痛を伴う嘔吐では、髄膜炎や脳炎など中枢神経感染症や緑内障発作を忘れてはならない。小脳梗塞や小脳出血の主症状はめまいであるが、強い嘔吐を伴うときはめまいを訴えないことがあるので注意する。腹痛と嘔吐では、膵炎、胆石胆囊炎、虫垂炎、胃炎などを考える。特に、排ガス・排便不良、腹部膨満、腹痛を伴う高齢者の嘔吐では、大腸癌イレウスを考える。胸痛や胸部絞扼感を伴う場合

4．嘔吐・下痢および急性腹症

表 4-3. 嘔吐の随伴症状と主な疾患

随伴症状	主な疾患
頭痛	脳腫瘍、脳血管障害 髄膜炎、脳炎（＋めまい） 緑内障（＋めまい）
めまい	良性発作性頭位めまい症 メニエール病や突発性難聴
意識障害	髄膜炎、脳炎 糖尿病性ケトアシドーシス Addison 病 尿毒症、肝不全 甲状腺クリーゼ 薬物中毒、アルコール
胸痛、呼吸困難	急性冠症候群、心不全 神経症
腹痛	胃炎、消化性潰瘍 上腸間膜動脈閉塞症 尿路結石、腎盂腎炎 卵巣捻転、子宮外妊娠 急性虫垂炎、腹膜炎 感染性腸炎 胃癌、膵癌 膵炎、胆石・胆嚢炎
吐血	消化性潰瘍、急性胃粘膜病変 マロリー・ワイス症候群

は急性冠症候群、胸焼けが強い場合は逆流性食道炎や幽門狭窄を疑う。

3・嘔吐患者の輸液治療

a．輸液投与量

　嘔吐を起こす原因疾患によって治療法が異なるため、病態に合った治療を選択する。

```
┌─────────────────┐
│  欠乏水分量推定  │
└─────────────────┘
         │       ※脱水症状別の水分欠乏量の推定値
         │       ・軽度(口渇、尿量減少) 1〜2L
         │       ・中等度(血圧低下) 2〜4L
         ▼       ・高度(血圧低下、体温上昇、皮膚乾燥) 4〜6L
┌─────────────────┐
│    輸液開始      │
└─────────────────┘
         │       ※輸液速度
         │       初めの数時間で推定量の1/3〜1/2量を投与(500〜
         │       1,000mL/時)
         ▼       ・残りの量を24時間かけて投与
┌─────────────────┐
│   輸液の追加     │
└─────────────────┘
                  ※血圧、脈拍、尿量で輸液速度、追加輸液を調整
```

輸液組成
・嘔吐では、アルカリ化剤入りの輸液[*1]は避け生理食塩液を主体の輸液とする
・Kは腎機能が保たれていれば適宜補充する
・下痢では、アルカリ化剤入りの細胞外液を用いる
・低K血症では、腎機能が保たれていれば適宜Kを補充する

図 4-1. 嘔吐・下痢に対する初期輸液

　嘔吐患者への輸液治療では、嘔吐に伴う体内水分喪失量の推定が重要である。脱水症状から、軽度(口渇、尿量減少)で1〜2L、中等度(血圧低下、皮膚乾燥を伴う)で2〜4L、高度(体温上昇、意識障害)で4〜6Lの水分欠乏を推定する。輸液速度は、推定水分欠乏量の1/3〜1/2量を最初の数時間で急速投与(500〜1,000 mL/時)する。残る輸液は、血圧、脈拍、尿量(0.5〜1.0 mL/kg/時が目安)を測定しながら24時間かけて投与する。治療計画は最初の目安であり、患者の循環動態や腎機能などに注意しながら適宜調整を図る(**図 4-1**)。

[*1]:編者註　乳酸リンゲル液、酢酸リンゲル液、重炭酸リンゲル液を指す。

4. 嘔吐・下痢および急性腹症

表 4-4. 消化液の組成(mEq/L)

消化液の種類	Na⁺	K⁺	H⁺	Cl⁻	HCO₃⁻
胃液	40～65	10	90	85	—
小腸液	120～130	10		50～60	50～70
胆汁	130～160	5		80～110	35～50
膵液	115～150	5		55～75	70～90

b. 電解質補充

消化液の種類と含まれる電解質組成を**表 4-4** に示す。嘔吐により失われる消化管液の種類によって補充する電解質組成が異なってくる。嘔吐により低クロール(Cl)性代謝性アルカローシスを認める場合は、生理食塩液を主体とする組成で輸液を行う。アルカリ化剤である乳酸や重炭酸ナトリウム(Na)の入った製剤は輸液開始初期には投与を避ける。低カリウム(K)血症には、腎機能と尿量が保たれていることを確認して、塩化 K を投与する。K の補正は 40 mEq/L 以下で 20 mEq/時以下の投与速度が一般的である。

Ⅱ 下痢を起こす疾患の診断手順と治療

下痢とは水分の多い液状便を頻回に排泄することで、医学的には糞便の含水量が 60～70%を超える(200 mL/日以上)、または水様便を 3 回/日以上排泄することである。急激に発症し腹痛を伴うような急性下痢と、数週間にわたり軟便〜水様便が持続する慢性下痢がある。下痢の種類と鑑別疾患を**表 4-5** に挙げる。ここでは、下痢のメカニズムと病態ごとの輸液治療について述べる。

表 4-5. 下痢の原因と鑑別疾患

下痢の原因	鑑別疾患
感染症による下痢	細菌性腸炎・食中毒 腸結核 ウイルス性腸炎・食中毒 真菌性感染症 原虫・寄生虫
感染症以外の下痢 (主に急性下痢)	食物アレルギー 乳糖不耐症 薬剤(下剤、抗がん剤など) 腸管虚血・壊死 骨盤内膿瘍、腹膜炎 過敏性腸症候群 化学性食中毒
感染症以外の下痢 (主に慢性下痢)	炎症性腸疾患 悪性腫瘍(癌、悪性リンパ腫) 吸収不良症候群 蛋白漏出性胃腸症 過敏性腸症候群 全身性疾患に合併する下痢

1・下痢のメカニズム

下痢は発生メカニズムから、①浸透圧性下痢、②分泌性下痢、③滲出性下痢、④腸管運動異常による下痢、に分けられる。

a．浸透圧性下痢

浸透圧性下痢は、マグネシウム(Mg)、ソルビトール、鉄、ラクツロースなど腸管から吸収しにくい物質の服用で起こる。下部消化管検査に使用する場合は、腸閉塞患者への投与は禁忌である。また、慢性便秘で腸管運動が低下している高齢者では大腸穿孔を起こす危険があるので慎重投与する。ほかに、乳糖不耐症による下痢もこの分類に入る。

b．分泌性下痢

　分泌性下痢は、小腸における Cl⁻（クロールイオン）の腸管内異常分泌が原因で起こる。原因物質には、悪性腫瘍治療薬（CPT-11 や 5-FU など）、腸管運動亢進ホルモン（セロトニンなど）、細菌産生毒素（大腸菌や Clostridium difficile など）がある。

c．滲出性下痢

　滲出性下痢は、細菌やウイルス性腸炎による腸管上皮の剥離、血液・細胞液の滲出、繊毛萎縮、陰窩増生により、腸管内に多量の滲出液が排出されることで起きる。潰瘍性大腸炎、Crohn 病、薬剤性腸炎などがこの分類に入る。

d．腸管運動異常による下痢

　腸管運動異常による下痢は、腸管運動亢進と腸管運動低下の2つに分かれる。腸管運動が亢進すると、腸内容物の通過が早くなり水分吸収が不十分となり下痢が起こる。疾患としては、甲状腺機能亢進症や過敏性腸症候群、迷走神経切断術後などがある。腸管運動機能が低下すると、便の停滞による腸内細菌の増加により水分や脂肪の吸収が阻害されることで下痢が起こる。疾患としては、甲状腺機能低下症、糖尿病性神経障害、アミロイドーシスなどがある。

2・下痢の輸液治療

a．電解質異常と輸液の種類

下痢患者では、外来受診時点で既に脱水症状を呈している場合がある。中等症以上の脱水に対しては、早期に輸液を開始し、その後に原因検索を行うよう心がける。**腸液には高濃度のKを含んでいるため、下痢が持続すると低K血症をきたしてくる**。循環血漿量減少により大量のHCO$_3$⁻（重炭酸イオン）喪失が起こると、高Cl性代謝性アシドーシスをきたすことがある。**高Cl性代謝性アシドーシスに対しては、乳酸リンゲル液や酢酸リンゲル液などアルカリ化剤を含む電解質液を投与する**[*2]。輸液投与量の目安は、嘔吐患者と同様で、推定欠乏量の1/3〜1/2を最初の数時間で急速輸液し、血圧、脈拍、尿量をみながら補正する（図4-1）。低K血症に対しては、尿量が維持されていることを確認した後、K製剤による補正を行う。また、高Na血症に対しては、5%ブドウ糖液、電解質輸液製剤（1号液）、低張性電解質輸液製剤（4号液）などを使用する。

b．抗菌薬、止痢剤の投与

細菌感染が疑われる腸炎では、経口抗菌薬投与を考慮する。MRSA腸炎や*Clostridium difficile*腸炎は重篤化しやすいので、早期診断により経口バンコマイシンまたはメトロニダゾールを投与する。乳酸菌製剤などプロバイオティクス投与も下痢症状改善に有効である。

[*2]：編者註　嘔吐のときと逆！

III 急性腹症を起こす疾患の診断手順と治療

　急性腹症は、急激な腹痛で発症し、処置や手術を必要とする腹部救急疾患の総称である。一般外科、消化器外科で扱うことが多いが、婦人科や泌尿器科領域の急性腹症の頻度も少なくない。ここでは、急性腹症患者の初療時の対応、腹痛部位と鑑別診断、輸液治療（イレウス、急性膵炎、緊急手術）について述べる。

1・初療時の対応

　急性腹症患者で重篤な病態と判断した場合は、全身管理を優先する。呼吸状態が不良であれば、酸素投与と呼吸管理を行う。既にショックを呈している場合は、急速輸液を行う。救命処置を優先しつつ、早期診断・早期治療が重要である。

2・急性腹症の診断

　急性腹症の診断では、身体所見と腹腔内臓器の位置関係を考えることが重要である。ここでは、腹痛部位を心窩部痛、左右上腹部、左右下腹部痛に分けて鑑別疾患を述べる。

a．上腹部痛

　上腹部痛の鑑別診断では、手術や救急処置を必要とする緊急性の高い疾患を優先して鑑別を進める。腹部疾患以外で緊急度の高い疾患としては、上腹部痛・心窩部痛を呈する急性心筋梗塞（AMI）、狭心症、肺梗塞、急性大動脈解離、特発性食道破裂などがある（**表4-6**）。このような上腹部痛・心窩部痛を訴える患者では、クレアチンキナーゼ（CK）、トロポニンT、Dダイマーなどの血清マーカー検査、および心電図検査、造影CT検査な

どを行い、積極的に循環器内科や呼吸器科へコンサルトすべきである。上腹部痛を訴える腹部救急疾患として、出血性胃潰瘍、

表 4-6. 上腹部痛・心窩部痛のある腹部以外の疾患

心臓・大血管	急性心筋梗塞、狭心症 心筋炎、心外膜炎 肺梗塞 大動脈解離・動脈瘤破裂
肺・縦隔疾患	気胸 肺炎、胸膜炎 特発性食道破裂 逆流性食道炎

表 4-7. 上腹部の腹痛部位と鑑別疾患

疼痛部位	鑑別疾患
心窩部	急性胃炎、消化性潰瘍 胃アニサキス症 マロリー・ワイス症候群 急性膵炎 急性虫垂炎 胃癌
右上腹部	十二指腸潰瘍 胆石症・胆嚢炎 肝膿瘍、横隔膜下膿瘍 腎結石、腎盂腎炎
左上腹部	Fitz-Hugh-Curtis症候群 胃潰瘍 急性膵炎 腎結石、腎盂腎炎 脾梗塞 横隔膜下膿瘍
上腹部全体	虚血性大腸炎 上腸間膜動脈閉塞症 腹部大動脈解離、大動脈破裂

マロリー・ワイス症候群、上腸間膜動脈閉塞、急性胆嚢炎、腹部外傷などがある。若年～青年男性の朝方空腹時に突然起こる腹痛では十二指腸潰瘍穿孔を疑う。心窩部痛、左右上腹部痛の鑑別疾患を**表 4-7** に示す。

b．下腹部痛

下腹部痛の鑑別診断では、年齢や性別から鑑別できる疾患も多い。生殖年齢にある女性の下腹部痛では子宮外妊娠、卵巣捻転や骨盤内炎症性疾患、高齢女性では子宮破裂、子宮留膿腫を考える。急性虫垂炎は5歳以下の小児や高齢者では発症頻度が低い。手術歴のない高齢者の腸閉塞では、進行大腸癌を疑う。右下腹部痛では上行結腸憩室炎と急性虫垂炎、左下腹部痛では虚血性大腸炎と左側大腸憩室炎の鑑別がしばしば困難である。尿路結石、腸重積、ヘルニア、腹膜炎も下腹部痛を伴う疾患として頻度が高い。左右下腹部痛の鑑別疾患を**表 4-8** に示す。

表 4-8．下腹部の腹痛部位と鑑別疾患

疼痛部位	鑑別疾患	疼痛部位	鑑別疾患
右下腹部	右側大腸癌 右尿管結石症 メッケル憩室 上行結腸憩室炎 急性虫垂炎 回腸末端炎 右卵巣捻転 右腸腰筋膿瘍	左下腹部	左側結腸癌 虚血性大腸炎 左尿管結石症 潰瘍性大腸炎 左卵巣捻転 左腸腰筋膿瘍 生理痛
		下腹部全体	膀胱炎、尿閉 子宮外妊娠破裂 子宮内膜症 子宮破裂、子宮留膿腫

3・急性腹症の輸液治療

ここでは腸閉塞、急性膵炎の初期輸液について述べる。

a．腸閉塞

腸閉塞では腸液分泌亢進と再吸収障害が起こるため、24時間以内に循環血漿量の50%以上が消化管内に移行し高度脱水に至る。また、腸閉塞では水電解質異常を伴う場合も多い。十二指腸までの閉塞では、嘔吐による胃液中のCl^-とH^+喪失により低Cl性代謝性アルカローシスをきたす。空腸より下部の閉塞では、胆汁や膵液に含まれるHCO_3^-喪失により低Cl性代謝性アシドーシスをきたす。また、低K血症は消化液中のK喪失が原因で起こる。腸閉塞の初期治療は、輸液療法と消化管減圧である。脱水が高度でなければ、生理食塩液を主体に投与する。脱水高度で代謝性アシドーシスを伴う場合は、酢酸リンゲル液または乳酸リンゲル液を投与する。腸閉塞が改善しなければ脱水が持続するため、原疾患の治療を並行して行う。癒着性イレウスは、胃管あるいはイレウスチューブ挿入による保存治療が原則である。但し、1週間の減圧治療で腸閉塞が改善しない場合は手術を考慮する。絞扼やヘルニア嵌頓が原因のイレウスでは緊急手術が必要である。

b．急性膵炎

急性膵炎の予後は、初期輸液療法と重症度評価にかかっている。適正な輸液治療と循環管理が最も重要である。重症例では、血管透過性の亢進と膠質浸透圧の低下により細胞外液が3rd spaceに移動し、循環血漿量減少によるショックに至ること

がある。初期には細胞外液を補充するため乳酸リンゲル液を投与する。輸液速度は最初の6時間で欠乏水分量の1/3〜1/2を輸液する。その後の輸液量は血圧、脈拍、尿量を観察しながら決定するが、輸液過剰による胸水貯留、呼吸不全に注意する。

4・急性腹症手術と術後管理

a．術前の輸液治療

術前患者は、基礎疾患、脱水や体重減少、栄養低下の程度、貧血や凝固機能異常の有無など、十分なアセスメントを行ったうえで輸液内容を決める。術前の主な輸液目的は、水分・電解質異常と低栄養の是正である。緊急手術患者でショックや臓器不全のない場合は通常の維持液輸液を用いる。術前に貧血を認める患者ではヘモグロビン(Hb)10.0 g/dL 以上を目標にする。術後経口摂取が長期間できない、あるいは輸血が必要な侵襲性の高い手術では、いつでも経腸栄養投与ができるよう術中に経腸栄養チューブを留置することを予定しておく。

b．術後の輸液治療

手術侵襲により糖代謝機能が低下しているため、術後数日間は水分および電解質補充を中心に行う。術後〜翌日の輸液量は一般的には 2〜3 mL/kg/時あるいは 40〜50 mL/kg が目安である。術後 2〜3 日目の尿量増加をみながら輸液量を調整する。<u>術後は手術侵襲による下垂体系ホルモンの影響で、水分・Naの体内取り込みが亢進</u>している。高齢者では、術後の輸液過剰による心不全や肺水腫に注意する。

侵襲下においても、健常成人で 30 kcal/kg/日を超えるエネルギー消費は少ない。術後の必要エネルギーの目安は 1,000〜

1,200 kcal/日程度とする。術後は糖新生の亢進と抗インスリン作用により高血糖となりやすい。耐糖能の低下した患者では、ブドウ糖負荷による高血糖が原因で起こる高浸透圧利尿による脱水とそれに伴う意識障害に注意する。エネルギー量を増やす目的で脂肪乳剤を併用することがあるが、浸透圧を下げる効果もあり有用といわれている[1]。通常重篤な合併症や臓器障害がない場合、術後10日～2週間は末梢静脈栄養投与で十分である。経口可能となった時点で、静脈栄養から経腸栄養へ速やかに変更する。周術期の末梢静脈路確保は清潔操作で行う。刺入部は透明被覆材で被覆し、毎日刺入部周囲の発赤や圧迫による疼痛の有無を確認する。また、96時間～7日を目安に留置カテーテルと被覆材を交換する[2]。

（伊藤光佑、伊藤重彦）

●参考文献

1) 日本静脈経腸栄養学会（編）：静脈経腸栄養学会ガイドライン．第3版，昭林社，東京，2013.
2) CDC：Guidelines for the Prevention of Intravascular Catheter-Related Infections, 2011.

5 重症感染症

はじめに：重要ポイントのまとめ

- EGDT（早期目標指向型治療）に準じて初期蘇生を行う。
- 晶質液（細胞外液）を十分量投与する。
- 急性腎障害を含め電解質異常、血糖異常の合併が多い→電解質補充、糖負荷の輸液を使用するか考える。
- 初期蘇生としてヒドロキシエチルデンプン（HES）は使用しない。
- 初期蘇生にアルブミン投与を考慮する。但し否定的な見解もある。
- 初期輸液に反応しなければ血管収縮薬を使用する。
- 輸血を考慮する。但し目標値は明確ではない。
- ステロイド投与も循環維持の一端を担う。
- 過剰輸液は予後を悪化させる。

重症感染症≒敗血症である

2012年に発行された日本版敗血症診療ガイドライン[1]に基づき、敗血症での輸液・循環管理について記載する。また一部 Surviving Sepsis Guidlines 2012(SSCG 2012)[2]についても併記する。

Ⅰ 診断の見極め、定義・病態

1・定義(敗血症、重症敗血症、敗血症性ショック)

a．敗血症

敗血症とは、感染症に伴う全身性炎症反応症候群(systemic inflammatory response syndrome；SIRS)と定義され、炎症性サイトカインが増加した病態である。

SIRS(**表 5-1**)を2項目以上満たし、その原因が感染症である場合に「敗血症」と診断する。また、以下の補助的指標(**表 5-2**)を用い潜在的な敗血症を拾い上げる。

表 5-1．全身性炎症反応症候群(SIRS)の定義

1．体温＞38℃または＜36℃
2．心拍数＞90 回/分
3．呼吸数＞20 回/分
4．末梢血白血球数＞12,000 mm^{3}または＜4,000 mm^3、あるいは未熟型顆粒球(band)＞10％

表 5-2. 敗血症診断のための補助的指標

全身的指標
- 発熱(深部温>38℃)
- 低体温(深部温<36℃)
- 心拍数(>90/分、または年齢の基準値よりも>2 SD(標準偏差)、頻呼吸(>20回/分)
- 精神状態の変化
- 著明な浮腫または体液増加(24時間で>20 mL/kg)
- 高血糖(血糖値>120 mg/dL、但し非糖尿病患者)

炎症反応の指標
白血球増多(WBC>12,000/μL)、白血球減少(WBC<4,000/μL)、白血球数正常で未熟型、白血球>10%、CRP(>2.0 mg/dL)プロカルシトニン(>0.5 ng/mL、重症敗血症>2.0 ng/mL)、IL-6(重症敗血症>1,000 pg/mL)

循環動態の指標
低血圧(成人で収縮期血圧<90 mmHg もしくは平均血圧<70 mmHg、または収縮期血圧40 mmHg以上の低下、小児では年齢基準値よりも2 SD以上の低下)

臓器障害の指標
低酸素血症(P/F ratio<300)、急激な尿量減少(<0.5 mL/kg/時)、Creの上昇(0.5 mg/dL以上の上昇)、凝固異常(INR 1.5、APTT 60秒以上の延長)、イレウス(腸蠕動音の消失)、血小板数減少(<100,000/μL)、高ビリルビン血症(T-Bil>4 mg/dL)

臓器還流の指標
高乳酸血症(>2 mmol/L)、毛細血管再充満時間の延長、またはまだらな皮膚

b. 重症敗血症

組織低還流に伴い臓器障害、低血圧を伴うものを「重症敗血症」と診断する。

c. 敗血症性ショック

重症敗血症の中で十分な輸液負荷を行っても低血圧が持続するもの(収縮期血圧<90 mmHg、通常より40 mmHg以上低

下)を「敗血症性ショック」と診断する。

2・病　態

ショックの病態としては、一酸化炭素やオータコイドが増加した血液分布異常性ショックとなるが、循環血液量減少性ショックを伴うことがほとんどである。

敗血症は複雑な病態であり心原性ショック(敗血症性心筋症など)、閉塞性ショック(心膜炎に伴う心タンポナーデなど)の合併にも留意する。この状態から脱却するために感染症治療(抗菌薬、ドレナージ・手術などの感染源コントロール)を行う。重症感染症ではその間の呼吸・循環などの臓器サポートが必要となる。

Ⅱ 具体的な疾患と鑑別診断

1・具体的な疾患

原因となる感染部位は腹腔内、呼吸器、尿路、皮膚軟部組織、血流感染が多い。加療が遅れると神経予後として不可逆的変化を生じるため、中枢神経感染症を見落とさないようにする。特にICUに入室している患者では人工物関連(血管内カテーテル、ドレーンなど)、副鼻腔炎、創感染も鑑別に挙げる。

主訴・患者背景を含めた問診、身体所見、検査から感染部位を同定していく。重症患者では一般診療の流れに合わせ気道、呼吸、循環への評価・補助を行う。初期診療にあたる際はいつも敗血症を念頭におく。さらに重症敗血症・敗血症性ショックへの進展を常に考慮する。

2・鑑別診断

SIRS、臓器障害・低還流を呈する疾患すべてが鑑別に挙がるため、すべてを想起するのは困難である。しかし抗生剤加療などを早期に行わないと敗血症の予後を悪化させる。敗血症は臨床現場での遭遇頻度も高い。SIRS を呈し敗血症が否定できないのであれば、敗血症は存在するものとして対応する。

III 輸液を含めた治療計画：いつ何に変更するか

敗血症における輸液療法は呼吸、循環サポートの両面で重要である。

輸液のみで循環維持できない場面にも多く遭遇するので、血管収縮薬、輸血、強心薬、ステロイド投与についても触れる。

初期蘇生は EGDT[3]に準じて行う。EGDT とは 2001 年に Rivers らによって発表された初期蘇生方法である。中心静脈圧（CVP）、平均動脈圧（MAP）、尿量、中心静脈血酸素飽和度（$ScvO_2$）に目標値が設定されており、循環血漿量、組織還流、酸素供給量の是正を定量化した目標指向型の初期蘇生である。

これにより重症敗血症・敗血症性ショックの 28 日死亡率を 46％から 30％に減少させたとして現在でも広く敗血症の初期蘇生として認知されている。但し、時代とともに変更や追加がある点に留意する。

以下に EGDT のフローチャートの 1 例[1]を示す（図 5-1）。

上記の EGDT に加えて、日本版敗血症診療ガイドラインでは血中乳酸値の低下、代謝性アシドーシスの少なくとも 6 時間

```
平均血圧＜65mmHg
血中乳酸値上昇、代謝性アシドーシスの進行

酸素投与、非侵襲的人工呼吸・人工呼吸の導入の検討

輸液療法：晶質液≧2L/時、5％アルブミン液≧1L/時
　　　　　輸液ボーラス投与の検討
血液培養検査：2検体以上の採取と提出
抗菌薬の1時間以内の投与

心エコー評価
中心静脈カテーテル挿入
```

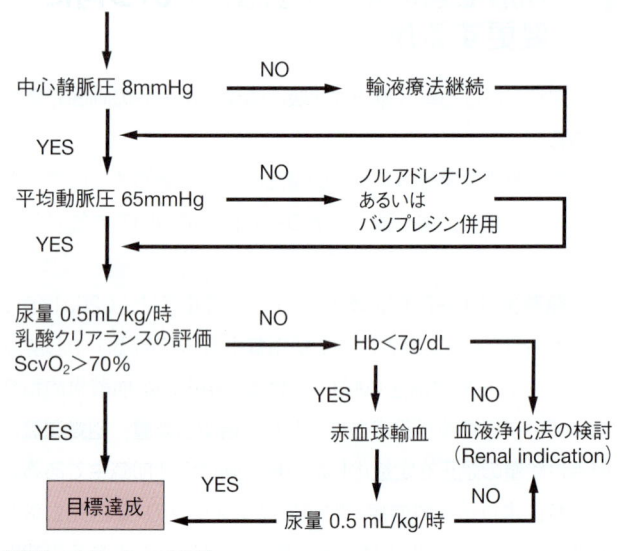

中心静脈圧 8mmHg —NO→ 輸液療法継続

↓YES

平均動脈圧 65mmHg —NO→ ノルアドレナリン あるいは バソプレシン併用

↓YES

尿量 0.5mL/kg/時
乳酸クリアランスの評価
ScvO$_2$＞70％ —NO→ Hb＜7g/dL —YES→ 赤血球輸血 / NO→ 血液浄化法の検討（Renal indication）

↓YES

目標達成 ←YES— 尿量 0.5 mL/kg/時 —NO→

代謝性アシドーシスの改善
血中乳酸値の正常化

図 5-1. 敗血症の初期蘇生の例

以内の改善を目標とされている[1]。また SSCG 2012[2]には**表 5-3**の達成項目（敗血症 Bundle）が記載されている[2]。

5．重症感染症

表 5-3．敗血症の達成項目

3 時間以内に達成すべき項目
1．乳酸値を測定する。
2．抗生剤投与前に血液培養を採取する。
3．広域抗生剤を投与する。
4．低血圧もしくは乳酸値 4 mmol/L 以上を認めた場合は晶質液 30 mL/kg を投与する。

6 時間以内に達成すべき項目
5．初期輸液負荷に反応しない低血圧に対しては血管収縮薬を用いて、MAP 65 mmHg を維持する。
6．輸液負荷に反応しない低血圧もしくは最初の乳酸値が≧4 mmol/L のとき、CVP、$ScvO_2$ を測定する。
7．初期乳酸値が上昇したときは再度測定する。

(文献 2)による)

1・実際の初療室での動きについて

・輸液は糖非負荷の細胞外液でラインをつくっておく。高カリウム血症が想定される患者では生理食塩液とする。
・患者搬入時、意識、主訴を確認する。
・バイタルサインの確認とともにモニタリングを開始する。
・酸素投与、静脈路確保(20 G 以上、2 本以上)を行う。
・必ず動脈血液ガス分析を行い、酸素化、換気状態、酸塩基平衡、ヘモグロビン(Hb)、電解質、血糖、乳酸値を確認する。重度の電解質、血糖異常があれば対応する。

　※人手があれば静脈路確保、血液ガス分析の検体採取の際に血液培養を同時に採取すると効率的である。その他、培養採取(痰、尿、創部、関節液、髄液など)が必要か考え、必要であれば実施する。

・蘇生と平行し、身体所見を軽視せず必ずとる。
・超音波、心電図、X 線、CT などを利用し敗血症の原因を明ら

かにする。

2・生理学的アプローチ、EGDT について

気道確保、人工呼吸管理が必要であれば、鎮痛、鎮静下に挿管・人工呼吸管理とする。挿管時だけでなく、持続の鎮痛、鎮静管理を必要に応じて行うことは呼吸仕事量、酸素消費量を減らし呼吸・循環管理の面でも重要である。

a. 輸液療法

循環維持に関して輸液が主体となる。晶質液(細胞外液)を投与する。

①晶質液を2L/時で投与する：SSCG 2012 では 30 mL/kg の晶質液投与が推奨されている。但し患者によってはより急速で大量な輸液が必要となる。

②HES は使用しない：敗血症患者における HES 製剤の使用は死亡率に差がない、もしくは上昇する、腎代替療法を必要とする頻度が増えるとの報告[4]がある。HES について、日本版敗血症診療ガイドラインでは言及されておらず、SSCG 2012 では「用いない」としている。

③アルブミン製剤の併用に関しては日本版敗血症診療ガイドラインでは「初期蘇生で考慮する」、SSCG 2012 では「使用してもよい」となっている。SSCG 2012 では SAFE study、Delaney、Mira らの研究結果が乖離していることから、以前より推奨度が下がっている。

・輸液を行うことで、敗血症に伴う血管内容量の低下に対応する。

> - EGDT では十分な輸液の指標として CVP が設定されている。
> - 前述の輸液投与を行い CVP 8〜12 mmHg を目指す。
> - 十分な輸液を行っても MAP 65 mmHg が達成できない場合に血管収縮薬の持続投与を開始する。

■ 非公式ながらよく使う裏ワザ 1

いつ中心静脈カテーテル（CVC）を留置し、いつ血管収縮薬を開始する？

　EGDT に準じて治療を行う際、前負荷の目標値として中心静脈圧（CVP）が記載されている。CVP が達成されないと血管収縮薬は使用してはいけないのであろうか？

　敗血症において優先されるのは早期に感染巣を同定し介入（抗生剤・ドレナージなど）することである。EGDT にこだわり、可及的速やかな培養採取、抗生剤投与、全身検索、手術などが遅れてはならない。初期対応として 30 mL/kg 程度急速輸液を行い、MAP 65 mmHg が達成できなければ血管収縮薬を開始するのが現実的である。これは SSCG の敗血症 Bundle にも記載がある。A〜C まである程度安定させなければ全身検索（CT がほとんど）へは進めない。CT から帰室後に中心静脈カテーテル（central venous catheter ; CVC）を挿入し、CVP モニタリングすることがほとんどである。厳密な循環管理は集中治療室入室後に行うことである。

b．血管収縮薬

①ノルアドレナリンを第一選択とする(0.05 μg/kg/分〜)。
②ノルアドレナリンの反応が悪ければ、バソプレシンを併用する(1.8 U/時)。

SSCG 2012 では以下の記載があり、推奨されている。

> ・ノルアドレナリンの代替薬としてアドレナリンを考慮する。
> ・バソプレシンの単独使用は控える、1.8〜2.4 U/時以上のバソプレシンの使用は他の昇圧薬使用でも目標血圧が達成されなかった場合に限定する。
> ・ドパミンの使用は極めて限定された患者のみとする。腎保護目的にドパミンを使用しない。
> ・昇圧薬が必要な患者には、早急に動脈カテーテルを挿入する。

アドレナリンの投与に関しては、敗血症におけるノルアドレナリン投与群と比較して平均動脈圧達成までの時間に有意差はなかったが、アドレナリン群で血中乳酸値上昇と頻脈が有意に増えた報告[5]があるため、日本版敗血症診療ガイドラインでは推奨されていない。

ドパミンに関しては、催不整脈作用がノルアドレナリンより高いことが報告[6]されており、推奨度が下がった。敗血症において使用する機会はほぼないと考えてよい。

c．輸血

酸素含量・供給量を増やすために輸血を行う。ScvO$_2$＞70％

が目標値として設定されている。目標値としては、「少なくとも Hb 7.0 g/dL 以上を目指し輸血を行う」の記載がある。

SSCG 2012 では Hb 7.0〜9.0 g/dL が目標値となっている。

d．強心薬

心機能低下例でホスホジエステラーゼⅢ阻害薬(ミルリーラ注®)、カルシウム感受性増強薬(アカルディ®、内服のみ)を考慮する。

SSCG 2012 では以下の記載がある。

> 次の状態ではドブタミン 20 μg/kg/分まで開始または昇圧薬に追加してもよい。①左室充満圧が上昇しても心拍出量が低下しており、心機能不全が示唆される場合。②十分な血管内容量と適切な平均動脈圧が維持されているにもかかわらず、組織低灌流の徴候が持続する場合。

e．ステロイド

敗血症性ショックに伴った相対的副腎不全を考慮し投与する。

・十分な輸液、血管収縮薬を使用し循環が維持できない場合、早期に投与する。
・ヒドロコルチゾンを 300 mg/日以下、5 日以上少量長期投与する。
・ヒドロコルチゾン換算量で 200 mg/日を 4 分割、または 100 mg ボーラス投与後に 10 mg/時の持続投与を行う。
・循環作動薬が必要なくなれば徐々に中止する。

SSCG 2012 でもほぼ同様の記載がある。

またステロイドを投与すべき敗血症性ショック患者の同定にACTH負荷試験を用いないことが明記されている。

IV 輸液療法からみたその後のフォローアップ

十分な輸液(±輸血)を行い、過剰輸液を避けることが肝要である。

過剰輸液は人工呼吸器装着期間を長くし、死亡率を上昇させる報告[7]が多い。過剰輸液は、呼吸不全以外にも、腹部コンパートメント症候群を発症させ予後を悪化させる。

十分な輸液を行いショックから離脱したら、過剰輸液を避ける。EGDTでは前負荷の指標にCVPが設定されている。

「十分な輸液」の指標としてCVPを用い、輸液を行っていくわけだが、近年CVPが前負荷の指標として有用でないとする報告もある。そのため輸液反応性の指標に動的指標も用い、フォローアップしていく。

輸液反応性の指標として静的指標、動的指標がある。

静的指標とはある一点での圧情報、容量情報から輸液反応性を評価する。静的指標にはCVP、肺動脈楔入圧(pulmonary artery wedge pressure；PCWP)、心臓拡張終期容量(global end-diastolic volume；GEDV)、胸腔内血液容量(intra-thoracic blood volume；ITBV)がある。

動的指標とは経時的に測定可能な心拍出モニターを用いて実際に輸液反応性を評価する方法である。受動的下肢挙上(passive leg raising；PLR)を行い心拍出量の変化をみる方法や、呼吸性変動による1回拍出量変化(stroke volume variation；SVV)をみる方法などがある。

5．重症感染症

　SSCG 2012 にも動的指標は「ICU で一般的になりつつある」と記載があり、輸液反応性の指標に用いる。但し否定的な意見・報告もある。

　その他、輸液反応性の指標としては経肺熱希釈法、超音波（下大静脈径）がある。

　また、敗血症では循環不全の形態として、酸素供給量の低下だけでなく、末梢組織での酸素取り込み障害も存在する。敗血症性ショックの患者の初回 $ScvO_2$ 高値が予後悪化と関連するとの報告[8]がある。$ScvO_2$ 値の達成に喜ぶのではなく乳酸値も使用し、呼吸・循環管理が奏効しているのか総合的に判断していく。

　どれか 1 つの指標を用い輸液反応性の評価を行うことは困難であり、患者にとって非侵襲的な検査・モニタリングから行い輸液を過不足なく行っていく。また EGDT が達成できない状況（CVC が挿入できない＝CVP、$ScvO_2$ 測定ができないなど）であっても取得できる情報から蘇生を行っていく。EGDT を用いた蘇生と CVC モニタリングを使用しない蘇生を比較して予後は変わらないとの報告もある[9]。

　EGDT には達成項目が設定されている。しかし近年ではその設定値が適切なのか、そして指標として本当に有用なのかが話題となり見直し、研究が行われている。ガイドラインを遵守することも重要であるが、まずは敗血症の病態と蘇生の生理学的理解を深め、最新の知見について確認していくことが重要である。

（田中太郎）

●文献

1) 日本集中治療医学会 Sepsis Registry 委員会：日本版敗血症診療ガイドライン．日集中医誌 20：124-173，2013．
2) Surviving sepsis campaign guidelines committee including the pediatric subgroup, Dellinger RP, Levy MM, et al：Surviving sepsis campaign；international guidelines for management of severe sepsis and septic shock, 2012. Intensive Care Med 39(2)：165-228, 2013.
3) Early goal directed therapy collaborative group, Rivers E, Nguyen B, et al：Early goal directed therapy in the treatment of severe sepsis and septic shock. N Engl J Med 345(19)：1368-1377, 2001.
4) Myburgh JA, Finfer S, Bellomo R, et al：Hydroxyethyl starch or saline for fluid resuscitation in intensive care. N Engl J Med 367(20)：1901-1911, 2012.
5) Patel GP, Grahe JS, Sperry M et al：Efficacy and safety of dopamine versus norepinephrine in the management of septic shock. Shock 33(4)：375-380, 2010.
6) Myburgh JA, Higgins A, Jovanovska A, et al：A comparison of epinephrine and norepinephrine in critically ill patients. Intensive Care Med 34：2226-2234, 2008.
7) Boyd JH, Forbes J, Nakada TA, et al：Fluid resuscitation in septic shock；a positive fluid balance and elevated central venous pressure are associated with increased mortality. Crit Care Med 39(2)：259-265, 2011.
8) Pope JV, Jones AE, Gaieski DF et al：Multicenter study of central venous oxygen saturation as a predictor of mortality in patients with sepsis. Ann Emerg Med 55：40-46, 2010.
9) ProCESS Investigators, Yealy DM, Kèllum JA：A randomized trial of protocol-based care for early septic shock. N Engl J Med 370(18)：1683-1693, 2014.

6 出血：外傷、消化管出血(吐・下血)

I 病態と診断の見極め

1・病　態

　種々の疾患による出血は、体内水分の中でも特に血管内水分の喪失、すなわち循環血液量減少を意味する。

　出血という侵襲に対して生体は、組織低酸素による乳酸増加・代謝性アシドーシスに対して呼吸数を増加させ二酸化炭素（CO_2）を除去することで呼吸性に代償したり、末梢血管収縮と心拍数を増加させ血圧・心拍出量を維持したり、副腎皮質刺激ホルモン、抗利尿ホルモンの分泌増加によるナトリウム（Na）、水分の再吸収、細胞間質からの水分シフトにより体液量維持を図ったりという代償機構を働かせる。これら代償機構が破綻した状態が出血性ショックである。

　出血性ショックでは、循環血液量が減少するために各臓器や末梢組織への酸素供給が不足し、臓器機能維持に必要なエネルギー需要を満たすことができず、最終的に生体機能破綻をきたし失うことになる。

　出血に対する治療の中で輸液・輸血療法は、失われた血管内水分・循環血液の補充という点で最も重要な要素の１つである。

2・診　断

　<u>急性出血</u>ではヘモグロビン（Hb）値は低下しないため、Hb 値の低下がなくても出血を否定することはできない。

臨床MEMO

出血による**慢性貧血**では、顔面・眼瞼結膜蒼白、両下腿浮腫などの身体所見や動悸、めまい、体動時息切れなどの症状が典型的である。血液検査で、Hb値、ヘマトクリット(Ht)値の低下が認められ、小球性貧血の中でも鉄欠乏性貧血のパターンを呈する。平均赤血球容積(MCV)＜80、平均赤血球ヘモグロビン量(MCH)＜28、血清鉄↓、総鉄結合能↑、血清フェリチン値↓、尿素窒素(BUN)の上昇は消化管出血を鑑別に挙げる。Hb値1g/dLの低下は約300mL、Ht値1％の低下は約100mLの出血に相当するとされており、おおよその出血量の推定になる。

Hb単位はg/dLと濃度を表しており、失われた循環血液が輸液や細胞間質から血管内へ移動した水分などで希釈されて初めてHb値の低下が認められるためである。

血液検査の値よりも身体的症状とバイタルサインからショックの徴候を速やかに判断する。

ショックの5P(**表6-1**)は初期に認められる典型的な症状である。

表6-1. ショックの5P

Pallor：蒼白
Prostration：虚脱
Perspiration：冷汗
Pulmonary deficiency：呼吸不全
Pulselessness：脈拍触知不可

6．出血：外傷、消化管出血(吐・下血)

表6-2. 出血量とバイタルの関係

	Class I	Class II	Class III	Class IV
出血量(%)	<15%	15〜30%	30〜40%	>40%
心拍数(回/分)	<100	>100	>120	>140
血圧	不変	収縮期圧不変 拡張期圧↑	収縮期圧↓ 拡張期圧↓	収縮期圧↓ 拡張期圧↓
脈圧	不変または上昇	低下	低下	低下
呼吸数(回/分)	<20	20〜30	30〜40	>40 or 無呼吸
ショックの症状	症状なし or 軽度の不安	交感神経症状(蒼白、皮膚湿潤、四肢冷感、冷汗)	交感神経症状＋不穏状態、乏尿	交換神経症状＋意識障害、無尿

毛細血管再充満時間(Capillary Refilling Time；CRT)＞2秒も末梢循環不全を意味しショックの診断に役立つ。

表6-2のとおり、出血量が循環血液量の30%未満のClass IIのショックでは収縮期血圧の低下は出現しないため、血圧低下のみをショックの指標にしてはいけない。出血の初期には、血圧低下に先立って、生体反応により皮膚冷感、湿潤や頻脈、頻呼吸など交感神経症状が出現する。生理学的徴候を重視し、バイタルサインに異常がなくても出血性ショックの状態は存在することがあることを常に認識する。

ショック指数(Shock Index；SI)は、収縮期血圧と脈拍数からおおよその出血量を推定する指標である。簡便であり、是非覚えておきたい。

SI＝脈拍数(回/分)/収縮期血圧(mmHg)

表 6-3. ショック指数と推定出血量

ショック指数(SI)	重症度	推定出血量	妊婦の場合
0.5〜0.7	正常		
1.0	軽症	約1.0L	約1.5L
1.5	中等症	約1.5L	約2.5L
2.0	重症	約2.0L	

── ■非公式ながらよく使う裏ワザ1 ──────────

‖ ショック指数を用いるときの注意点 ‖

特に高齢者の場合は、生体反応の遅延やβ遮断薬などの内服薬により頻脈にならないこともある。頻脈がなくても急激な血圧低下など出血性ショックがかなり進行してから顕在化する場合があるため、**表 6-4**のような症例では頻脈にならなくてもショックを見逃さないように注意する。

表 6-4. ショックでも頻脈にならないとき

- β遮断薬、Ca拮抗薬内服
- 高齢者(交感神経の反応が低下)
- 低体温症の合併
- ペースメーカー留置
- スポーツ選手
- 激しい痛みがある場合(副交感神経が亢進)

3・各 論

a. 外 傷

外傷急性期にみられるショックは90%以上が出血性ショックである。よって、外傷患者でショックを認知した場合、まずは出血性ショックと考え、その出血源の同定と蘇生を同時に開始する。外傷初期診療ガイドライン(JATEC™)のPrimary

6．出血：外傷、消化管出血（吐・下血）

survey（以下 PS）に沿って診療を行う。

ⅰ）体表から見えない出血

主に胸腔、腹腔、骨盤腔に分けられそれぞれ下記のとおり出血源を検索する。

・胸部ポータブル X 線：大量血胸（胸腔）
・骨盤ポータブル X 線：不安定型骨盤骨折（骨盤腔）
・FAST（Focused Assessment with Sonography for Trauma）：腹腔内出血（腹腔）

FAST はショックをきたす出血を検索する超音波検査である（**図 6-1〜6**）。**図 6-2〜6** により胸腔内大量血胸および腹腔内出血の検出が可能となる（**図 6-1** は心嚢液貯留の有無）。

ⅱ）体表から見える出血（外出血）

JATEC™ では PS における E：exposure（脱衣）/environ-

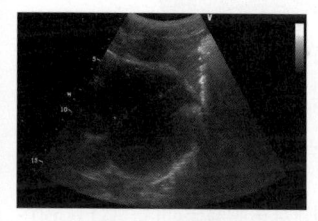

図 6-1．心窩部 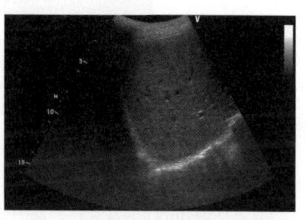　　　　　　　**図 6-2．右胸部**

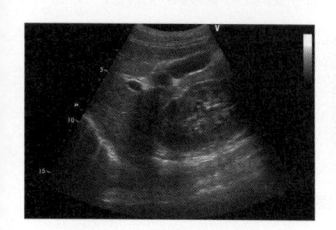

図 6-3．モリソン窩 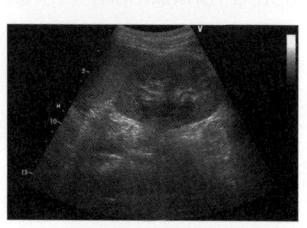　　　　　**図 6-4．脾周囲**

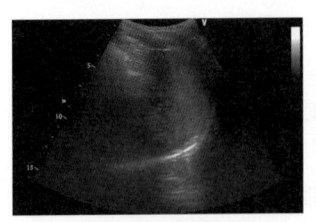

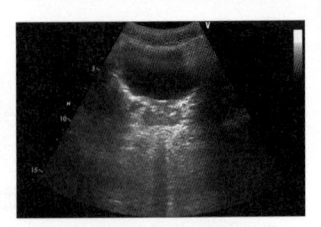

図 6-5. 左胸部　　　　　　　図 6-6. 膀胱直腸窩

ment(保温)として脱衣により全身を隈なく観察する。動脈性出血であっても圧迫止血によりほとんどが止血可能であり第一選択である。床や衣類に付着した血液は1平方フィート(約30 cm×30 cm)で 100 mL と推定される。

iii) 他の出血部位(表 6-5 参照)

表 6-5. 骨折部位による推定出血量

骨折部位	出血量(mL)
骨盤	1,000〜4,000
大腿骨	1,000〜2,000
下腿骨	500〜1,000
上腕骨	300〜500

複数箇所の場合はさらに 500 mL 加算

　頭蓋内出血や FAST で検出困難な後腹膜出血は、CT(Computed Tomography)による評価が必要である。また、ショックが遷延した状態での CT 室への移動は危険であり、十分慎重に適応を考慮する。

b. 消化管出血

・消化管出血は Treitz 靱帯を境に上部消化管出血、下部消化管出血に分類される。

6．出血：外傷、消化管出血(吐・下血)

・75～90%は上部消化管出血が占め、下部消化管出血に比較して重篤で緊急度の高いショックを呈することが多い。
・多くは吐血や下血、タール便という症状でER受診、救急搬送されるため消化管出血の診断はそれほど難しくない。しかし、慢性的な高度貧血による体動時息切れや下腿浮腫など軽微な症状でERを受診することもあるため注意が必要である。

・吐血は原則Treitz靱帯より口側の上部消化管出血を意味する（イレウスなど閉塞機転がある場合を除く）。
・食道、あるいは胃・十二指腸からの急性かつ多量の出血は新鮮血吐血となる。
・コーヒー残渣様嘔吐は、胃・十二指腸からの出血が胃酸によりHb→塩酸ヘマチンに変化するためで、比較的長時間経過したことを意味する。

・総論で述べた出血の一般的な身体所見に加えて、消化管出血では、腹痛の有無、既往症、内服歴の確認を加えて行う。
・腹痛の部位により心窩部痛なら胃潰瘍、十二指腸潰瘍、左下腹部痛なら虚血性腸炎など鑑別に役立つ。
・過去の胃・十二指腸潰瘍の既往、ステロイド抗炎症薬（NSAIDs）、抗血栓薬、ステロイドの内服は胃・十二指腸潰瘍のリスクである。
・診断には吐物や便を直接観察し、血液混入の有無を確認する。
・場合によっては経鼻胃管を挿入し胃洗浄の血性排液で疑い、確定診断には上部消化管内視鏡を行う。

消化管出血には**表6-6**のような原因がある。

表 6-6. 消化管出血の原因

①上部消化管出血
食道:食道癌、食道静脈瘤、マロリー・ワイス症候群
胃:胃癌、胃潰瘍、Dieurafoy 潰瘍、毛細血管拡張症
十二指腸:十二指腸潰瘍、十二指腸炎

②下部消化管出血
小腸:小腸潰瘍、腫瘍、血管病変、憩室出血
大腸:大腸癌、憩室出血、虚血性腸炎、感染性腸炎、炎症性腸疾患
直腸:痔核、直腸潰瘍

II 具体的な疾患と鑑別診断

1・外 傷

外傷性ショックは、出血性ショック以外に、①閉塞性ショックと ②神経原性ショック、に鑑別される。

閉塞性ショックは、心損傷による心タンポナーデや緊張性気胸に伴い静脈還流量が減少するために起こるショックである。前述した FAST で心囊液貯留の有無を確認し心タンポナーデを、視診で胸郭挙上の左右差や頸静脈怒張、聴診での呼吸音減弱、打診での鼓音、触診での皮下気腫などの有無を確認し緊張性気胸を除外する。

神経原性ショックは、上位胸髄より高位の脊髄損傷で起こり、自律神経系失調によって末梢血管弛緩により血圧が低下する血液分布異常性ショックの1つである。一般的に徐脈を伴うことが多く、また受傷機転から頭頸部への外傷を疑う症例や、頸部痛、腹式呼吸、四肢麻痺・知覚異常、膀胱直腸障害などの神経症状が認められる場合に疑うことができ CT、MRI(Magnet-

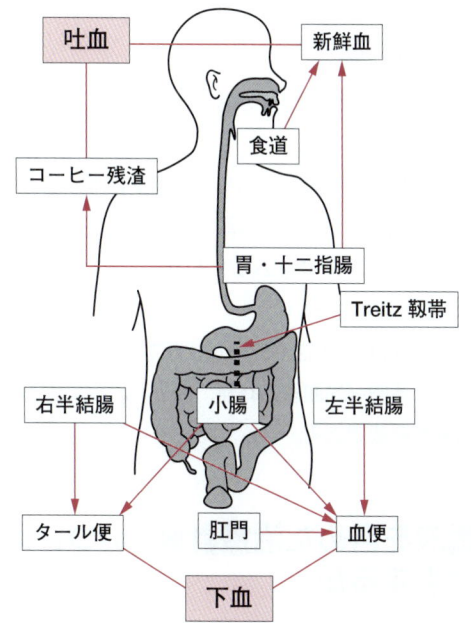

図 6-7. 吐血、下血と出血部位

ic Resonance Imaging)により診断することができる。

臨床MEMO

　自動車単独事故やノーブレーキ事故、転落外傷などでは、急性心筋梗塞や大動脈解離、脳出血などの内因性疾患が先行して起こり、それがショックの原因となっていることもある。

　受傷機転や車体の損傷が軽微であり、外傷がはっきりしない割に重篤なショック状態を呈している場合は、内因性疾患の関与を考慮する。

2・消化管出血

吐血は鼻出血や口腔内出血の落ち込み、喀血との鑑別を要する。

鼻腔、口腔咽頭の診察と肺結核、気管支拡張症などの既往歴の聴取、胸部X線、CTなどの画像検査、気管支鏡検査により鑑別する。また、下着やオムツに付着した血液を下血としてERを受診する場合も多い。

直腸診を必ず行い、下血やタール便がない場合は、尿道カテーテル挿入による肉眼的血尿の有無、婦人科診察による不正性器出血の除外が必要である。

Ⅲ 輸液を含めた治療計画 いつ、何に変更するか

1・初期対応、全身管理

- 出血が疑われる患者に対してはまずABCDEアプローチによる初期評価を行う。
- 吐血による気道閉塞の危険や出血性ショックによる意識障害がある場合は確実な気道確保のため経口気管挿管を行う。
- 出血性ショックでは全例に酸素投与を開始し、16〜20G留置針で末梢静脈路確保を行う。
- ショックの場合は2本以上の末梢静脈路確保が望ましい。
- 循環管理のため尿道カテーテルを留置し尿量をモニタリングする。
- 重症患者では観血的持続動脈圧測定ラインを留置し持続的に

a．初期輸液療法

・基本的に外傷、内因性疾患を問わず、出血性ショックに対する初期輸液は同じである。
・初期輸液は、晶質液の中でも生理食塩液、リンゲル液などの細胞外液を使用し、維持液は使用しない。
・**低体温を予防するため39℃に加温した輸液を使用する。**
・JATEC™において、蘇生のための初期輸液は加温した生理食塩液またはリンゲル液を1,000〜2,000 mL 急速に投与するとされており、この考えは他の内因性を含めたすべての出血性ショックに対して同様に利用される概念である。

＜晶質液（細胞外液）＞

・輸液された細胞外液は細胞間質と血管内に分布するため、1/4程度が血管内にとどまるとされている。
・既往歴や患者背景が明確ではないERでは、カリウム（K）を含まない生理食塩液は出血性ショックに対する初期輸液として使いやすい。
・カルシウム（Ca）イオンを含まないため血液製剤使用時のベースラインとしても使用可能である。
・生理食塩液のデメリットとして大量輸液による高クロール（Cl）性アシドーシスが挙げられる。
・このデメリットを解消する目的でリンゲル液が使用されることが多い。
・乳酸と酢酸はいずれも代謝され重炭酸イオン（HCO_3^-）となる。
・乳酸は肝臓・腎臓で代謝されるため、肝機能障害を有する症

例では乳酸リンゲルの大量輸液により乳酸が蓄積する可能性がある。
・肝機能障害を有する患者には酢酸リンゲル液の方がよいかも知れない。
・ショックの病態では代謝性アシドーシス傾向があるため、重炭酸リンゲル液の方が理にかなっているように思えるが、適切な循環血液量の維持により代謝性アシドーシスは速やかに改善することも多く、細胞外液間の優位性に関してはいずれもエビデンスがなく、基本的には細胞外液であれば、どれを選択してもよいと思われる。

高張食塩液は総輸液量の減少や脳浮腫予防を目的として使用されるが、生命予後改善の効果は確認されておらず、基本的に使用しない。

<膠質液>
①アルブミン製剤

本邦で使用可能なアルブミン製剤は 4.4%、5%製剤である等張液と、20%、25%製剤である高張液がある。

厚生労働省によるアルブミン製剤の適正使用、血液製剤の使用指針では、循環血液量 50%以上の出血の場合、または血清アルブミン濃度が 3.0 g/dL 未満の場合、等張である 5%アルブミン製剤の併用を考慮するとされている。

等張アルブミン製剤液は血漿と同程度のアルブミンを含有し、投与された製剤すべてが血管内に分布することから血管内容量を満たすとともに、アルブミン補充による膠質浸透圧維持を期待できると考えられている。一方、高張液は、膠質浸透圧

が血漿より高く、細胞間質から血管内への水分の再吸収を行い浮腫の軽減を期待して投与されてきた。

理論上は、総輸液量を制限しつつ、速やかに血管内容量を増加させることから出血性ショックに対して最も効果的な輸液と考えられるが、実際には多くの研究で、アルブミンを初期輸液、蘇生に用いることの優位性は証明されていない。

SAFE studyでは、重症頭部外傷症例のアルブミン製剤投与が有意に死亡率を増加させたとのサブグループ解析がなされ、むしろ有害ですらある可能性が指摘されている。これは、血液脳関門（Blood-Brain Barrier；BBB）破綻部から膠質が漏出し頭蓋内出血、脳浮腫を助長するためと考えられている。

外傷による出血性ショック症例に対して基本的にアルブミン製剤は使用しないというのが一般的である。

②HES（ヒドロキシエチルデンプン製剤）（**表6-7**）

トウモロコシなどのデンプンをヒドロキシエチル化し血中で分解されにくくした人工膠質液である。

平均分子量、置換度、C2/C6比で表記され、いずれの値も大きい方がより分解されにくく血管内にとどまる時間が長くなるとされている。

アルブミン製剤と比較して感染の危険もなく、コストも安価であるという利点があるが、副作用として凝固障害と腎機能障害がある。

凝固障害はvWF抑制、トロンビン合成阻害などがその機序として考えられている。

腎機能障害については、その報告のほとんどが海外で使用される高分子量、高置換度の人工膠質液に関してのものであり、

表 6-7. 本邦で使用可能な HES 製剤

表記	商品名	濃度(%)	平均分子量(Mw)	置換度	C2/C6 比
70/0.55/4	ヘスパンダー サリンヘス	6	7万	0.55	4
130/0.4/9	ボルベン	6	13万	0.4	9

本邦で使用可能な製剤では問題ないとする意見も多いが、凝固障害は出血に対する輸液の副作用として看過できない問題であり、蘇生における人工膠質液の使用は一般的に推奨されない。

以上より、出血に対する初期輸液として基本的に膠質液は使用しない。晶質液のみではショックが遷延する場合、かつ輸血までの橋渡しとして使用を考慮してもよい。

b. 輸血療法

輸血開始基準については明確な基準は存在しないのが現状である。しかし、輸血のタイミングを逸してしまいショックからの離脱に時間を要し、「死の3徴候(deadly triad)」(**図 6-8**)をきたしてからでは蘇生はかなわない。また、晶質液による蘇生

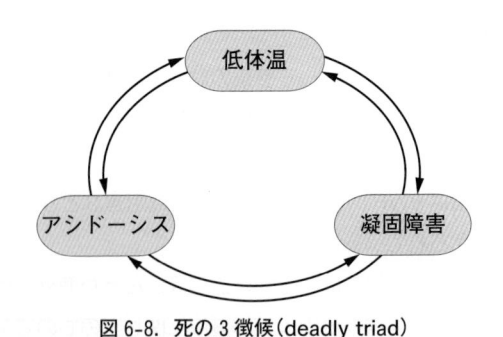

図 6-8. 死の3徴候(deadly triad)

表 6-8. 緊急時の適合血の選択

患者血液型	濃厚赤血球	新鮮凍結血漿	血小板濃厚液
A	A>O	A>AB>B	A>AB>B
B	B>O	B>AB>A	B>AB>A
AB	AB>A=B>O	AB>A=B	AB>A=B
O	Oのみ	全型適合	全型適合

(日本麻酔科学会,日本輸血・細胞治療学会:危機的出血への対応ガイドライン,2007.11改訂による)

を続けることは後述する腹部コンパートメント症候群や希釈性凝固障害のリスクを助長する。よって、遅滞なく適切な輸血療法を行うことが必要である。

輸血はABO型、Rh型が一致し、かつ交差試験により凝集や溶血反応が生じないことを確認した同型適合血を基本とする。しかし、血液型の同定や交差試験には、危機的出血時には時間的余裕がなくこれらを省略せざるを得ないこともある。その緊急度に応じ、異型適合血、未交差同型血、同型適合血を選択する。

血液型不明あるいはA型、B型のときはO型血、AB型の場合はA型あるいはB型血を優先、Rh型も一致することが望ましいが、本邦ではRh(−)は稀であり、準備に時間もかかることが多いため、緊急時にはRh(＋)でもよい(**表6-8**)。

＜輸血関連の副作用＞

各項目の詳細は他書に譲る。
・アレルギー反応、アナフィラキシー
・感染症(HBV、HCV、HIV、ほかのウイルス、細菌感染症)
・輸血関連急性肺障害(transfusion-related acute lung in-

jury；TRALI)
- 輸血関連循環負荷(transfusion-associated circulatory over-load；TACO)
- 溶血性輸血副作用
    急性溶血性輸血副作用(acute hemolytic transfusion reaction；AHTR)
    遅発性溶血性輸血副作用(delayed hemolytic transfusion reaction；DHTR)
    発熱性非溶血性輸血副作用(febrile non hemolytic transfusion reaction；FNHTR)
- 輸血後移植片対宿主病(post-transfusion graft-versus-host disease；PTGVHD)

2・成分輸血

本邦で利用可能な血液製剤は、赤血球濃厚液(red blood cell；RBC)、新鮮凍結血漿(fresh frozen plasma；FFP)、濃厚血小板(platelet concentrates；PC)がある。それぞれ以下の基準で輸血を行うことが現時点での一般的なコンセンサスである。

a．赤血球濃厚液(RBC)

JATEC™では、ショックを認知した外傷患者に対して、1,000～2,000 mLの加温した細胞外液輸液を初期輸液として行い、輸液への反応性から出血量を推定しresponder、transient responder、non-responderに分け、responder以外は緊急止血術と輸血の準備をすることとされている。

循環血液量の30％以上の出血が推定される場合や、初期輸液

に反応しないショック、開腹術や他の止血処置が必要な外傷がある場合は、速やかに RBC 輸血を開始する。

一方、TRICC study[注]以後、慣習的に Hb 10 g/dL を維持するような RBC 輸血は見直されつつある[1]。

> [注]・ICU 入室 72 時間以内に Hb<9 g/dL になった患者群を対象とした RCT
> ・自由輸血群(Hb<10 g/dL で輸血)と制限輸血群(Hb<7 g/dL で輸血)を比較
> ・55 歳以下、APACHE Ⅱ 20 以下では制限輸血群の方が 30 日死亡率は有意に低い結果となった。

バイタルが安定した非緊急時の輸血に関しては、Hb 7 g/dL(狭心症、心不全既往のある症例は Hb 8 g/dL)を下回ったら RBC 輸血を開始する。65 歳以上の高齢者では輸血制限群で生存率が低いことも同時に報告されており、高齢者に関しては慎重に適応を考慮すべきである。

b. 新鮮凍結血漿(FFP)

外傷、特に頭部外傷合併時には受傷直後から凝固障害をきたすことが知られており、COT(Coagulopathy of trauma)や ACoTS(Acute coagulopathy of trauma-shock)と呼ばれている。

フィブリノゲンは凝固反応カスケードの最終基質であり、線溶に抵抗性のある強固な血栓を形成するため、止血に関しては最も重要な因子であると言っても過言ではない。

本邦ではフィブリノゲン製剤の適応は先天性無フィブリノゲン血症のみであり、フィブリノゲン補充は FFP で代用される。

フィブリノゲン値>200 mg/dL を目標に 100〜150 mg/dL 以下で FFP 輸血を開始する。

臨床MEMO 大量輸血プロトコール（Massive transfusion protocol；MTP）

24 時間以内に RBC20 単位以上の輸血を要する外傷症例では、RBC：FFP：PC を 1：1：1（血液製剤の単位に違いがあるため本邦ではおおよそ 3：4：5 に相当する）になるよう輸血を行うことで予後改善の可能性が示された[2]。RBC に対して FFP 比率が高いほど、死亡率が低い傾向にあると同様の報告が多くなされ、特に大量に輸血を要する重症外傷では FFP、PC を早い段階で準備するのがよいと考えられている。

頭部外傷合併例や多発外傷による大量出血によりいったん凝固障害が起こると、出血傾向から皮膚軟部組織や術創部などの滲み出し程度の出血で止血困難となることをしばしば経験するため、そうなる前の対応が必要である。

大量輸血を予測するスコアとして、ABC（Aseesment of Blood Consumption）スコア（**表 6-10**）は 2 点以上で感度 75%、特異度 86%と比較的高い信頼度があり簡便で実践的に使いやすい。

表 6-10. ABC スコア

A：Abdominal Hemorrhage　FAST 陽性、腹腔内出血
B：Blood pressure　収縮期血圧 90 mmHg 以下
C：Tachycardia　心拍数 120 回/分以上
S：Stabbing/Shooting　穿通性外傷

c. 濃厚血小板（PC）

成分輸血の中で最も、輸血開始のトリガーに関して確定したエビデンスのない部分である。厚生労働省による血液製剤の使用指針では、消化管などに重篤な活動性出血がある場合、血小板数を5万/μL以上を維持するよう輸血を行う、とされている。

明確に出血源を同定でき、確実な止血が得られる場合はこの基準でよいが、継続した出血がある場合、多発外傷、頭部外傷合併例、抗血小板薬内服中では、その限りではなく血小板数10万/μL以上に維持するのが望ましい。大量出血時（あるいはそれが予想される重症例）は、血小板数にこだわらず、迷わず早期に血小板輸血を開始するという認識が重要である。前述した臨床 MEMO「大量輸血プロトコール（MTP）」を輸血量の目安とし、適宜追加する。

3・輸液・輸血療法の注意点

a. 電解質異常

・細胞外液製剤による低 Na 血症（多くは組成が Na 130 mEq/L であるため）
・大量の生理食塩液輸液による高 Cl 性アシドーシス
・大量 RBC 輸血による凝固障害、高 K 血症
・FFP 輸血による低 Ca 血症（FFP 製剤に含まれるクエン酸が血中イオン化 Ca をキレートするため）

b. 低体温

特に大量の輸液・輸血が必要なときは、体表加温や輸液、輸血を加温する装置（レンジャー、Level 1）（**図 6-9・10**）を使用し保温に努める。

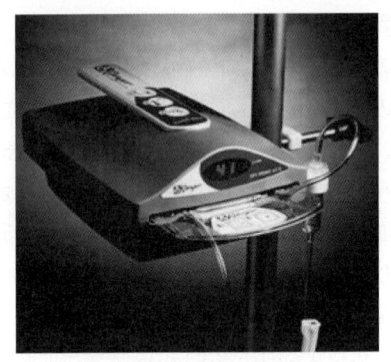

図 6-9. 3M レンジャー

(NIHON KOHDEN ホームページより.
www.nihonkohden.co.jp/iryo/products/
resp_resus/02_def/24500.html)

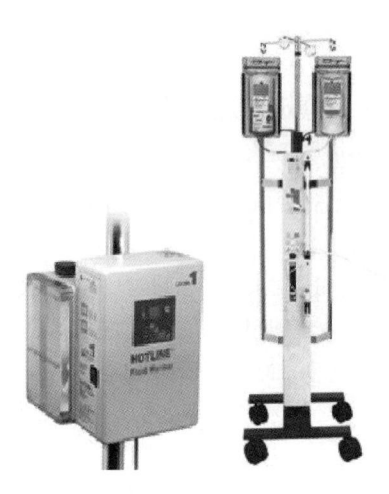

図 6-10. レベル 1 ホットライン™(左)
レベル 1 システム 1000™(右)

(スミスメディカル・ジャパンホームページより.
www.smiths-medical.com/jp/brands/lebel1.
html)

Ⅳ 輸液療法からみたその後(術前・術後)のフォローアップ

　循環血液量の評価を行い不足した水分量と、貧血・凝固障害を適宜輸血により補正していくのが術後輸液・輸血療法の中心となる。確実な止血と循環血液量の充足が得られたら、初期輸液(蘇生)の段階をクリアしたと判断し、細胞外液から維持液へ変更していく。循環血液量の評価は、血圧、脈拍などのバイタルサインに加えて、血中乳酸値、尿量、エコーでの下大静脈径測定などは比較的簡便にベッドサイドで観察できる指標となる。

　従来、前負荷の指標として用いられてきた中心静脈圧などの静的パラメータは循環血液量を正確に反映しないとされ、代わって熱希釈法を用いて測定される心臓拡張末期容量(global end-diastolic volume；GEDV)や動脈圧波形から得られる1回拍出量変動率(stroke volume variation；SVV)など動的パラメータによるモニタリングの有用性が多数報告されているので参考にしたい。

　しかしこれら動的パラメータは自発呼吸存在下や不整脈、高度の弁膜症では正確性にエビデンスは存在せず、その解釈には注意が必要である。

　蘇生段階での大量の晶質液の輸液や、その後の不必要な細胞外液による輸液継続は腹部コンパートメント症候群のリスクとなる。止血術後にかかわらず、バイタル維持のため継続して細胞外液輸液や輸血が必要となる場合は、不完全な止血や出血部位の見逃し、敗血症や他のショックの原因の合併などを考え検索しなければならない。

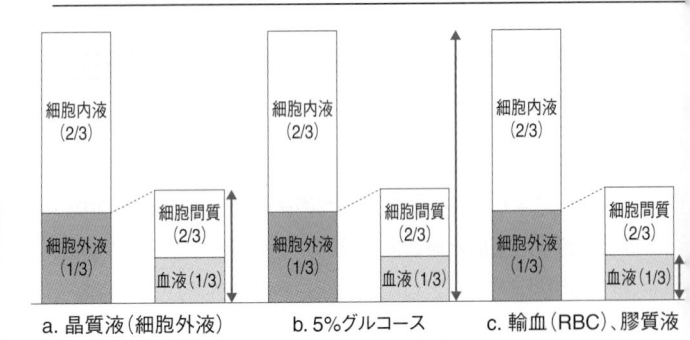

a. 晶質液（細胞外液）　　b. 5%グルコース　　c. 輸血（RBC）、膠質液

図6-11. 輸液・輸血の分布

1・腹部コンパートメント症候群（ACS）

腹腔内圧（Intra-abdominal pressure；IAP）の正常値はおよそ 0〜5 mmHg とされ腹腔内出血や腸管拡張、浮腫などにより上昇する。IAP 12 mmHg 以上を IAH（Intra-abdominal hypertension）と定義する。

　　腹部灌流圧（APP）mmHg＝平均動脈圧（MAP）－腹腔内圧（IAP）

で表され、IAP は膀胱内圧に近似されるため、留置されている尿道カテーテルを使用し測定する（測定方法は他書に譲る）。

IAH は、腎血流などの腹腔内臓器灌流の低下、横隔膜を介した胸腔内圧上昇による気道内圧上昇、1 回換気量の低下、静脈還流量低下による心拍出量低下などを引き起こし、この IAH により臓器不全を呈した状態が腹部コンパートメント症候群（Abdominal compartment syndrome；ACS）である。

IAH は重症度により Grade Ⅰ〜Ⅳに分けられ（**表6-11**）、軽症では消化管の減圧や利尿などによる非手術的治療を行い、非

6．出血：外傷、消化管出血（吐・下血）

表 6-11. IAH 重症度分類（WSACS*分類）

重症度	IAH（mmHg）
Grade I	12〜15
Grade II	16〜20
Grade III	21〜25
Grade IV	＞25

*World Society of the Abdominal Compartment Syndrome

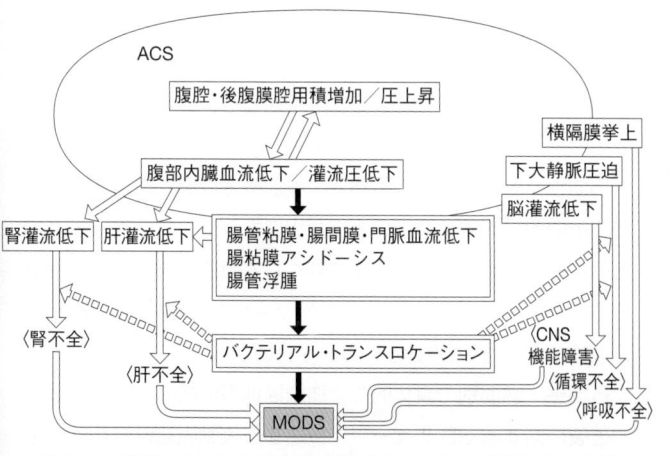

図 6-12. 腹部コンパートメント症候群（ACS）と多臓器不全の関連
（杉山　眞，森脇義弘，岩下眞之，ほか：Abdominal compartment syndrome (ACS). ICU と CCU 29(10)：869-875，2005 による）

手術的治療に抵抗性な重症 IAH あるいは ACS では開腹減圧術など手術的治療を行う必要がある。

ACS は、**図 6-12** のように多臓器不全の原因となりしばしば重篤化するため、ACS 治療の前に適切な輸液管理や原疾患の治療により ACS の予防を意識することが重要である。

2・カテコラミンの使用

出血性ショックは循環血液量減少による臓器灌流、末梢循環不全による代謝異常が主病態であるため、輸液・輸血療法により血管内容量が充足すればショックの離脱が可能である。

十分な循環血液量の確保がないまま、カテコラミンを使用すると、末梢血管抵抗が上昇し、さらに末梢循環不全、組織代謝異常が増悪、乳酸値の上昇が起こるだけでなく、止血前の昇圧は、逆に出血量を増加させる危険もあるため、一般的に出血性ショックに対してカテコラミンは使用しない。

出血性ショックに対する輸液・輸血療法は確かに重要であるが、出血源に対する早期の止血が出血性ショックの治療の両輪として極めて重要であり、止血なくして出血性ショックの治療はうまくいかない。つまり、出血性ショックと認識した段階で、輸液療法と平行し、迅速かつ確実な止血法を考慮すべきである。

各疾患・病態別の具体的な止血法は他書に譲るが、食道静脈瘤破裂に対するSBチューブ、後述する大動脈遮断バルーンなど緊急時の一時的な止血法は熟知しておきたい。

臨床MEMO グリコカリックス（glycocalyx）

毛細血管は血管内皮細胞により管腔が構成されているが、さらにその内側に、血管内皮細胞を覆うようにグリコカリックスと呼ばれる糖鎖の層が存在することが明らかとなってきた。

このグリコカリックスは、血管内皮細胞とともに二重にバリアとして機能し、水分や溶質の出入りを制御していると考えられている。

従来、Starlingの法則によって、毛細血管の動脈側では血管内の静水圧が膠質浸透圧より高いため血管内から細胞間質へ水分が濾過され、静脈側では逆に血管内の静水圧が膠質浸透圧より低いため、間質から血管内に水分が再吸収されると理解されていた。しかし、実際はグリコカリックス直下に膠質浸透圧の低い層が存在し、毛細血管での濾過圧は血管の静水圧とその膠質浸透圧の低い層との差により生じるため、常に静水圧の方が高い状態となり、静脈側での水分再吸収は起こらず、代わりに血管内から細胞間質に濾過された水分はリンパ系を介して血管内に戻るというStarlingの法則に新たな解釈が加えられている。

以上より、①輸液された晶質液（細胞外液）は実際には1/4より多く血管内に維持される、②アルブミンなどの膠質液投与でも水分の再吸収が起こらず浮腫の軽減が期待できない、などの理由で出血に対する初期輸液は晶質液（細胞外液）を選択する、という考えはこの点からも矛盾しない。

■ 非公式ながらよく使う裏ワザ2

Permissive hypotension, Restrictive fluid resuscitation という考え方

従来、出血性ショックに対しては循環血液量を補充し、臓器灌流を維持するため積極的な輸液、輸血療法が行われてきた。

米国では以前より救急隊による病院前からの末梢静脈路確保と輸液療法が行われており、止血前の輸液制限群は有意に生存退院率が高かったと報告された。本報告では、総輸液量の制限により腹部コンパートメント症候群の発症の予防や、人工呼吸器期間の短縮、入院期間の短縮などメリットがあることに加え

て、出血をコントロールする前の積極的な輸液による血圧上昇は、出血量増加や希釈性凝固障害を助長し、止血に難渋する可能性を示唆しており、外傷、特に穿通性外傷による出血に対して、確実に出血がコントロールされるまでは末梢組織、臓器灌流を維持できる必要最低限の輸液に制限し敢えて血圧が低値となるよう管理する新たな蘇生法が提唱された[4]。なお、症例は体幹部穿通性外傷に限定されている。

本邦では穿通性外傷は約3%に過ぎず、残り97%の大部分は鈍的外傷であるという背景の違いがあり、そのまま当てはめることはできず解釈には注意が必要であるが、近年、本邦でもドクターカー、ドクターヘリなどが普及し、病院前診療からの末梢静脈路確保と輸液療法の開始が行われる場面が多くなっており、上記報告は看過できない検討項目である。しかし、末梢組織・主要臓器灌流を保つ必要最低限の循環血液量がどの程度であるか、それを満たす不足分の循環血液量はどの程度であるかを正確に評価できなくては、むしろ低血圧による有害事象が出現してしまうという難しさがある。頭部外傷の合併がある症例では、低血圧による脳灌流圧CPP低下から二次性脳損傷をきたすためPermissive hypotensionは採用されないだろう。

脳灌流圧(CPP)＝平均動脈圧(MAP)－頭蓋内圧(ICP)

よって、適応は限定的であり、輸液療法を含めた全身管理と外傷蘇生を熟知した救急医、麻酔科医の存在なしに安易に行うことは推奨されない。

＜Permissive hypotensionの原則＞
①全身管理、外傷蘇生を熟知した外傷医、救急医、麻酔医がいる。

②穿通性外傷あるいはショックの原因が動脈性の血管外漏出が主である鈍的外傷症例。
③頭部外傷合併例では行わない。
④循環動態のモニタリングと末梢組織代謝の評価を行う。
⑤速やかに止血術を行う。

■ 非公式ながらよく使う裏ワザ3
大動脈遮断バルーン（IABO）[5]

大動脈遮断バルーン（Intra-aortic balloon occlusion；IABO）は非観血的に大動脈遮断を行うことのできる、先端にバルーンの付いたカテーテルである。外科手技に精通していない医師にも十分に挿入可能で、セルジンガー法で大腿動脈から逆行性に挿入し、バルーンを拡張することで、その遠位の血流を遮断し一時的に出血をコントロールすることができる。よって、肝細胞癌破裂、胃・十二指腸潰瘍など内因性疾患、外傷による肝損傷、脾損傷などの腹腔内出血、骨盤骨折や前置胎盤、弛緩出血などの産婦人科疾患などの骨盤部出血に対して効果的である。

開胸・大動脈遮断に比較すると多少時間はかかるが、①低体温を予防できる、②侵襲が小さい、③バルーン容量で遮断率を自在に変えることができる、というメリットがある。

完全遮断による大動脈遮断時間の目安は一般的に30分以内とされている。あくまで一時的な止血法であり、速やかに根本的止血のための処置（手術、内視鏡、動脈塞栓）を行い、なるべく早期に遮断を解除することが必要である。

（丸橋孝昭、今　明秀）

●参考文献

1) Hebért PC, Wells G, Blajchman MA, et al：A multicenter, randomized controlled clinical trial of transfusion requirements in critical care. NEJM 340(6)：409-417, 1999.
2) Holcomb JB, Wade CE, Michalek JE, et al：Increased plasma and platelet to red blood cell ratios improves outcome in 466 massively transfused civilian trauma patients. Ann Surg 248(3)：447-458, 2008.
3) 杉山　貢, 森脇義弘, 岩下眞之, ほか：Abdominal compartment syndrome(ACS). ICUとCCU 29(10)：869-875, 2005.
4) Bickell WH, Wall MJ, Pepe PE, et al：Immediate versus delayed fluid resuscitation for hypotensive patients with penetrating torso injuries. NEJM 331(17)：1105-1109, 1994.
5) 丸橋孝昭, 今　明秀：大動脈遮断バルーン(Intra-aortic balloon occlusion：IABO). 別冊ERマガジン 11(1)：111-115, 2014.
6) 日本外傷学会. 外傷初期診療ガイドラインJATEC改訂第4版
7) 箕輪良行, 今　明秀, 林　寛之(編)：Primary-care Trauma Life Support；元気になる外傷ケア. シービーアール, 東京, 2012.
8) 廣田和美(編)：麻酔科医のための体液・代謝・体温管理. 中山書店, 東京, 2014.
9) 松永　明(編)：LiSAコレクション 症例で学ぶ新しい周術期の輸液管理. メディカル・サイエンス・インターナショナル, 東京, 2014.

7 アナフィラキシー

I 診断の見極め

アナフィラキシーは多臓器に症状が出現する即時型アレルギーである。世界的に統一された定義はないが、米国の Joint Task Force on Practice Parameters のコンセンサス意見では、『急速に起こり、死亡に至る可能性のある重篤なアレルギーによる全身反応』と提唱されている[1]。

1・診 断

病歴、身体所見から臨床診断を行う。アナフィラキシーは症状が急速に進行して全身状態が悪化するため、まず『疑う』こと

表 7-1. アナフィラキシー患者の症状とその頻度

症状	頻度
皮膚症状	90%
蕁麻疹	85〜90%
顔面紅潮	45〜55%
発疹のない痒み	2〜5%
呼吸器症状	60〜40%
呼吸困難、喘鳴	45〜50%
咽頭浮腫	50〜60%
鼻炎	12〜20%
めまい、失神、血圧低下	30〜35%
腹部症状	
嘔気、下痢、腹痛	25〜30%
その他	
頭痛	5〜8%
胸痛	4〜6%

(文献 1) による)
アナフィラキシー患者 1,865 人を対象とし、その症状と頻度をまとめた。

Circulation
低血圧によるめまい、失神
頻脈、徐脈、不整脈
全身の血管抵抗の低下に
よる血圧低下

Airway & Breathing
口唇、舌の腫脹、咽頭浮腫
上気道閉塞、喘鳴、息切れ

Diarrhea
腹痛、下痢、嘔気・嘔吐

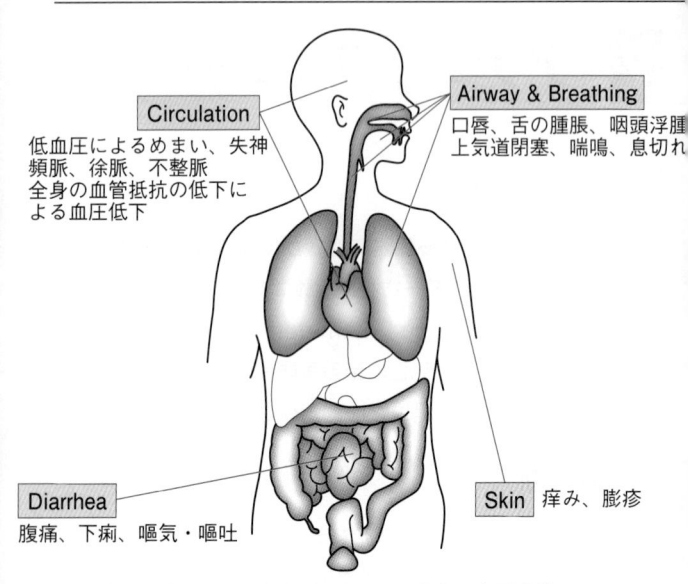

Skin 痒み、膨疹

図1. アナフィラキシーでみられる主要症状

抗原と疑われるものや、その他の要因に患者が接触してから数分から数時間の間に、上記のうち2つ以上の項目が突然に発症した場合にアナフィラキシーと診断する。
(Sampson HA, Muñoz-Furlong A, Campbell RL, et al : Second symposium on the definition and management of anaphylaxis. J Allergy Clin immunol 117(2) : 391-397, 2006 を改変)

が重要である。

アナフィラキシーの症状はさまざまであり(**表7-1**)、主に皮膚、呼吸器、循環器、消化管などの臓器・組織が障害される。

誘因と思われる物質への曝露後、気道(Airway)、呼吸(Breathing)、循環(Circulation)、消化器(Diarrhea)、皮膚(Skin)のいずれかの2症状が数分〜数時間後にみられたらアナフィラキシーと診断する(**図7-1**)[2]。**表7-2**[3]は臨床的にアナフィラキシーと診断する基準である。特に『気道閉塞』と『循環

表7-2. アナフィラキシー診断のための臨床判断基準

以下の3つの基準のうち、1つ以上を満たす場合、アナフィラキシーである確率が非常に高い

1. 急速に(数分〜数時間)起こる皮膚・粘膜のいずれか、または両方に及ぶ(全身性の蕁麻疹・瘙痒感・紅斑、口唇・舌・口蓋垂の腫脹)病変に加え、さらに少なくとも次の1つを伴う場合
    A) 呼吸器障害(呼吸困難、喘鳴/気管支痙攣、上気道性喘鳴、PEF低下、低酸素血症)
    B) 血圧低下や随伴症状である末梢循環不全[筋緊張低下(虚脱)、失神、失禁]

2. アレルゲンと疑われるものに患者が接触してから数分〜数時間の後に、下記2つ以上の項目が急速に発症した場合
    A) 皮膚・粘膜の病変(全身性の蕁麻疹・瘙痒感・紅斑、口唇・舌・口蓋垂の腫脹)
    B) 呼吸器障害(呼吸困難、喘鳴/気管支痙攣、上気道性喘鳴、PEF低下、低酸素血症)
    C) 血圧低下や随伴症状[筋緊張低下(虚脱)、失神、失禁]
    D) 持続的な消化器症状(疝痛発作、嘔吐)

3. 患者にとって既知のアレルゲンに曝露されてから数分〜数時間の後に血圧低下が起きた場合
    A) 乳幼児・小児の場合:収縮期血圧の低下(年齢に応じた)または平常時血圧の30%を超えて血圧が低下する場合
    B) 成人:収縮期血圧が90 mmHgを下回る、または患者の平常時の血圧の30%を超えて低下する場合

(文献3)による)

表7-3. アナフィラキシーを疑った際に注意すべき問診のポイント

・発作前4〜6時間以内に摂取した食物、薬、運動の有無、虫刺傷などの病歴

・アレルギー、アナフィラキシーの既往

・アトピー性皮膚炎、アレルギー性鼻炎、喘息などのアレルギー素因の有無

・薬剤歴:βブロッカー、ACE阻害薬、ARB

虚脱』は致死的な症状であり、アナフィラキシーを疑った場合は直ちに治療を開始することが重要である。診断には問診が重要であり、問診のポイントを**表7-3**に示す。

2・機序と誘因

アナフィラキシーは大きく分けて『免疫原性(さらに IgE 依存性、IgE 非依存性に分かれる)』と『非免疫原性』に分類される。主なアレルゲンは**表 7-4** のようになる。

表 7-4．アナフィラキシーの機序別にみたアレルゲン

免疫原性
 (IgE が関与する免疫学的機序)
  食物 ：ピーナッツ、木の実、甲殻類、魚、牛乳、鶏卵、果物、大豆など
  毒 ：蜂などの刺咬昆虫
  薬剤 ：βラクタム系抗生物質、NSAIDs、生物学的製剤など
  その他：天然ゴムラテックス、精液、動植物による空中アレルゲンなど
 (IgE が関与しない免疫学的機序)
  造影剤、デキストラン、新生児乳児消化管アレルギーなど

非免疫原性
  身体的誘因(運動、低高温、日光など)、アルコール、オピオイドなど

3・リスク因子

表 7-5 にアナフィラキシーのリスク因子を示した。リスク因子をもつ患者はアナフィラキシーを発現するリスクが高いため、特に注意を要する。

表 7-5．アナフィラキシーのリスク因子

・ピーナッツ、小麦、牛乳、魚介類、そば、卵などのショックを起こしやすい食品がアレルゲンである
・微量のアレルゲンでアナフィラキシーが誘発される
・繰り返すアナフィラキシーの既往がある
・喘息の既往歴がある
・蜂に刺されたことがあり、農業など蜂にさされるリスクが高い職場で働いている

表 7-6. アナフィラキシーショックの死亡者数とその死因

西暦(年)		2006	2007	2008	2009	2010	2011
年間死亡者数(人)		66	66	48	51	51	71
死亡	薬物	34	29	19	26	21	32
	蜂毒	20	19	15	13	20	16
	食物	5	5	4	4	4	5
	血清	1	1	0	1	0	0
	詳細不明	6	12	10	7	6	18

(厚生労働省の報告より一部改変 http://www.mhlw.go.jp/toukei/list/81-1a.html)

4・アナフィラキシーショック

アナフィラキシーに血圧低下や意識障害を伴う場合を、アナフィラキシーショックと呼ぶ。日本におけるアナフィラキシーショックの発生は年間5,000〜6,000人である[4]。アナフィラキシーショックによる死亡は年間50〜70例で、死因として最も多いのが薬物であり、次いで蜂毒、食物となっている(表7-6)。

II 鑑別疾患

- **喘息発作**：通常の喘息発作において瘙痒感、膨疹、腹痛、下痢は認められない。
- **失神**：失神では皮膚は蒼白となることが多いが、アナフィラキシーでは皮膚の紅潮や皮疹がみられる。また、失神では呼吸器症状や消化管症状は通常みられない。
- **不安発作/パニック発作**：典型的には血圧が低下することはなく、喘鳴や消化器症状は認められないが、一部の症例では声帯の一時的な機能異常が起こり、その結果、機能的な喘鳴

が生じる。

- **ヒスタミン中毒**：マグロやサバ、カツオなどに多く含まれるヒスチジンが原因となる食中毒である。魚を室温で放置しているとヒスタミン生成菌によりヒスチジンがヒスタミンに変換され、そのヒスタミンを大量に摂取することでヒスタミン中毒が起きる。

その他、アナフィラキシーと鑑別が必要な疾患は多数あり、主な鑑別疾患を**表 7-7** に示す。

表 7-7. アナフィラキシーの主な鑑別疾患

- 気道異物、喉頭痙攣、声帯機能不全
- 気管支喘息、アスピリン喘息
- ARDS
- 心血管イベント(心筋梗塞、肺塞栓、肺水腫)
- 血管迷走神経反射
- 失神
- 非器質的疾患(不安発作、パニック発作、過換気など)
- 神経学的イベント(脳卒中、てんかん、痙攣など)
- 蕁麻疹
- 血管性浮腫
- 紅潮症候群(カルチノイド症候群、飲酒、更年期障害など)
- レッドマン症候群(バンコマイシンによる)
- その他のショック(低循環血液量性、心原性、血液再分配性など)
- グルタミン酸中毒
- ヒスタミン中毒
- 花粉-食物アレルギー症候群
- 肥満細胞症、好塩基球性白血病
- 褐色細胞腫
- 甲状腺髄様癌

Ⅲ 輸液を含めた治療計画

1・初期治療

a．アレルゲンからの隔離

アレルゲンが病歴や既往歴から同定できていれば、患者をアレルゲンから隔離する。例えば、原因が静注薬であれば中止し、虫刺症で針が残っていれば除去する。

b．気道、呼吸

リザーバー付き酸素マスクで 100%酸素を投与する。喉頭浮腫などの上気道閉塞が強い場合には、気管挿管を検討する。気管挿管のタイミングが遅れると、進行する気道浮腫のため気管挿管が困難となるので、迅速な判断が必要である。気管チュー

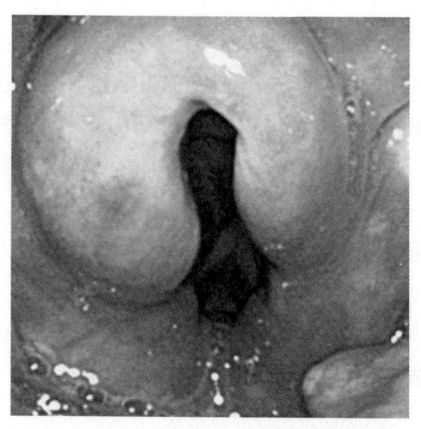

図 7-2．アナフィラキシー患者の気道浮腫の写真
喉頭蓋や声帯が腫脹し、声門が狭窄している。

ブは細めのものを使用する。喉頭浮腫が著しく気管挿管が困難な場合には、輪状甲状靱帯切開を施行する。アナフィラキシー患者の気管挿管時の写真を図 7-2 に示す。

c. 循 環

『毛細血管透過性亢進』により血管内の水分が間質に漏れることで血管内の有効循環血液量が絶対的に不足するとともに、『血管拡張』により相対的な循環血液量が不足する。そのため血圧が低下し、大量輸液が必要となる。多くの症例では 1～2 L の輸液で安定することが多いが、アナフィラキシー発症から 10 分間で最大 50％もの血管内容量が減少することもあり、4～5 L 以上の輸液が必要な症例もある。まずは最低でも 18 G 以上の太い輸液路を 2 ヵ所確保し、急速輸液を開始する。末梢から輸液路の確保が困難なときは骨髄輸液路を考慮する。

血圧が低下している場合の第一選択薬はアドレナリンである。アナフィラキシーにおいてアドレナリンに期待する主な作用は、$α_1$刺激作用（血管収縮作用で血圧を上昇させ、また、粘膜浮腫を軽減する）、$β_2$刺激作用（ケミカルメディエーターの放出を抑制し、血管透過性の亢進を抑制する。気管支拡張）である。

投 与 量：小児：0.01 mg/kg ⇒ 0.01 mL/kg（最大 0.3 mL）
　　　　　成人：0.3～0.5 mg ⇒ 0.3～0.5 mL
　　　　　効果がなければ 5～15 分ごとに繰り返す
投与方法：筋注（皮下注ではない）
投与部位：大腿前外側（外側広筋）

致死的なアナフィラキシーによる死亡症例の多くが、アドレ

ナリンの投与が発症から30〜60分後と遅く、発症からアドレナリン投与までの時間が早いほど救命率が高い。アナフィラキシーを疑ったら、直ちにアドレナリンを投与しなければならない。

アドレナリンの繰り返し投与を必要とする難治性の症例や筋注に反応しない症例では経静脈投与を行う。成人では1mgを生理食塩液で10倍に希釈して0.5mL(50μg)を静注する方法や、1mgを生理食塩液で100倍に希釈して30〜100mL/時(=5〜15μg/分)で持続静注する方法などがある。経静脈投与を行う際は、血圧上昇、頻脈、不整脈などの合併症をきたすことがあるので、ICUなどでモニタリング下での管理が必要である。

なお、アドレナリン以外のカテコラミン(ドパミン、ドブタミン、ノルアドレナリン、フェニレフリンなど)については信頼性の高い研究は存在しない。

2・急性期にはどの輸液製剤を、どれだけ投与したらいいのか

血圧が低下している場合、生理食塩液(またはその他の晶質液)の急速投与を行う。アナフィラキシーの治療ガイドラインはいくつかあり、『アドレナリンを使用しても血圧低下が遷延する場合は晶質液(特に生理食塩液)、または膠質液の急速輸液を行う。成人では1〜2Lは輸液する必要があり、最初の5分間は生理食塩液5〜10mL/kgを急速投与する。小児は最初の1時間で30mL/時の生理食塩液を投与する』[5]、『収縮期血圧が20mmHg以上低下した場合は、膠質液を10mL/kg輸液する、もしくは灌流障害または著明な血圧低下がある場合、またはGCSが8点未満の場合は膠質液を20mL/kg急速輸液する』[6]

などと記載されている。

透析患者がアナフィラキシーを発症した場合も大量輸液を行わなければならない。呼吸状態が悪化することを恐れ、大量輸液を行わないと、血管内容量の不足によりショックが遷延・悪化し、最悪の場合は心停止に至る。ためらわずに急速輸液をしなければならないが、厳密に呼吸・循環動態を評価しなければならない。

参考症例 65歳、男性 体重76.5kg 造影剤によるアナフィラキシーショック

10年前に大腸癌の手術の既往があった。過去に造影CTの既往はあるが、今までにアレルギー症状が出たことはなかった。定期外来でいつもと同じように造影CTを施行した。造影剤を投与開始から30秒後に『痒い』と訴えた後に膨疹が出現した。徐々に呼吸促迫となり、2分後に心肺停止[初期波形PEA(無脈性電気活動)]となった。直ちに心肺蘇生を開始し、生理食塩液の急速投与を行い、アドレナリン1mgを2回投与し心拍再開した。数日後に後遺症なく自宅退院となった。アナフィラキシーはこのように急激に発症し、心停止になることがある。造影剤によるアナフィラキシーは、過去に造影剤使用で特に異常が起きなかった場合でも起こりうることに注意する。造影剤によるアナフィラキシーショックに対して初期治療に反応せず、経皮的心肺補助装置(percutaneous cardiopulmonary support：PCPS)を使用して、後遺症なく救命した症例もある[7]。

3・輸液投与量の指標について

血圧、心拍数、呼吸数、意識などのバイタルサインに加え、尿量も重要な指標となる。皮膚の湿潤や、毛細血管再充満時間（capillary refill time；CRT）などの理学所見も重要である。超音波での下大静脈径とその呼吸性変動も指標になる。個々の指標で判断せず、これらを総合的に判断し輸液量や速度を調節する。通常は1～2Lで改善する症例が多いが、数L以上必要な症例もある。これらの指標は無～低侵襲で測定でき、繰り返し、または連続的に行えるため、臨床の現場では非常に有用である。

治療抵抗性のアナフィラキシーショックの指標としては、上記に加えて以下のモニターを検討する。

- **中心静脈圧（CVP）**：CVPを測定し、血管内容量の指標として用いることができるが、現在はあまり正確な指標にならないという意見も多い。侵襲的である点も留意する。
- **肺動脈カテーテル**：CVP、肺動脈圧、肺動脈楔入圧、右心房圧、心拍出量、血管抵抗などを数値化することで循環動態の指標となるが、侵襲性であり合併症も多い。
- **低侵襲性心拍出量モニター**：末梢の動脈圧とその波形で心拍出量、1回拍出量変化（SVV）などを測定できる。CVPを測定すれば、体血管抵抗も測定可能である。簡便で肺動脈カテーテルより侵襲性は低い。近年、ビジレオ モニター（Edwards）、PiCCO（東機貿）などの製品が普及している。

アナフィラキシーの患者では、これらのモニターを使用することで、『血管抵抗』と『有効循環血液量』の両方が低下している

ことが認識できる。

- **経食道エコー**：左室の前負荷および後負荷をモニターすることにより、循環の評価に有用だが、侵襲的であり救急外来などの現場で使用されることは少ない。

4・輸液療法の限界と、その他の治療方法について

アナフィラキシーショックの治療に輸液療法は重要であるが、輸液療法のみで治療が完了するわけではない。最も重要な薬剤はアドレナリンであり、他の薬剤としてはステロイド、H_1受容体拮抗薬、H_2受容体拮抗薬を投与する。

a．ステロイド(糖質コルチコイド)

静注薬の最大効果発現は投与から約4～6時間後で、炎症性蛋白の産生を抑えることで二相性反応や遷延性反応の防止に有効とされる。

成人処方例：メチルプレドニゾロン125 mg静注、プレドニゾロン1 mg/kg内服(アスピリン喘息を疑うような場合は、デキサメタゾン6～10 mg静注または筋注または内服)
小児処方例：メチルプレドニゾロン1～2 mg/kg静注

---

b．H_1受容体拮抗薬、H_2受容体拮抗薬

呼吸・循環・消化器症状への効果はないが、皮膚症状(痒み、

蕁麻疹)には効果がある。末梢血管平滑筋のヒスタミンレセプターの85%がH₁受容体で15%がH₂受容体であるため、H₂受容体拮抗薬をH₁受容体拮抗薬に併用して投与すると、H₁受容体拮抗薬単独投与よりも皮膚症状には効果的である。

さらに症例によっては、β刺激吸入薬、グルカゴン、バソプレシン、メチレンブルーを使用することがある。

Ⅳ 輸液療法からみたその後のフォローアップ

ショックから離脱し、循環動態が安定した後は輸液の速度を徐々に減量し、維持輸液に変更する。カテコラミンも減量、中止する。大量輸液を施行した患者は、リフィリング(利尿期)に注意し、必要ならば利尿薬を投与する。しかし、症状が安定した後に二相性反応が出現し、再びショックになる可能性があるので、発症から数時間〜24時間程度は経過観察が必要である。

1・二相性反応について

以前はアナフィラキシーの1〜20%に合併し、発症した症例の多くは初期反応改善後、4〜12時間以内に生じると報告されていたが、発生率は数%という報告もある。最近、『三次救急の救命センターに訪れたアナフィラキシー患者において、二相性反応は0.18%程度にしか起きず、致死的なものはなかった』と報告された[8]。この報告は、救命センターを訪れた42万8,634人の患者に対して行われた、大規模な多施設共同後ろ向きコホート研究である。このように二相性反応の報告はさまざまで、退院基準を施設ごとに設けて共有しておく方がよい。当院では、アナフィラキシーショックで受診した患者に対しては基本的に

表 7-8. SAFE アプローチ

> Seek support：家族や友人など、家で患者に付き添う人が必要。1 人にさせない。
>
> Allergen：できるだけ原因となるアレルゲンを発見する。そして再度の曝露を避ける。
>
> Follow-up：最低でもかかりつけ医、できればアレルギー専門の医師のフォローアップを。
>
> Epinephrine：エピペン®を処方し、常に携行する。

(文献 9)による)

入院を勧めており、翌日まで経過観察を行うことが多い。帰宅させる際に SAFE アプローチ[9]を使っている施設もある(**表 7-8**)。

2・自己注射型エピネフリン(エピペン®)について

アナフィラキシーの発現リスクが高い患者や、医療機関から離れた地域に住んでいる患者、アナフィラキシーの既往があって海外旅行をする患者、運動誘発性アナフィラキシーの既往のある患者には、自己対策としてエピペン®(ファイザー)の携行が推奨されている。体重 15〜30 kg では 0.15 mg 製剤、30 kg 以上では 0.3 mg 製剤を投与する。

3・運動誘発性アナフィラキシー

運動開始から約 30 分〜4 時間で発症することが多い。発症には再現性があるとは限らず、発症の予測が難しい。ジョギングなどの運動で誘発されるが、感情ストレスで誘発されることもある。多くは鼻閉や蕁麻疹が起きる程度だが、ショックになる場合もある。

7. アナフィラキシー

― ■非公式ながらよく使う裏ワザ1 ―

‖ アドレナリンの投与について ‖

投与部位として大腿外側広筋を勧めているが、その根拠となった文献を**図 7-3** に示す。

アドレナリン 0.3 mg を 13 人の健常人（平均年齢 26±2 歳、平均体重 85±5 kg）の各部位に皮下注または筋注して、それぞれの部位のピーク濃度を比較した無作為二重盲検化試験である。外側広筋で筋注するのが最も血中濃度が上がりやすいとい

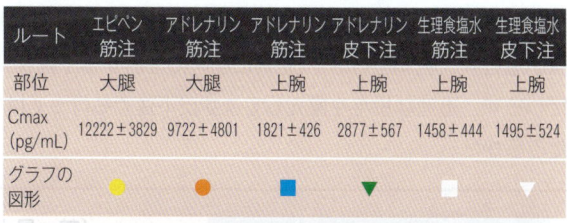

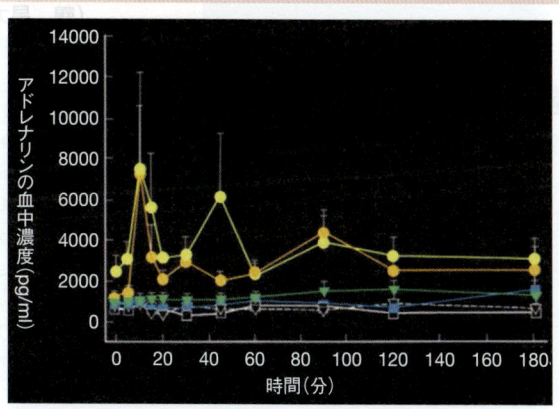

ルート	エピペン 筋注	アドレナリン 筋注	アドレナリン 筋注	アドレナリン 皮下注	生理食塩水 筋注	生理食塩水 皮下注
部位	大腿	大腿	上腕	上腕	上腕	上腕
Cmax (pg/mL)	12222±3829	9722±4801	1821±426	2877±567	1458±444	1495±524
グラフの図形	🟡	🟠	🟦	🔽	⬜	▽

図 7-3. アドレナリンの投与部位と血中ピーク濃度の比較

(Simons FE, Gu X, Simons KJ：Epinephrine absorption in adults； intramuscular versus subcutaneous injection. J Allergy Clin immunol 108(5)：871-873, 2001 より引用し一部改変)

う結果になった。この論文では『サンプルが 13 人と少ない』、『大腿の皮下注のデータがない』、『上腕に関しては筋注より皮下注の方が高濃度になっている』など、結果に疑問が残る。大腿外側広筋に筋注することが多いが、症例によっては上腕に筋注した際も効果に差がないように感じる。因みに研修医が誤って大腿外側に皮下注してしまった場合もあったが、その症例では速やかに血圧は上昇した。

『筋肉量が多い＝血流が多い』部位に迅速に投与するのがベストだが、皮下注でもそれなりに血中濃度は上がる。全身の浮腫が強い患者や、肥満患者は、『絶対に筋肉に注射する！』ことにこだわらず、迅速な投与を優先してまず皮下注でも行っては如何だろうか？

(鶴　昌太、安達普至)

● 文献

1) Lieberman P, Kemp SF, Oppenheimer J, et al：The Diagnosis and Management of Anaphylaxis ; An updated Practice parameter. J Allergy Clin Immunol 115(3 Suppl 2)：S484-S523, 2005.
2) Sampson HA, Muñoz-Furlong A, Campbell RL, et al：Second symposium on the definition and management of anaphylaxis. J Allergy Clin immunol 117(2)：391-397, 2006.
3) 海老澤元宏, 伊藤浩明, 岡本美孝, ほか：アナフィラキシーの評価および管理に関する世界アレルギー機構ガイドライン. アレルギー 62(11)：1467, 2013.
4) 野口　宏, ほか：厚生労働科学研究費 厚生労働科学特別研究事業 総括研究報告書（平成 19 年度）「救急救命士による救命救急処置に関する研究（アナフィラキシーショックの救命率向上に関わ

る早期処置の妥当性とその実施方法)」平成 20 年.
5) Lieberman P, Nicklas RA, Oppenheimer J, et al：The diagnosis and management of anaphylaxis practice parameter；2010 Update. J Allergy Clin Immunol 126(3)：477-480, e1-e42, 2010.
6) Gavalas M, sanada A, Metcalf S, et al：Guidelines for the management of anaphylaxis in the emergency department. J Acid Emerg Med 15(2)：96-98, 1998.
7) 堀　泰雄, 江川悟史, ほか：人工血管を介した経皮的心肺補助装置からの送血により救命したアナフィラキシーショックによる心停止例. 日本集中治療医学会雑誌 20：645-646, 2013.
8) Grunau BE, Li J, Yi TW, et al：Incidence of clinically important biphasic reactions in emergency department patients with allergic reactions or anaphylaxis. Ann Emerg Med 63(6)：736-744, 2014.
9) Lieberman P, Decker W, et al：SAFE；a multidisciplinary approach to anaphylaxis education in the emergency department. Ann Allergy Asthma Immunol 98(5)：519-523, 2007.
10) Simons FE, Gu X, Simons KJ：Epinephrine absorption in adults；intramuscular versus subcutaneous injection. J Allergy Clin immunol 108(5)：871-873, 2001.

8 脳血管障害

I 診断の見極め

　脳血管障害すなわち脳卒中の診断は、ややとっかかりにくい印象のある「神経所見のとり方」から始まっていた時代から、MRIによる画像診断の時代に移り変わってきている。このことは、必ずしも神経領域の疾患を専門としない救急医でも脳血管障害であるかどうかの診断が比較的容易になってきていることを意味している。その一方では、迅速な対応を求められる時代になっているのも事実であり、診断の見逃しや遅れは重篤な後遺症へとつながる可能性がある恐ろしい領域でもある。一方、点滴注射をはじめとした治療法に関しては「脳卒中治療ガイドライン」が改訂を重ねており、全国的に標準的な治療が行いやすくなってきている。さらには、脳卒中診療に欠かせない血圧管理に関しては「高血圧治療ガイドライン」で具体的にその手法が明示されている。これらのガイドラインに準拠しつつ、脳血管障害を専門としない救急医でも脳血管障害を得意とする救急医でも同じように輸液療法を行えるように解説を試みた。

　まずはじめに、脳血管障害の診断の見極めとして、臨床病系分類を押さえておく必要がある(図8-1)。まずは、くも膜下出血(subarachnoid hemorrhage；SAH)、脳出血、脳梗塞(cerebral infaction)の3つに分類され、脳梗塞はさらに心原性脳塞栓症、アテローム血栓性脳梗塞、ラクナ梗塞に分類される。この分類によって、ある程度の治療法が決まっている。

　一方、救急診療ではまず、脳血管障害をどのようなときに疑

8. 脳血管障害

```
血管の破綻    大分類         臨床病型分類

        ┌─ くも膜下出血
   出血 ─┤
        └─ 脳出血

                      ┌─ 心原性脳塞栓症
   虚血 ── 脳梗塞 ────┼─ アテローム血栓性脳梗塞
                      │                          ◀ BAD
                      └─ ラクナ梗塞
```

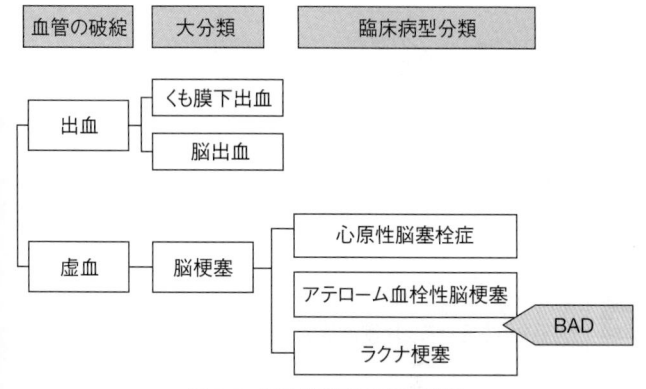

図 8-1. 脳血管障害の病型分類

血管の破綻の仕方は破れて出血するか詰まって虚血になるかである。脳血管障害は一般的にくも膜下出血、脳出血、脳梗塞の3つに分類する。脳梗塞には臨床病型分類があり、3つに分類しているが、近年、新たな分類として BAD(Branch Atheromatous Disease)が加えられるようになった。

うかという、症候からの見極めが必要である。この見極めにより、時間外でも MRI または CT をオーダーする必要があり、無理なら転送を考えなければならない。見極めとして代表的な症候は「H は FAST(エッチはファースト)」と覚えるとよい(**図 8-2**)。急げ(ファースト)ということである。

次に脳血管障害を疑った場合、どのようにして診断と治療につなげていくか解説する(**図 8-3**)。

基本的には画像診断を行わなければ出血か梗塞かの正確な見極めは困難である。したがって画像診断がなされるまでは t-PA の適応があるという前提の下に迅速に診療を進める必要がある。そして、スタンダードな診療の手順としては CT による画像診断を行い、出血がなければ脳梗塞の診断で、t-PA の

H	Headache：突然の頭痛 意識が朦朧、意識障害で訴えられない
F	Face：顔 「うー」「いー」顔がゆがむ、左右差がある
A	Arm：腕（上腕） 両手を持ち上げると片側が落下する
S	Speech：はなし、ことば 言葉が通じない、口がもつれる
T	Time：時間 時間が勝負、急いで行動（FAST）

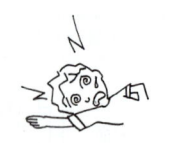

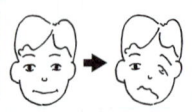

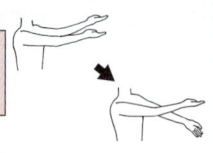

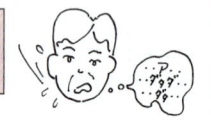

図 8-2. 脳血管障害の症候「H は FAST」

急性発症（Time）で FAS のうち 1 つでも認められれば、脳血管障害の可能性が 70％。さらに H を加えれば大半の脳血管障害が引っかかる。痺れのみや眩暈のみの場合で軽症の脳血管障害の可能性もあるが、救命センターでみる脳梗塞は重症例が多く、また、時間勝負となる t-PA 適応になる症例を考えれば、上記条項で概ね問題ない。詳細な所見は NIHSS でとり直す。

適応、慎重投与、禁忌をチェックリストに従って判定する。アドバンスな治療を行う施設であれば MRI による画像診断を行い、同時に MRA で脳血管の評価を行っておくことで、血管内治療も念頭に入れた治療計画を立てることができる。また、施設によっては t-PA の投与まで行った後、血管内治療が可能な施設へ転送する（drip & ship）体制を備えている地域もある。

画像診断の結果、脳出血であった場合は、基本的には一般的

8. 脳血管障害

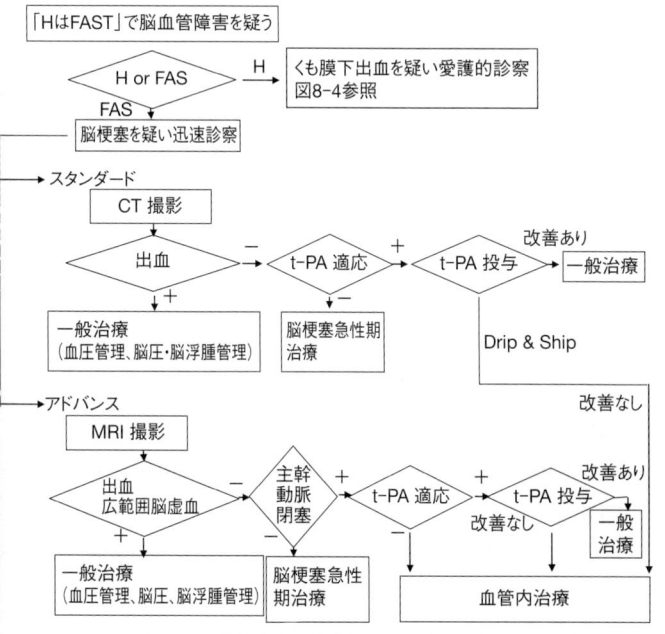

```
「HはFAST」で脳血管障害を疑う
        ↓
      H or FAS ──H──→ くも膜下出血を疑い愛護的診察
        ↓ FAS              図8-4参照
   脳梗塞を疑い迅速診察
```

→ スタンダード
- CT撮影
  - 出血 + → 一般治療（血圧管理、脳圧・脳浮腫管理）
  - 出血 − → t-PA適応
    - − → 脳梗塞急性期治療
    - + → t-PA投与
      - 改善あり → 一般治療
      - Drip & Ship

→ アドバンス
- MRI撮影
  - 出血・広範囲脳虚血 + → 一般治療（血圧管理、脳圧、脳浮腫管理）
  - − → 主幹動脈閉塞
    - − → 脳梗塞急性期治療
    - + → t-PA適応
      - + → t-PA投与
        - 改善あり → 一般治療
        - 改善なし → 血管内治療
      - 改善なし → 血管内治療

図 8-3. 症候からの見極めフローチャート

脳血管障害を疑ったときのフローチャートを示す。症候からはくも膜下出血だけは例外的である。脳出血と脳梗塞は画像診断を行わなければ正確な見極めはできない。したがって、脳梗塞でt-PA投与を前提に診療を進める。CTで診断し診療治療を進めていくスタンダードな手順と、MRIで診断し血管内治療を視野に入れて診療治療を進めていくアドバンスな手順および、スタンドードからアドバンスへの架け橋となるdrip & shipを明示した。

な輸液管理、血圧管理、脳圧管理の治療法しかない。年齢、意識レベル、血腫量などによっては減圧術の適応を考慮する必要がある。

一方、「HはFAST」の症候の中で「H」で脳血管障害を疑う場合は、くも膜下出血を念頭においていることは言うまでもない。この場合、再破裂を防ぐことが最重要課題であり、迅速さより

愛護的な診療を進める必要がある。すなわち、適切なタイミングで速やかに鎮静鎮痛降圧を行う必要がある。根治療法として手術が必要になるため、治療法や時期について専門医にコンサルトする必要がある。

II 具体的な疾患の超急性期管理

　脳血管障害は上記の如く分類されており、これに基づいた治療法がガイドライン化されている。いずれの病型分類においても共通した管理指針は、適正な血圧管理と脳圧管理を重視した輸液管理を行うことである。

　適正な血圧管理に関しては「高血圧治療ガイドライン 2014（JSH2014）」の「第 6 章 臓器障害を合併する高血圧 a 脳血管障害」でガイドライン化されている。各病型分類別に超急性期、急性期、亜急性期、慢性期に分けて、治療開始基準や治療目標および使用できる降圧薬が示されている。

　脳圧管理に関しては頭蓋内圧（intracranial pressure；ICP）センサーが留置されていれば平均血圧との差から脳灌流圧（cerebral perfusion pressure；CPP）が保てるように浸透圧利尿薬を使用しながら血圧管理を行っていくことになる。ICP センサーが留置されていない場合は数値目標なしに浸透圧利尿薬を投与しながら上記ガイドラインに沿った血圧管理を行うことになる。浸透圧利尿薬にはグリセオール®とマンニットール®の 2 種類があり、その投与量と投与間隔は、画像所見と瞳孔や麻痺などの神経所見およびそれらの推移から経験則に基づいて決めていくしかない。しかしながら、ある程度のパターン化は可能である。当院ではグリセオール®の 1 回投与量を 200 mL とし、1 日の投与回数を 2〜4 回で変更できるように G2〜G4

8．脳血管障害

表 8-1．グリセオール®とマンニットール®の使用例（G4 セットと MG6 セット）

```
<G4 セット>                         <MG6 セット>
Rp01-1                              Rp01-1
 00：00/2 時間かけて                  00：00/2 時間かけて
 グリセオール注  200 mL  1 瓶         100 mL 使用
Rp02-1                               マンニット T 15～500 mL  0.2 袋
 06：00/2 時間かけて                 Rp02-1
 グリセオール注  200 mL  1 瓶         04：00/2 時間かけて
Rp03-1                               グリセオール注  200 mL  1 瓶
 12：00/2 時間かけて                 Rp03-1
 グリセオール注  200 mL  1 瓶         08：00/2 時間かけて
Rp04-1                               100 mL 使用
 18：00/2 時間かけて                  マンニット T 15～500 mL  0.2 袋
 グリセオール注  200 mL  1 瓶        Rp04-1
                                     12：00/2 時間かけて
                                     グリセオール注  200 mL  1 瓶
                                    Rp05-1
                                     16：00/2 時間かけて
                                     100 mL 使用
                                     マンニット T 15～500 mL  0.2 袋
                                    Rp06-1
                                     20：00/2 時間かけて
                                     グリセオール注  200 mL  1 瓶
```

セットを用意している。さらに、マンニットール®100 mL を間に投与する MG4、6、8 セットを用意している（**表 8-1**）。

　グリセオール®はマンニットール®と比較して、即効性には劣るが持続性があり、リバウンドが少ない。したがって、すぐにでも脳圧を下げて手術に持ち込みたいときなどにマンニットール®の投与を行い、病棟管理ではグリセオール®を中心にした方がよい。作用機序は、高浸透圧製薬であるため血管外から血管内に水分を引き込み、血管内ボリュームの増大が利尿を促し、結果的に頭蓋内の水分量が減るため脳圧が下がるということにある。基本的には利尿薬であり、脱水や電解質異常をきたす可能性があるため注意が必要である。また、投与しても利尿が得られない場合は容易に用量負荷となり心不全になることがあ

る。このような場合は、フロセミド（ラシックス®）などのループ利尿薬を併用すると効果的である。

1・くも膜下出血（SAH）

　発症直後は再破裂を予防するため、侵襲的な処置や検査は避けることが望ましく、十分な鎮痛、沈静、降圧が必要である。そして、再破裂をきたすことなく手術にもっていくことが大切である。

　救命医が取り扱う脳血管障害は救急救命士による病院選定基準からして重症度の高いくも膜下出血が多くなる。意識障害が強いため舌根が沈下している、吐物により気道が閉塞している（A：Airway の異常）、急性神経原性肺水腫を発症しており酸素飽和度が低い（B：Breathing の異常）、たこつぼ型心筋症を発症しておりショック状態である（C：Circulation の異常）、クッシング潰瘍により吐血している、などの状況が想定される。このような重症例に対して、確実にかつ安全に診断と治療を行っていくためには、各施設でマニュアルを完備しておくことが望まれる。既に、多くの施設でマニュアルが完備されていると思われるが、1例として当院で実際に使用しているプロトコール（マニュアル）を提示する（図 8-4・5）。なお、ここで提示したプロトコールの利用にあたっては、各施設、各医師の責任において利用されたい。

　画像診断は MRI を第一選択としており DWI、FLAIR、T2、T2*、MRA を撮影し、くも膜下出血の確定診断、血腫の局在、破裂脳動脈瘤の同定を1回の検査で行えるようにしている。CT の場合、単純撮影で診断を確定し造影 CTA で破裂瘤の同定を行うようにしている。これで、手術戦略、タイミングの検

8. 脳血管障害

＜ Pre Tx SAHプロトコール ＞

- 救急担当医によるプロトコールを使用の指示

↓

- バイタル、意識レベルのチェック（JCS・GCSなど記録できる程度のもので可）
- ヴィーンF 500mlでルートキープ（採血S-1も実施）

→ RSI プロトコール

- 鎮静・鎮痛処置 NLA＝ホリゾン5mg（0.5A）＋ソセゴン15mg（1A）静注
- 鎮静・鎮痛が不十分な場合は、NLAを何度でも追加使用可。
- 呼吸抑制にそなえ、酸素投与開始（マスク）
- 収縮期血圧140mmHg以下を目標にペルジピン2mlを静注（何度でも追加使用可）
  収縮期血圧を90〜140mmHgにコントロール
- 降圧不十分なら、ペルジピン（原液）2〜20ml持続投与を開始。

↓

- バイタルサイン（呼吸・循環・鎮痛・鎮静・降圧）が安定していることを確認し、検査へ。

↓

- 画像診断 MRI（ルーチン）＋MRA（ルーチン＋Target 3D）または頭部CT＋3D-CTA
- X-P（2・1・2・1）とECG

↓

脳卒中センター長へ連絡。SCUに入床

↓

- プレセデックス2ml＋生理食塩水48mlをシリンジポンプで0.7μg/kg/hr持続注入開始
  （体重40kg=7.0ml/hr・体重50kg=8.8ml/hr・体重60kg=10.5ml/hr・体重70kg=12.3ml/hr）
  ※ **血圧90mmHg未満まで低下や
  心拍数45回/分未満の徐脈、呼吸抑制が出現すれば減量**

- （麻）フェンタニルをシリンジポンプで2.0ml/hrで持続投与開始
  - 導入時 フェンタニル10ml（5A）＋ 5％ブドウ糖10ml＝20ml
  - 追加時 フェンタニル4ml（2A）＋ 5％ブドウ糖4ml＝8ml
  ※ **血圧90mmHg未満まで低下、呼吸抑制が出現すれば減量**

※鎮痛・鎮静・降圧を確認し。センサー付バルーンカーテテル挿入
鎮静・鎮痛不十分な場合は、NLAを何度でも追加使用可
Ba挿入や差替えは、バイタルの安定を確認し、適宜でタイミングを検討すること。

※ ペルジピンで降圧不十分な場合ミオコール（原液）2〜20ml持続静注を併用

平成26年8月 改訂

図 8-4. SAH マニュアル

（注：あくまでも当院の運用マニュアルであり、使用にあたっては各施設の責任で使用してください）

討ができる。血管撮影は侵襲的な検査であり手術直前まで待機して、できれば麻酔科管理の全身麻酔で実施する。血管内治療が可能であればそのまま治療に入り、開頭手術の場合は手術室

RSI プロトコール ～函脳外Ver.～

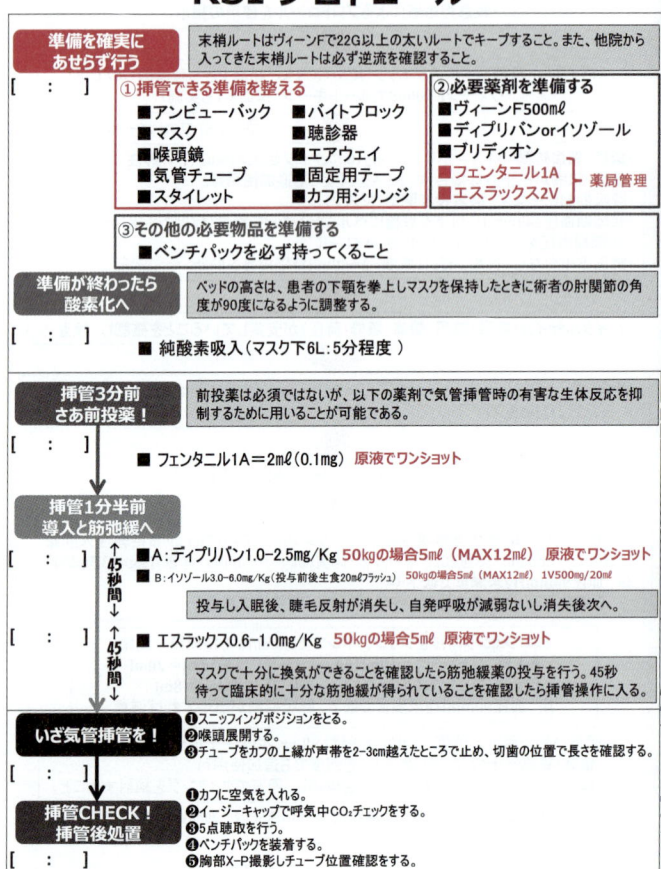

準備を確実にあせらず行う

末梢ルートはヴィーンFで22G以上の太いルートでキープすること。また、他院から入ってきた末梢ルートは必ず逆流を確認すること。

[:]

①挿管できる準備を整える
- ■アンビューバック　■バイトブロック
- ■マスク　■聴診器
- ■喉頭鏡　■エアウェイ
- ■気管チューブ　■固定用テープ
- ■スタイレット　■カフ用シリンジ

②必要薬剤を準備する
- ■ヴィーンF500mℓ
- ■ディプリバンorイソゾール
- ■プリディオン
- ■フェンタニル1A　薬局管理
- ■エスラックス2V

③その他の必要物品を準備する
- ■ベンチパックを必ず持ってくること

準備が終わったら酸素化へ

ベッドの高さは、患者の下顎を挙上しマスクを保持したときに術者の肘関節の角度が90度になるように調整する。

[:]

■ 純酸素吸入（マスク下6L：5分程度）

挿管3分前 さあ前投薬！

前投薬は必須ではないが、以下の薬剤で気管挿管時の有害な生体反応を抑制するために用いることが可能である。

[:]

■ フェンタニル1A＝2mℓ（0.1mg）　原液でワンショット

挿管1分半前 導入と筋弛緩へ

[:]

↑45秒間↓

A：ディプリバン1.0-2.5mg/Kg　50kgの場合5mℓ（MAX12mℓ）　原液でワンショット
B：イソゾール3.0-6.0mg/Kg（投与前後生食20mℓフラッシュ）　50kgの場合5mℓ（MAX12mℓ）　1V500mg/20mℓ

投与し入眠後、睫毛反射が消失し、自発呼吸が減弱ないし消失次第へ。

[:]

↑45秒間↓

■ エスラックス0.6-1.0mg/Kg　50kgの場合5mℓ　原液でワンショット

マスクで十分に換気ができることを確認したら筋弛緩薬の投与を行う。45秒待って臨床的に十分な筋弛緩が得られていることを確認したら挿管操作に入る。

いざ気管挿管を！

❶スニッフィングポジションをとる。
❷喉頭展開する。
❸チューブをカフの上縁が声帯を2-3cm越えたところで止め、切歯の位置で長さを確認する。

[:]

挿管CHECK！ 挿管後処置

❶カフに空気を入れる。
❷イージーキャップで呼気中CO₂チェックをする。
❸5点聴取を行う。
❹ベンチパックを装着する。
❺胸部X-P撮影しチューブ位置確認をする。

[:]

図 8-5. RSI（Rapid Sequence intubation，緊急気管挿管）プロトコール
（注：あくまでも当院の運用マニュアルであり、使用にあたっては各施設の責任で使用してください）

に移動するようにしている。

　このようなマニュアルは施設の実情に合わせて、あらゆる状

況にもフレキシブルに対応できるように作製しておくことが肝要である。

2・脳出血

脳出血では脳実質が破壊されながら血腫が拡大し、周囲の正常な脳組織を圧迫し、脳浮腫が加わって、脳圧亢進、脳ヘルニアをきたす。このような悪化の一途をたどらないようにするために、ガイドラインに遵守した血圧管理を行い、適正な浸透圧利尿薬の投与による脳浮腫軽減、頭蓋内圧管理を行っていく必要がある。

高血圧性脳出血の場合、近年は保存的加療が行われることが多いが、年齢、部位、血腫量、意識レベルなどによっては手術の適応となることがあるため専門医の判断が必要である。また、皮質下出血や若年者の出血の場合、高血圧以外の原因検索が必要である。

3・脳梗塞

超急性期加療に関しては、病型分類にかかわらず、t-PAの適応の有無、血管内治療による血行再建の判断など、1分1秒を争う迅速な対応が必要である。特に、血管内治療に関してはデバイスの開発が日進月歩で行われており、スタンダードな治療法はまだまだ流動的であり、脳血管内治療医の判断が必要である。現行のガイドラインでは、まずは t-PA の適応の有無を判断し、適応除外例または t-PA 無効例に対して血行再建の適応があれば血管内治療による血栓回収などの血行再建術を行う。

Ⅲ 具体的な疾患の急性期管理

超急性期治療に引き続き2週間以内の急性期治療について解説する。おおむねICUやSCUでの管理方針に該当する。脳血管障害のいずれにおいても神経所見が変化しやすい時期であり、神経学的所見の観察は欠かせない。また、急性期からリハビリテーションを開始することの有用性を忘れてはならない。

1・くも膜下出血（SAH）

脳血管障害の中で急性期管理の成否が予後に最も左右されやすいのがこのくも膜下出血である。その意味ではintensivistの本領を発揮すべきところである。くも膜下出血特有の急性期の問題はなんといっても「スパズム」である。そこで、日々の診療で見逃しを少なくするためのチェックポイントを示す（表8-2）。チェックポイントは「ABCDE＋アイウエオ」で覚えるのがよい。

C：Circulation（循環）に関してはTriple H therapy（Hy-

表8-2. 見逃さないためのチェックポイント

ABCDE＋アイウエオ（覚え方）
A：Airway 気道
B：Breathing 呼吸
C：Circulation 循環
D：Dysfunction of CNS 中枢神経症状
E：Environment control 体温管理
ア：Anemia 貧血
イ：Infection control 感染制御
ウ：nUtrition support 栄養療法
エ：Electrolyte 電解質
オ：Others その他（肝機能、腎機能）

pertension、Hypervolemia、Hyperdilution)はよくいわれていた治療法である。近年は結果的には normo therapy となっていた方が予後がよいとの報告が多い。いずれにしろ、点滴や経口(経腸)からの IN と尿、便、ドレーンなどの OUT のバランス管理や血圧、脈拍などのバイタル管理は適正な脳循環を保ちスパズムを回避するための最重要項目である。そして、症候性スパズムが出たら、間髪入れず血管撮影を行い、局所への血管拡張薬の動注を行うことはスパズム治療の選択肢の１つである。これを見逃さないための D：Dysfunction of CNS(中枢神経機能確認)である。鎮静している場合は症候の発見が困難であり、間欠的にに覚醒させるか、頻回の CT チェックが必要である。脳槽ドレーンの管理もこの項目である。E：Environmental control(体温管理)を行うが、高体温は予後不良因子であり最低限 avoid-hyperthermia の管理は必要である。

　ア：Anemia(貧血)(Hb 8 以下)は予後不良因子である。積極的な輸血によりスパズムを回避し予後を改善する。ウ：nUtrition support(栄養療法)はくも膜下出血特有のことではないが、腸管に疾患があるわけではないので腸管を利用した栄養療法を行うべきである。特に、低蛋白低アルブミン血症は予後不良因子であり、術後 24 時間以内にはなんらかの経腸栄養を開始したいところである。エ：Electrolyte(電解質)ではナトリウム(Na)、カリウム(K)異常をチェックする。くも膜下出血の術後では手術に伴う出血と補液の問題、中枢性塩類喪失症候群の問題、術後の利尿期の問題などがあり、低 Na 血症や低 K 血症が起きやすい。

臨床MEMO　中枢神経障害でしばしば見かける電解質異常（CSWS or SIADH と DI）

　重症頭部外傷やグレードの悪いくも膜下出血などの意識障害を伴った中枢神経障害では、しばしば電解質異常、特に低 Na 血症に遭遇する。低 Na 血症は痙攣閾値の低下やスパズムの助長といった神経予後不良因子であり早急な対応が必要である。原因は中枢性塩類喪失症候群（cerebral salt wasting syndrome；CSWS）か抗利尿ホルモン分泌異常症（syndrome of inappropriate secretion of ADH；SIADH）、あるいは不適切な輸液管理によるものである。CSWS と SIADH はいずれも中枢性疾患に特異的な低 Na 血症であるが、治療法がまったく異なるため、確実な鑑別が必要である（**表 8-3**）。典型的に簡易的に鑑別すると脱水所見があれば CSWS、脱水所見がなければ SIADH である。脱水の確認のために各種検査を行うことは確かに有用であるが、複合的な要因によって相反する結果が出てくることもある。最も重要な所見は皮膚や粘膜にあり、よく見て触って脱水の有無を判断することである。

　治療は、CSWS であれば塩分付加と補液（細胞外液または生理食塩液）による脱水補正およびミネラルコルチコイド（フロリネフ®）の投与を行う。SIADH であれば水分制限が必要であり、輸液を減量または中止する。塩分付加は輸液により生理食塩液以上の高濃度で付加しても、却って Na 利尿作用が強くなり意味がないことが多いため、経腸的に付加する必要がある。経管栄養であればそのまま食塩を 10〜15 g 分割投与し、経口摂取できる場合は、塩分制限食を解除し、醤油、ふりかけ、佃煮、梅干しなどをトッピングするとよい。

一方、集中治療室で中枢神経障害の患者の高 Na 血症といえば尿崩症(diabetes insipidus；DI)である。ADH の分泌が停止し、急激に低張尿が大量に出始め、極端な脱水に陥り、バイタルが不安定になる。下垂体腫瘍の術後でもみられるが、救急疾患では脳死あるいは脳死の前兆の際にみられる。バイタル維持をするためには、1 時間ごとのバランスチェックと追加輸液およびピトレシン®の皮下注射まはた微量持続静注が必要になる。補液はたとえ高 Na 血症であっても脱水であるため、細胞外液を主体にする必要がある。その他の電解質異常も伴うため K の補正なども併せて行っていく必要がある。

表 8-3. CSWS と SIADH の鑑別

	CSWS	SIADH
循環血漿量	減少	増加
Na バランス	負	さまざま
脱水の症状と所見	あり	なし
体重	減少	増加または不変
CVP(中心静脈圧)	低下	上昇または正常
ヘマトクリット	増加	減少または不変
浸透圧	上昇または正常	減少
血清蛋白	増加	正常
尿中 Na 濃度	著明に増加	増加
血清 K	増加または不変	減少または不変
血清尿酸	正常	減少
尿量	増加	減少

症候性スパズムと低 Na 血症は密接な関係がある。点滴に NaCl を負荷して補正を試みても、容易には補正されない。却って Na 利尿が助長されることもある。ミネラルコルチコイド作用の強いステロイドとしてフロリネフ® 0.1〜0.2 mg の投与を行い、経腸的に塩分を補う方が効果的である。

表 8-4. スパズム期の輸液療法の 1 例

```
Rp01(3,3,3)
    00:00/08:00/16:00/8 時間で
    ソリタ T 3 号  500 mL              1 瓶
Rp02(2,2,2)
    09:00/19:00/
    セファメジン α キット 1 g          1 キット
Rp03(2,2,2)
    09:00/19:00/末梢静脈(ワンショット)
    生食 MP  20 mL                    1 A
    オメプラール注 20 mg                1 V
Rp04(2,2,2)
    09:00/19:00/末梢静脈(ワンショット)
    ビソルボン注  4 mg 2 mL            1 A
Rp05(3,3,3)
    06:00/14:00/22:00/30 分で
    生食 100 mL                       1 瓶
    エリル注 30 mg 2 mL                1 A
Rp06(1,1,1)
    09:00/12 時間で
    低分子デキストラン L 注  250 mL    1 袋
輸液量：約 2,300 mL
IN の合計はこれに栄養が加わる
```

最後にくも膜下出血患者のスパズム期に使用している輸液療法の 1 例を示す(**表 8-4**)。これは当院で実際に使用しているクリニカルパスから抜粋したものである。実際にはこれを基本として、日々の検査結果や体重、食事、経腸栄養、発熱の有無、などを参考に輸液量を調整している。

2・脳出血

輸液療法のポイントは脳圧管理と血圧管理である。グリセオール®などの脳圧降下薬の投与によって脳圧が下がると、血圧も下がってくる。降圧は必須ではあるが、急激な過度の降圧を避ける意味からも脳圧降下薬の投与を優先すべきである。また、経口、経腸栄養が開始されたら、速やかに内服の降圧薬を

表 8-5. 脳血管障害で使用する注射製剤

脳血管障害全般で使用できる薬剤
　降圧薬
　　カルシウム拮抗薬：ニカルジピン(ペルジピン®)、ジルチアゼム(ヘルベッサー®)：微量点滴ポンプ
　　硝酸薬：ニトログリセリン(ミリスロール®)、ニトロプルシド(ニトプロ®)：微量点滴ポンプ
　脳圧降下、脳浮腫改善
　　グリセオール®：表 8-1 参照
　　マンニトール®：表 8-1 参照

くも膜下出血のスパズム対策で使用できる薬剤
　塩酸ファスジル(エリル®)：1 回 30 mg、1 日 3 回、14 日間
　オザグレル(カタクロット®、キサンボン®、オキリコン®)：1 日 80 mg を 24 時間持続、14 日間

脳梗塞全般で使用できる薬剤
　血栓溶解薬
　　t-PA(グルトパ®)：総量 0.6 mg/kg とし、まず 10％を 1〜2 分で急速静注、残りを 1 時間で投与
　脳保護薬
　　エダラボン(ラジカット®)：1 回 30 mg、1 日 2 回、14 日間以内

開始しておく必要がある。脳血管障害で推奨されている内服の降圧薬は効果発現まで数日〜数週間の時間を要するからである。

3・脳梗塞

　脳梗塞の急性期治療薬としては、抗凝固薬や抗血小板薬などの抗血栓薬の投与を行う(表 8-5)。治療の原則としては、塞栓症に対して抗凝固薬、血栓症に対して抗血小板薬の投与を行う。但し、実際の臨床では血栓症か塞栓症の判断がどちらともつかない場合や、薬剤の保険適応認可病名の問題で原則どおりにはならないこともある。その他、脳圧亢進や脳浮腫に対してグリセオール®、脳保護作用を期待してエダラボン(ラジカット®)なども脳梗塞の分類を問わず使用できる。

表 8-5. 続き

脳塞栓症で使用できる薬剤
 抗凝固薬
  ヘパリン：1日 15,000〜24,000 単位（ACT で前値の 2 倍を目安にする）推奨度は高くない
  アルガトロバン（ヘパリンが使用できない場合、但し心原性脳塞栓は適応外）

脳血栓症で使用できる薬剤
 直接トロンビン阻害（抗凝固）
  アルガトロバン（スロンノン®、ノバスタン®）：1日 60 mg を 24 時間持続で 2 日間、その後 1 回 10 mg、1 日 2 回を 5 日間
 抗血小板薬
  オザグレルも可

ラクナ梗塞で使用できる薬剤
 抗血小板薬
  オザグレル（キサンボン®、オキリコン®、カタクロット®）：1 回 80 mg、1 日 2 回、14 日間
  アルガトロバンも可

臨床MEMO

■心原性脳塞栓症

　脳梗塞の範囲と分布により、多血管領域に梗塞巣があったり、皮質領域を含む 1 血管領域全体の梗塞ができたりしやすい。心房細動を認める場合には診断に迷うことはない。心房細動は発作性に認められることが多々あり、実際の検出は困難なこともあり、動悸のエピソードが唯一の手がかりとなることもある。薬理的に t-PA や血栓回収が有効なものはこの病型である。急性期加療としては抗凝固薬としてヘパリンの適応がある。しかし、広範囲の塞栓症では再開通後の出血性梗塞の頻度が高く実際の使用頻度は高くない。実際に投与する際には活性化凝固時間（activated clotting time；ACT）を指標に前値の 2 倍を目標に日量 15,000〜24,000 単位の投与を行う。

8. 脳血管障害

■アテローム血栓性脳梗塞

　頸部の内頸動脈起始部はアテローム血栓（プラーク）の好発部位である。その他にも総頸動脈起始部、鎖骨下動脈起始部、内頸動脈頭蓋内移行部、中大脳動脈などにもできやすい。頸部内頸動脈血栓症では、血流が低下して、血行力学的に乏血となって、前大脳動脈と中大脳動脈の境界領域（分水嶺領域、watershed area）に梗塞巣がみられたり、プラークラプチャーや潰瘍形成による動脈原性塞栓で同側の皮質梗塞をきたしたり、最終的には完全閉塞をきたし同側半球全般に及ぶ大梗塞をきたしたりする。治療はアルガトロバン（スロンノン®、ノバスタン®）のよい適応である（**表 8-5**）。症状が階段状に進行することがあり、症状進行時には梗塞巣が完成する前に PTA（血管形成術）やステント留置を行うことで後遺症を回避できる場合がある。

■ラクナ梗塞

　脳梗塞の中では軽症タイプである。救急医がラクナ梗塞の診療を行う機会は少ないかも知れない。視床、被殻、内包、脳幹、小脳などにできるポツッとした小さな脳梗塞である。予後がよく、後遺症も軽度で済むことが多く、日本人をはじめアジア人で多いとされている。急性期治療としてはオザグレル（カタクロット®、キサンボン®、オキリコン®）が頻用されているが、自然経過でも予後はよい。

■ Branch atheromatous disease（BAD）

　近年、新たな病型として追加されたものである。画像所見としてはラクナ梗塞をやや大きくしたものであるが、脳血管の穿通枝分岐部の血栓が原因であり、血栓症に準じた治療すなわちアルガトロバンの適応である（**表 8-5**）。

Ⅳ 輸液療法からみたその後(亜急性期管理)

 脳血管障害における急性期の輸液療法は、くも膜下出血ではスパズム管理、脳出血では脳圧亢進対策と血圧管理、脳梗塞では抗血栓薬の使い分けがキーポイントである。いずれも、急性期を過ぎれば輸液療法は終了になる。もちろん、脳浮腫が持続している場合には急性期治療を延長する必要がある。また、消化管出血や下痢などにより経口、経管による経腸栄養が確立していない場合も輸液療法を継続する必要がある。

 脳血管障害では二次予防すなわち再発予防の対策を検討する必要がある。救急医がここまでの管理を行う必要はないが、知っておく必要はある。出血性脳血管障害に対しては降圧薬の服用、虚血性脳血管障害(脳梗塞)に対しては抗血栓薬を使用する。抗血栓薬は使い分けが必要であり詳細は省略するが、塞栓症に対しては抗凝固薬(ワーファリン、NOAC)、血栓症に対しては抗血小板薬(クロピトグレル、シロスタゾール、アスピリン)が原則である。その他、脳血管障害全般の共通事項として、高血圧、糖尿病、脂質異常症、喫煙が再発危険因子になっており、今後はこれらの内科的管理が重要となる。

■ 非公式ながらよく使う裏ワザ1
| 原因不明の遷延する意識障害 |

 脳血管障害でも脳梗塞超急性期に完全再開通を果たし、MRIでも梗塞を認めない場合は速やかに症状の改善が見込める。あるいは、くも膜下出血でも完全クリッピングがなされ脳実質に

障害がない場合も同様である。しかし、時として、覚めてもいいはずなのに目が覚めてこないということはないだろうか。もうちょっと待ってみようと思うかも知れないが、こんなときはすかさず脳波をとる必要がある。外見上は寝ているだけでも脳波ではburstがみられることがある。これは癲癇重積状態の1つ「非痙攣性てんかん重積（nonconvulsive status epilepticus；NCSE）」である。癲癇重積の治療ガイドラインに基づいて、ジアゼパムを静注し、ホスフェニトインを点滴投与する必要がある。

■ 非公式ながらよく使う裏ワザ2
‖ 迷ったときの抗血栓薬の選択 ‖

　血栓症か塞栓症か迷ったとき、判別がつかないときの急性期治療として抗血栓薬はどうしたらよいか。理論的に患者の利益の多い選択はアルガトロバンであろう。アルガトロバンは直接トロンビン阻害薬（DTI）として米国FDAでも認可されている抗凝固薬である。本邦では心原性脳塞栓症は禁忌になっているが、薬理機序としては新たな塞栓子の形成を抑えることができ、有効である。実際に特殊な状況ではヘパリンの代替薬として投与可能である。また、アルガトロバンの適応病名は血栓症になっており、比較的大きな皮質梗塞を伴う血栓症に対してよい適応である。したがって、ちょっと迷ったときは血栓症扱いにしてアルガトロバンの投与を行うのが、患者にとって不利益が少ない。もちろん、出血の合併症には注意が必要である。

（森脇　寛）

9 血糖異常(糖尿病患者の急性代謝失調)

はじめに

　糖尿病患者の代謝失調として、糖尿病性ケトアシドーシス(diabetic ketoacidosis；DKA)、高浸透圧高血糖症候群(hyperosmolar hyperglycemic syndrome；HHS)のほかに、低血糖性昏睡、乳酸アシドーシス(lactic acidosis；LA)、アルコール性ケトアシドーシス(alcoholic ketoacidosis；AKA)などが考えられる。

　特にDKAとHHSは糖尿病代謝失調の究極像であり、誘因としてインスリンの欠乏と重篤な高血糖という2つの代謝障害によって生じる。これらの臨床症状を理解するには、病態生理をよく知る必要がある。

臨床MEMO 高浸透圧高血糖症候群(HHS)

　従来、高浸透圧非ケトン性昏睡(hyperosmolar non-ketoic coma；HONC)や非ケトン性高浸透圧性昏睡(non-ketoic hyperosmolar coma；NKHC)と呼称されていたが、ケトーシスを伴うこともあり、さらには昏睡になることは稀であるため高浸透圧高血糖症候群(HHS)と称されることが多くなっている。

I 糖尿病性ケトアシドーシス(DKA)と高浸透圧性高血糖症候群(HHS)の病態生理

1・DKA の病態生理

DKA は、インスリンの絶対的、相対的欠乏が病態の基礎となる。

インスリンは通常脂肪組織において、ホルモン感受性リパーゼによる中性脂肪から非エステル型脂肪酸(non-esterified fatty acid;NEFA)への分解を抑制している。

インスリン欠乏が著しい場合には脂肪組織の分解が進み遊離脂肪酸(free fatty acid;FFA)が血中に放出され、一部は末梢組織でエネルギー源として利用されるが、そのほとんどは肝に流入し、グルカゴンやカテコラミンの作用によりアセチル CoA を経てケトン体を産生し、さらに末梢での利用も減るため高ケトン血症からアシドーシスに陥り DKA に至る。

正常では血中ケトン体上昇に応じて、ケトン体自身が脂肪分解に抑制的に働くのでケトアシドーシスには至らないが、インスリンが高度に欠乏した状態ではこの抑制がかからず、過剰にケトン体が蓄積する。さらにインスリン欠乏による糖利用低下とカテコラミン・グルカゴン増加による肝での糖新生によって起こされた著明な高血糖が、浸透圧利尿により水分と電解質の喪失を引き起こす。

したがって、<u>高血糖</u>、<u>高ケトン血症</u>および<u>アシドーシス</u>がみられる。

DKA は 1 型糖尿病に多くみられ、1 型糖尿病の発症時やな

んらかの理由でインスリン注射を中断した場合や全身性疾患などによるストレスが誘因となって起こることが多い。また2型糖尿病に発症することも少なくなく、近年では清涼飲料水の多飲により誘発されることが多い(ソフトドリンクケトアシドーシスまたはペットボトル症候群)。

DKAは重症化すると意識障害を伴い、放置すれば生命予後不良であるが、治療には比較的よく反応し、先進国における死亡率は5%以下でHHSよりも低いとの報告があるが、本邦において小児期に発症した1型糖尿病における糖尿病性昏睡による死亡率は、欧米に比して依然として高く、現在でも1型糖尿病の死亡原因として無視できない疫学的事実がある。

> **臨床MEMO　ペットボトル症候群**
>
> もともとインスリン抵抗性の素因があり、大量にインスリンを分泌してなんとか血糖値を保っていたものが、口渇などで清涼飲料水などを多飲することにより、2型糖尿病でありながらケトーシス、ケトアシドーシスを呈してしまう。その病態はインスリン分泌障害と抵抗性の増大(糖毒性)によりケトーシスをきたしてしまうもので、治療には大量のインスリン投与を必要とする。

2・HHSの病態生理

HHSはインスリンの相対的欠乏が病態であり、DKAに比べ内因性インスリンが比較的保たれている症例に起こることが特徴である。このためケトン体産生は抑制されて血中レベルは軽度上昇にとどまるため<u>高血糖</u>および<u>高浸透圧血症</u>と、これに伴

う浸透圧利尿による<u>脱水</u>が主な病態である。

中高年の2型糖尿病患者に多くみられ、糖尿病に感染、脳梗塞や心筋梗塞などのストレスが加わった場合や水分が十分に摂取できない場合に、高血糖が悪化し脱水を生じて発症することが多い。また高カロリー輸液中の患者、透析中の患者などにもしばしば発症し、さらに薬物として HCO_3^-（重炭酸イオン）代謝に影響を与えるコルチコステロイドやサイアザイド系薬剤、交感神経刺激薬であるドブタミンやテルブタリンなどが誘因となることもある。

HHS は高齢者に多く、糖尿病は重篤な基礎疾患をもつことが多いため、昏睡や痙攣発作を経て死亡することもあり、生命予後は DKA よりも一般的には不良である。先進国における死亡率は 15〜20％前後と報告されており、血糖値および浸透圧は典型的には DKA よりも大幅に高い。本邦での頻度は不明であるが、米国の報告では 10 万人／年あたり 17.5 症例といわれている。

臨床MEMO シックデイ

普段血糖値が安定している糖尿病患者でも、急性感染症で発熱したときや、下痢や嘔吐が続く場合には、血糖コントロールが著しく困難な状態に陥ることがある。このような状態をシックデイという。このように容易に脱水症を引き起こす状態のときは、炎症に伴うストレスからカテコラミンや種々サイトカインが刺激され、複雑に血糖値へ影響する。

ほとんどの患者は食べないから血糖値は上がるはずはない、と誤解していることを認識するべきであり、**"食べなくても、食べられなくても<u>血糖値は上がることがある</u>"** がキーワードである。

Ⅱ DKA と HHS の診断

1・DKA の診断

　臨床所見としては、1～2日の経過で、著しい口渇・多飲・多尿などの高血糖症状が出現し、発汗の伴わない脱水所見として血圧低下や頻脈、皮膚のツルゴール低下、体重減少をもたらし、時に意識障害をきたすことがある。

　代謝性アシドーシスの呼吸性代償機転によって生じるKussmaul大呼吸や、呼気からアセトンが排泄されケトン臭を呈することはDKAに特徴的な症状であり、時に強い嘔気や腹痛など消化器症状を伴う糖尿病性偽性腹膜炎（pseudoperitonitis diabetica）と呼ばれる病態を呈することがあり、注意を要する。

　検査所見としては、高血糖、高ケトン血症、アシドーシスが特徴的であり、βヒドロキシ酪酸が3.8 mmol/L以上に増加している場合には診断価値が高い（**表 9-1**）。

a．ナトリウム

　著明な高血糖による血漿浸透圧上昇の結果、浸透圧利尿を生じ、大量の細胞外液が体外に失われる。この際ケトン体はナトリウム（Na）塩を形成することから、Naの尿中排泄は増加する。よって血清Naは低値になることが多い。一方でNaの尿中fractional clearanceは増加している。

表 9-1. DKA と HHS の鑑別

	DKA	HHS
糖尿病状態	1 型糖尿病に多い	2 型糖尿病に多い
誘因	インスリン注射の中止、減量、治療不十分、感染、心身ストレス	急性感染症、薬剤（降圧利尿薬、ステロイド、免疫抑制薬）、脱水、火傷、肝障害、腎障害
発症年齢	多くは 30 歳以下	多くは 50 歳以上
臨床症状	口渇、多飲、多尿、体重減少、全身倦怠感、腹痛、筋肉がつる、吐き気、意識障害	口渇、多飲、意識障害
理学的所見	著明な脱水、アセトン臭、Kussmaul 大呼吸、血圧低下、頻脈	著明な脱水、アセトン臭なし、意識障害・錐体路徴候・失語など多彩な神経症状
尿中ケトン体	強陽性	陰性もしくは弱陽性
血糖値	250〜1,000 mg/dL	600〜1,500 mg/dL
PH	7.3 以下	7.3〜7.4
HCO_3^-	15 mEq/L 以下	20 mEq/L 以上
Na	正常〜軽度低下	上昇
K	やや上昇	やや上昇
Cl	正常	正常〜やや高値
血漿浸透圧	上昇	著増

b．カリウム

　血清カリウム（K）は、インスリンの作用不足や代謝性アシドーシスによって一般的には高値になることが多いが、Na と同様に浸透圧利尿により大量に体外に失われているため体液としては不足している。

c．酸塩基平衡

血中のβヒドロキシ酪酸やアセト酢酸などの増加によって代謝性アシドーシスを呈し、血中の重炭酸濃度は低下する。このためアニオンギャップは上昇する。

d．アミラーゼ

DKAではしばしば血清アミラーゼの上昇を伴い急性膵炎と鑑別が問題になることがあるが、DKAにおけるアミラーゼ上昇は唾液型である。

> **臨床MEMO** ケトン体試験紙の反応原理
>
> 一般的に行われているケトン体定性（半定量）検査（ニトロプルシッド反応）は、アセトン、アセト酢酸およびβヒドロキシ酪酸の3者のうち、前2者のみを測定しているため、ケトン体すべてを反映せず、βヒドロキシ酪酸の比率によって擬陰性、擬陽性を示すことがあり注意が必要である。正確な診断・病態把握のためにはできるだけ血清総ケトン体もしくはβヒドロキシ酪酸の定量を行うことが望ましい。

2・HHSの診断（表9-1参照）

臨床症状は、さまざまな程度の意識障害と脱水に基づく多飲、多尿、体重減少、倦怠感、痙攣、振戦などである。身体所見として、血圧の低下、頻脈、皮膚や口腔粘膜の乾燥が認められる。片麻痺、一側性の腱反射亢進、病的反射の出現などの巣症状を伴うことがある。

DKAが急性に発症するのとは対照的に、発症まで数日間の

期間がある。

検査所見としては、高血糖(≧600 mg/dL)、高浸透圧血症(≧320 mOsm/L)をきたしているが、アシドーシスは認めないか、軽度にとどまっている。

臨床MEMO DKAか？ HHSか？

DKAとHHSの両者はまったく異なった病態ではあるが、はっきり鑑別できる症例は意外に少なく、3割程度の症例では両者合併して混合型を呈する。

III DKAとHHSの治療(図9-1)

1・初期輸液

まず生理食塩液(0.9% NaCl)の急速輸液(成人では 1,000～1,500 mL/時、小児では 10～20 mL/kg/時)を行い、脱水を補正する。この間に診察および各種検査を実施して病態評価を行い、輸液量を決める目安として中心静脈圧(CVP)を測れる利点もあることから、中心静脈ラインを確保することが望ましい。

・高齢者で心合併症が不明であれば、最初から 500 mL/時程度の輸液が無難である。心・肺・腎などに合併症のある症例では輸液速度は 200～300 mL/時にとどめる。
・日本人は米国人に比べて体格が小さいので、日本内科学会の内科救急診療指針は直ちに生理食塩液の点滴静注(500 mL/時)を開始し、最初の 3～4 時間は 200～500 mL/時で補液することを推奨している。

```
                        初期輸液  0.9%生理食塩液1.0L/時（15～20mL/kg/時）
        ┌──────────────┬──────────────┬──────────────┐
       輸液          インスリン        カリウム       重炭酸ナトリウム
```

```
   ┌────┬────┬────┐   速効型インスリン   ┌─────┬─────┐   ┌─────┬─────┐
 循環系  ショック 心原性   0.15IU      k<3.3   3.3Eq      pH<6.9  pH>7.0
 虚脱   なし    ショック   /kg静注       mEq/L   /L<K
 ショック 若干の          (小児ではこの           <5.0mEq/L
       血圧           bolusは入れない)
       低下のみ
```

- 代用血漿に切り換えまたは併用
- 中心静脈圧モニター

補正した血清Na値

血清Na高値	血清Na正常	血清Na低値
0.45%生理食塩液(4～14mL/kg/時)	0.9%生理食塩液(4～14mL/kg/時)	

速効型インスリン 0.1IU/kg/時

最初の1時間で50～70mg/dLの血糖低下がない

速効型インスリン 0.2IU/kg 静注して50～70mg/dL/時の血糖低下を目指す

40mEq/時でKが33mEq/LになるまでK補充

輸液1Lに20～30mEqのK補充を行い、K4～5mEq/Lを目指す

pH=6.9-7.0

NaHCO₃(100mmol/400mL) 200mL/時 pH>7.0になるまで

NaHCO₃(50mmol/200mL) 200mL/時 pH>7.0になるまで

5%ブドウ糖、維持輸液150～250mL/時 レギュラーインスリン0.05～0.1IU/kg/時静注

血糖値250mg/dL→

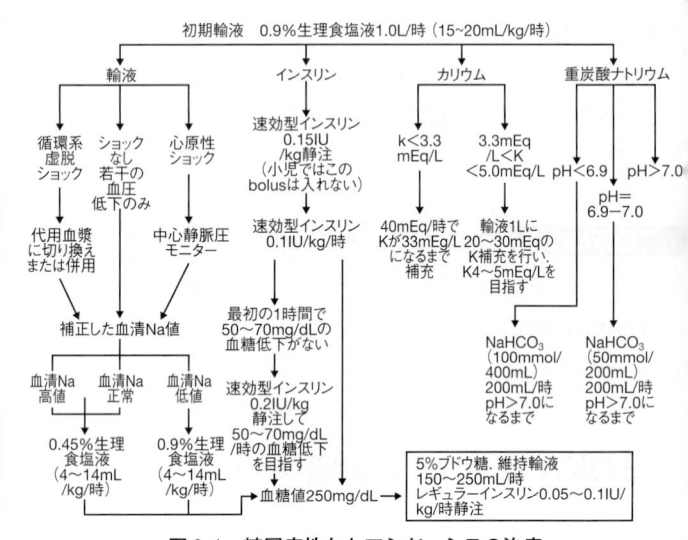

図9-1. 糖尿病性ケトアシドーシスの治療

(American Diabetes Association：Hyperglycemic crises in patients with diabetes mellitus. Diabetes Care 25(S1)：100-108, 2002 による)

2・その後の輸液

輸液開始4時間後の血清Na（補正Na＝実測Na＋[（血糖－100）/100]×1.65）が145 mEq/L 以上であれば 0.45% NaCl（ハーフ生理食塩液）に変更する。145 mEq/L 未満であれば 0.9% NaCl で輸液を続行し、適宜補正Na濃度で再評価を行う。

基本輸液速度の目安：1,000 mL/最初の1時間→500 mL/時（2～4時間）→250 mL/時（5～8時間）→125 mL/時（9時間以降）
・血糖値が 250～300 mg/dL になったら、5%ブドウ糖液＋0.45% NaCl あるいは開始液（ソリタT1号輸液®など）に変

更する。
・尿量が 30 mL/時以上になれば脱水は改善されたと考えてよい。

表 9-2. DKA・HHS 症例における水分・電解質不足量

	DKA	HHS
Total water (L)	6	9〜12
Water (mL/kg)	100	100〜200
Na^+ (mEq/kg)	7〜10	5〜13
Cl^- (mEq/kg)	3〜5	5〜15
K^+ (mEq/kg)	3〜5	4〜6
PO_4 (mmol/kg)	5〜7	3〜7
Mg^{2+} (mEq/kg)	1〜2	1〜2

(American Diabetes Association：Hyperglycemic crises in adult patients with diabetes；a concensus statement. Diabetes Care 26：2739-2748, 2006 による)

表 9-3. DKA・HHS 治療のポイント

3つのIを行う	DKA をモニターする	
①IV　　　十分な輸液	Dextrotest	血糖
②Insulin　インスリン	K	カリウム
③Insulin deficiency/Intection or Inflammation/Inferction/Intoxication/Iatrogenesis?　原因検索	Asidosis & Anion gap	アシドーシス

(American Diabetes Association：Hyperglycemic crises in adult patients with diabetes；a concensus statement. Diabetes Care 26：2739-2748, 2006 による)

3・インスリン投与

初期輸液と評価を行った後、速効型インスリンの経静脈的持続投与(0.1 IU/kg/時;ヒューマリン R® 50 U＋生理食塩液 49.5 mL)を開始する。成人では最初に速効型インスリン 0.15 IU/kg を静脈内注射してもよい。1～4 時間ごとに血糖値を測定し必要に応じてインスリン投与量を決める。

DKA では 250 mg/dL、HHS では 300 mg/dL をとりあえずの目標とする。

血糖値の急激な是正は、脳浮腫や眼底出血を誘発するので、50～100 mg/dL/時を目安に血糖の低下を図る。

インスリン皮下注射は吸収が不安定なので一般的には好ましくないが、重炭酸濃度が 15 mmol/L 以上で、インスリン皮下注射を検討する。

表 9-4. 微量輸液ポンプの速度調節方法(例)

血糖値(mg/dL)	～150	151～200	201～250	251～300	301～350	351～
開始量(mL/時)	−0.4	±0	+0.3	+0.5	+1.0	+1.3

― ■ 非公式ながらよく使う裏ワザ集 1 ―
・HHS の治療の主体は脱水補正であるため、HHS ならインスリン静注は不要なこともある。
・インスリン投与量の設定にはさまざまな方法があるが、血糖値の絶対値で評価するのではなく、<u>血糖値変化量で調整することがポイント</u>である。

4・電解質補正

　DKA や HHS は共に脱水と同時に多量の K を喪失しているので、生理食塩液の投与により K は尿中にも喪失し、インスリン投与により K は細胞内に移行するため治療経過で血清 K 値は低下する。

　インスリン持続投与と同時に血清 K 値に応じて 10〜30 mEq/時程度の速度で K を経静脈的に投与し、2〜4 時間ごとに電解質の測定を行う。

・米国糖尿病学会では、血清 K 値 3.3 mEq/L 以下であれば 40 mEq/時で投与、血清 K 値 3.3〜5.0 mEq/L では輸液の K 濃度を 20〜30 mEq/時として血清 K 値 4〜5 mEq/L にするよう維持。血清 K 値 5.0 mEq/L 以上では補正しないことを推奨している。

・急速な血清 Na の上昇には、extrapontine demyelinosis を代表とする中枢性変性疾患をきたす恐れがあるので注意する。

・重炭酸を用いたアシドーシスの補正については pH 7.0 以下の場合には推奨されているものの、その有効性については不明であり異論も多い。高 K 血症やショック状態の場合以外では安易に使用すべきではない。使用時には低 K 血症に注意する。

・リン(P)・カルシウム(Ca)も不足しており、治療に伴って血中濃度が低下することが多い。P 補充の有効性は不明であるため、高度の低 P 血症(1 mg/dL 以下)あるいは循環動態や呼吸状態が不安定なった場合などに限定して実施し、一般に初期治療では用いない。P 投与時には低 Ca 血症をきたすため、テタニーなどの症状に注意する。

臨床MEMO 脳浮腫

DKA治療の重篤な合併症として脳浮腫がある。特に1型糖尿病の小児に好発し、発生頻度は小児DKAの約1%と頻度は低いが、発症後の死亡率は40～90%と極めて高く、小児糖尿病の大きな死亡原因となっている。発生機序は不明であるが、脳虚血および水電解質の急速補正などの関与が推測されており、治療開始後24時間以内に起こりやすい。来院時、二酸化炭素(CO_2)低値、BUN高値および重炭酸によるアシドーシス補正が有意のリスクファクターであり、来院時これらの所見がある場合には厳密に神経所見を観察して、可能性があれば速やかに浸透圧利尿薬を使用し、重炭酸によるアシドーシスの補正はできるだけ避けた方がよいと報告されている。

5・原因検索と支持療法

感染症、膵炎、胆嚢炎、脳血管障害、急性心筋梗塞、肺血栓塞栓症、腎不全、アルコール、薬剤など原因検索を行う。感染症が疑われれば積極的に抗菌薬の投与を開始する。また血液濃縮により血栓形成しやすい状態にあるため、その可能性が高い場合にはヘパリン持続投与を検討する。

Ⅳ 低血糖

近年、国外の大規模臨床試験の結果から、厳格な血糖コントロールを行った強化療法群での重症低血糖頻度の増加が報告された。本邦においても救急搬送された約6,000人の臨床研究では、救急搬送患者の約1%が重症低血糖による意識障害を認め、

- 60％以上が 70 歳以上の高齢者
- CKD stage 3〜5 の腎機能障害
- スルホニル尿素薬(SU 薬)を内服中

という特徴が認められた。低血糖症状は"なんでもあり"である。

1・交感神経症状

発汗、振戦、動悸、悪心、不安感、熱感、空腹感、頭痛などがアドレナリン分泌により出現する交感神経症状であり、中枢神経症状が出現する前の警告症状である。

2・中枢神経症状

グルコース欠乏症状として眠気、脱力、めまい、疲労感、集中力低下、見当識低下などや精神症状として不安感、抑うつ、攻撃的変化、不機嫌などが生じる。

3・大脳機能低下

血糖値が 30 mg/dL 程度に大脳機能低下が進行し、痙攣、意識消失、一過性片麻痺、昏睡といった重篤な症状が出現する。

診断は基本的に Whipple の三徴

- 低血糖として矛盾しない症状の存在
- 有症状時に血糖低値である
- 血糖値上昇に伴い症状が消失

である。

治療はブドウ糖投与として、経口では 5〜10 g、静注では 10〜20 g を初期投与の目安とし症状に応じて調節する。応急処置で

低血糖がいったん回復しても薬剤によるインスリン誘発性低血糖の場合には、低血糖の再発や遷延が起きることも予想する。

また、静脈路確保困難、病院外での処置などブドウ糖が投与できない場合には、グルカゴン1mgを筋注する。血糖上昇までに6~7分程度を要し、ブドウ糖静脈内注射よりもやや遅く、血糖値の上昇は一過性である。また飢餓状態、肝硬変などでグリコーゲンが枯渇していると効果がないことがある。

臨床MEMO 低血糖による後遺障害

重篤な低血糖では昏睡に至り、5時間以上経過すると不可逆性の脳障害をきたすといわれている。また低血糖を繰り返した患者は、高齢になってからの認知機能低下が顕著であるという報告がある。

臨床MEMO 無症候性低血糖(hypoglycemia unawareness)

血糖コントロールが不良の糖尿病患者や自律神経障害を伴う糖尿病患者ではアドレナリン分泌の閾値が低くなり、低血糖症状発症の閾値が変化する。また低血糖を頻繁に起こす患者では、過去の低血糖がsympathoadrenergic systemの反応を低下させ、インスリン拮抗ホルモン反応低下と無自覚低血糖を引き起こすと考えられている(hypoglycemia associated autonomic failure : HAAF)。

V 乳酸アシドーシス(LA)

LAは予後不良であり、死亡率は50%に及ぶ。組織の低酸素状態が原因で重症感染症やショックなどさまざまな病態で起こりうる。乳酸は肝臓腎臓で糖新生の過程で代謝される。とりわけ糖尿病領域ではビグアナイド薬によるものが有名で、ビグアナイド薬は糖新生を抑制するため、肝・腎機能低下などにより血中乳酸値が上昇するといわれている。近年多く使われているビグアナイド薬であるメトホルミンはLAの出現頻度は非常に低いことが報告されている。

臨床症状として、過呼吸、消化器症状、意識障害を示し、ショック状態となることがある。診断基準は血中乳酸濃度≧5.0 mmol/Lで、pH<7.35と定義されることが多い。

治療は原因疾患の治療を行い、ビグアナイド薬に関連したLAでは、血液透析が有効であるとの報告がある。

VI アルコール性ケトアシドーシス(AKA)

AKAはアルコール摂取ならびに飢餓の代謝合併症で、顕著な高血糖を伴わない高ケトン体血症および代謝性アシドーシスを特徴とする。アルコール性ケトアシドーシスは悪心、嘔吐、腹痛を引き起こす。診断は病歴および高血糖を伴わないケトアシドーシスの所見によって行う。治療は生理食塩液やブドウ糖液の静注である。

AKAは、アルコールや飢餓がブドウ糖代謝に及ぼす複合作用に起因する。アルコールは肝臓での糖新生を減少させ、インスリン分泌の低下、脂肪分解の亢進、脂肪酸酸化障害、およびそれに続くケトン体産生につながる。拮抗ホルモンが増加し、

インスリン分泌をさらに抑制する場合がある。血糖値は通常低値または基準範囲内であるが、軽度高血糖が時に生じる。

典型的には、アルコール多飲は嘔吐につながり、24時間以上アルコールまたは食事が摂れない状態をもたらす。この絶食期間中にも嘔吐が続いて腹痛が生じ、患者は治療を求めるようになる。膵炎が生じることもある。

診断には、AKAを強く疑う必要がある。高血糖がなければDKAは考えにくい。典型的な臨床検査所見には、高アニオンギャップ性代謝性アシドーシス、ケトン血症、およびK、マグネシウム(Mg)、P酸の低値がある。アシドーシスの検出は、嘔吐による代謝性アシドーシスが同時に存在することで複雑化する場合がある。肝臓での酸化還元反応の平衡異常が原因で、乳酸濃度はしばしば上昇する。

治療は5%ブドウ糖を含む0.9%生理食塩液の静注で開始し、チアミンや他の水溶性ビタミンの添加ならびにK補充を必要に応じて行う。ケトアシドーシスおよび消化管症状は通常迅速に反応する。インスリンの使用については、非典型的なDKAが疑われる場合や300 mg/dLを上回る高血糖が生じた場合にのみ適切である。

(小島雄一)

10 特殊な病態

I 急性中毒

ポイント
- 初期治療は一般的な内科治療と同じ。
- 突然の痙攣や不整脈に備えて静脈路を確保する。
- 強制利尿は基本無効である。

a. 病態

いかなる原因物質の急性中毒でも、初期治療は一般的な内科治療と同じである。まずは初期評価として呼吸、循環、意識の評価を行い、緊急対応として昇圧薬投与、気管挿管、人工呼吸の必要性を検討する。しかし、一見落ち着いているように見えても突然の痙攣や不整脈を生じることがあるので、早めに静脈路を確保する。初期輸液は乳酸リンゲル液をはじめとした等張電解質輸液でよい。

b. 鑑別診断

服薬した薬剤名、量が判明していれば、その情報をもとに教科書やインターネットで対処方法を調べて治療を進める。原因物質が不明な場合は尿中薬物定性検査(トライエージ®)を行い、トキシドローム(各薬物グループに特徴的な症状)を見極めて、どのような種類の薬物が問題を生じているのか推測する(**表10-1**)。

表10-1. 代表的なトキシドローム

症候群	症状	可能性のある原因物質、薬剤
抗コリン症状（副交感神経遮断作用）	頻脈、高血圧、散瞳、舌の乾燥、皮膚発赤、腸蠕動の低下	抗ヒスタミン薬、三環系抗うつ薬、向精神薬
コリン症状（副交感神経刺激作用）	多汗、徐脈、流涎、流涙、下痢、縮瞳、気道分泌亢進	有機リン、カーバメイト
交感神経刺激症状	頻脈、高血圧、瞳孔拡大、高体温、発汗、興奮	アンフェタミン、カフェイン、コカイン、エフェドリン、MDMA、違法ドラッグ、テオフィリン
オピオイド、麻薬系	低血圧、縮瞳、鎮静、呼吸抑制	モルヒネ、フェンタニル、ペンタゾシン
離脱症候群	頻脈、高血圧、散瞳、発汗、不穏、反射亢進、幻覚	アルコール、ベンゾジアゼピン、バルビツレートなどの中止

c．初療に続く治療の原則

　急性中毒患者に対する輸液の目的は、①点滴をしている間に症状の推移を確認する（意識が低下していくのか、改善していくのか）、②経口摂取できない場合の補液目的、③万が一の急変に対する薬剤投与ルートを確保する、ことである。基本的な考え方として急性中毒に対する強制利尿は無効なので、いたずらに大量輸液をする必要はない。薬物を輸液で"ウォッシュアウトする"なんて間違っても言わないようにしよう。

　強制利尿が有効な中毒物質はアスピリン（サリチル酸）および尿アルカリ化を合わせたフェノバルビタールだけある（**表10-2**）。

　したがって輸液量は2 mL/kg/時（1,500〜2,500 mL/日）程度でよい。但し、来院するまでの間に長時間の昏睡状態や肺炎、発熱のために脱水に陥っている場合は適宜輸液量を増量する。

10. 特殊な病態

表 10-2. 特異的な輸液が有効な中毒

特異的な輸液	対象薬物	目的
強制利尿	アスピリン(サリチル酸)	排泄促進
生理食塩液	ブロムワレリル尿素	クロール(Cl)負荷による排泄促進
炭酸水素 Na	三環系抗うつ薬	動脈血のアルカリ化、ナトリウム(Na)負荷による心毒性の軽減
	アスピリン(サリチル酸)、フェノバルビタール	尿のアルカリ化による排泄促進

発症時の環境によっては熱中症や偶発性低体温症を併発している場合があり、輸液を冷やしたり、温めたりなどの配慮をする。また、急性中毒の症例に対応する場合、特に輸液の必要性を患者、家族にしっかりと伝えて同意のもとで静脈路の確保を開始しないとトラブルのもとになる。

d. 輸液に特化した継続治療など

意識レベルが低下し活動性が低下している場合は、抗凝固薬の禁忌がなければ深部静脈血栓症予防のためにヘパリン®あるいは低分子ヘパリンを持続的に投与する。例えば 24 時間の持続滴下のボトル内にフラグミン® 3,000～5,000 単位、またはヘパリン® 15,000～20,000 単位を混注する。

また、意識障害のために同じ体位で長時間倒れていると、横紋筋融解症(筋挫滅症候群)に陥っていることが多い。市中病院ではミオグロビン(Mb)の測定は一般的ではなく、クレアチンキナーゼ(CK)の値を見て重症度を推測し、1,000 IU/L 以上の場合は輸液量を増量する。翌日も必ず生化学検査を施行し、CK が 5,000 IU/L 以上に上昇していれば、さらに輸液の増量を検討する。

横紋筋融解症に対する有効な治療は十分な輸液と尿のアルカ

リ化である。有効に血管内に分布するために乳酸リンゲル液などの等張電解質輸液を用いるが、急性腎障害（AKI）による高カリウム（K）血症がある場合は生理食塩液を用いる。輸液量は少なくとも 2 mL/kg/時、尿量が確保されていれば 4 mL/kg/時程度まで増量することもある。

中毒治療の大きな流れを図 10-1 に示す。

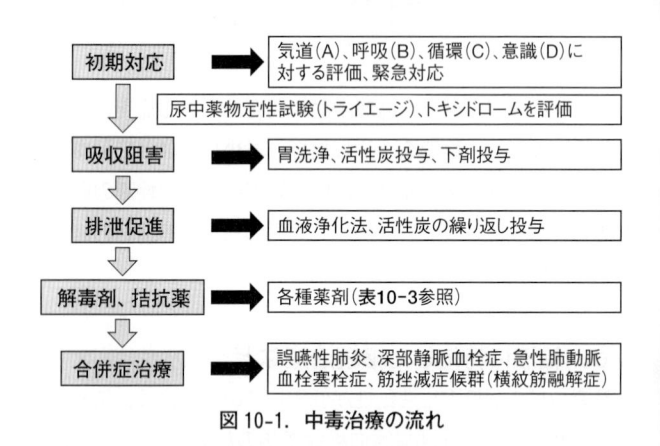

```
初期対応    → 気道(A)、呼吸(B)、循環(C)、意識(D)に
              対する評価、緊急対応
   ↓         尿中薬物定性試験（トライエージ）、トキシドロームを評価
吸収阻害    → 胃洗浄、活性炭投与、下剤投与
   ↓
排泄促進    → 血液浄化法、活性炭の繰り返し投与
   ↓
解毒剤、拮抗薬 → 各種薬剤（表10-3参照）
   ↓
合併症治療  → 誤嚥性肺炎、深部静脈血栓症、急性肺動脈
              血栓塞栓症、筋挫滅症候群（横紋筋融解症）
```

図 10-1. 中毒治療の流れ

表 10-3. 代表的な拮抗薬、解毒剤

対象薬物、物質	拮抗薬、解毒剤
アセトアミノフェン	N アセチルシステイン
ベンゾジアゼピン	フルマゼニル（アネキセート®）
メタノール	エタノール、フォメピゾール、葉酸
一酸化炭素	酸素
麻薬、オピオイド	ナロキソン
有機リン	アトロピン、PAM
シアン化物（青酸カリ、ソーダ）	ヒドロキシコバラミン（シアノキット）、亜硝酸アミル、亜硝酸 Na、チオ硫酸 Na
メトヘモグロビン（ニトログリセリン、NO、NO_2）	メチレンブルー

■非公式ながらよく使う裏ワザ1

　フルマゼニル(アネキセート®)はベンゾジアゼピンの拮抗薬であるが、ベンゾジアゼピンより半減期が短いので拮抗作用が持続せず、一度ベンゾジアゼピンの薬物効果が拮抗されて意識が回復しても、再び昏睡に陥るので治療的な意味合いは少ない。

　本剤の適用は、意識障害の原因がベンゾジアゼピン系の薬物によるものかどうかを確認するため、および一時的に意識を回復させて、本人から何をどれだけいつ服用したかなどを病歴聴取することであるが、外来診療のみで帰宅可能なケースにおいて、多少ふらついていて帰宅させにくい場合に0.2〜0.3 mg静注して覚醒させることもある。もちろん、付き添いの人には再度傾眠に陥ることを十分に説明しておく必要がある。

　また、昏睡による舌根沈下のため気道が危ういときは、入院中0.2〜0.4 mg/時を持続投与して、気道の安全を確保するという使い方もある。

　副作用として痙攣があるので、てんかんの既往、同時服用薬に三環系抗うつ薬など痙攣誘発の危険のある薬物がある場合は禁忌である。

Ⅱ 環境障害

1・熱中症

ポイント

- 重症度を素早く判断するためには、オーバートリアージもやむを得ない。
- 重症例は激烈な脱水に陥っているので、大量輸液を躊躇してはいけない。
- 見た目が元気でも、経口摂取できない患者には全例輸液を開始する。
- 最初の輸液はあらかじめ冷却した乳酸リンゲル液。

a．病　態

　熱中症とは暑熱環境で身体の適応の限界を超えてしまった状態である。通常、体温は 38〜39℃を超えているが、現場で冷却が開始されていることが多く、たとえ診察時に高体温を認めなくても熱中症を否定してはいけない。

　多量の発汗に伴う水分とナトリウム(Na)の喪失が病態の本体である。体温調節機能が破たんをきたすと、発汗できなくなり一気に重症度が増す。重症例では著しい脱水から臓器虚血に陥り、意識障害、多臓器障害へと陥り、死に至るケースもある。

　熱中症に陥りやすい背景には高齢者、心機能低下、脱水状態、内服薬では抗コリン作用のある抗ヒスタミン薬や向精神薬あるいはβ遮断薬などがある(図 10-2)。

10. 特殊な病態

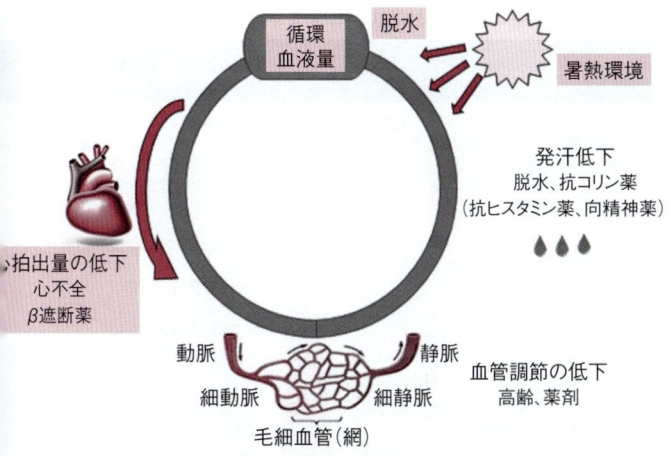

図10-2. 熱中症の危険因子

熱中症は自動車のオーバーヒートと似ている。つまり、エンジンの故障＝心拍出量の低下、ラジエーターの機能低下＝血管調節の低下、冷却水の不足＝脱水と考えるとわかりやすい。

b．鑑別診断

重症度を判断する際には日本救急医学会が示している重症度分類を参考にする（**表10-4**）。その際にはオーバートリアージはやむを得ない。

但し、高熱をきたす疾患はほかにも存在するので、鑑別が必要である（**表10-5**）。

c．初療に続く治療の原則

軽症例では涼しい環境に移してスポーツドリンクや OS1® などの摂取を促すだけで十分である。但し、見た目重症感がなくとも、経口摂取できない患者には全例輸液を開始する。さらに重症例では冷却した生理食塩液あるいは乳酸リンゲル液をはじ

247

表10-4. 熱中症の重症度と症状、治療法

新分類	症状	重症度	治療	病態からみた分類
Ⅰ度 (応急処置と見守り)	めまい、立ちくらみ、生あくび、大量の発汗、筋肉痛、筋肉の硬直(こむら返り)、意識障害を認めない(JCS=0)		通常は現場で対応可能 →冷所での安静、体表冷却、経口的に水分とNaの補給	熱けいれん 熱失神
Ⅱ度 (医療機関へ)	頭痛、嘔吐、倦怠感、虚脱感、集中力や判断力の低下(JCS≦1)		医療機関で診察が必要 →体温管理、安静、十分な水分とNa補給の輸液(経口摂取が困難なときには点滴にて)	熱疲労
Ⅲ度 (入院加療)	下記の3つの症状のいずれかを含む。 (C)中枢神経症状(意識障害、JCS≧2、小脳症状、けいれん発作) (H/K)肝、腎障害(入院経過観察、入院加療が必要な程度の肝または腎障害) (D)血液凝固異常 [急性期DIC診断基準(日本救急医学会)にてDICと診断]→Ⅲ度の中でも重症型		入院加療(場合により集中治療)が必要。 →体温管理(体表冷却に加え体内冷却、血管内冷却などを追加)、呼吸、循環管理、DIC治療	熱射病

付記(一部のみ)
- Ⅰ度は現場にて対処可能な病態、Ⅱ度は速やかに医療機関への受診が必要な病態、Ⅲ度は採血、医療者による判断により入院(場合により集中治療)が必要な病態である。
- Ⅲ度は記載法としてⅢC、ⅢH、ⅢHK、ⅢCHKDなど障害臓器の頭文字を右下に追記。

(日本救急医学会「熱中症に関する委員会」:熱中症診療ガイドライン2015による)

表10-5. 高熱をきたす疾患の鑑別

熱中症、甲状腺クリーゼ、褐色細胞腫、感染症、てんかん発作、高度脱水、悪性腫瘍、悪性リンパ腫、薬剤性、悪性症候群、セロトニン症候群

めとした等張電解質輸液を急速投与する。特にショックに陥っている重症例には高齢者だろうが、腎障害があろうが、大量輸液を躊躇してはいけない。大量輸液による肺水腫などは初期輸液を行ってから心配すればよい。少しでも早く、致死的な脱水状態、臓器虚血、高熱環境から抜け出すことが、その後の多臓器障害の回避につながる。

来院時検査で高 Na 血症を認めることもあるが、脱水に伴う濃縮性の高 Na 血症なので、最初は等張性電解質輸液を選択すべきであり、決して Na 濃度の低い輸液を選択してはならない。脱水の補正をしていく過程で本来の Na の値がどのくらいなのか見極めていく。また、高 K 血症を認める場合、KmEq/L≧5であれば最初は生理食塩液を投与するが、脱水の補正とともに速やかに K が低下することがあるので、その後の低 K 血症に注意が必要である。

d．輸液に特化した継続治療など

体温が正常化して、いったん脱水が補正された後でも、低血圧が遷延することがある。腸管虚血からの下痢による喪失の場合には、水分、血清電解質を頻回に確認しながら大量輸液を継続する。臓器虚血からの多臓器障害に陥っている場合は非常に予後が不良であり、その際は血液分布異常性ショックの治療に準じて、適切な輸液量とともにノルアドレナリンによる昇圧が必要となる。

── ■非公式ながらよく使う裏ワザ2 ──────

　高体温に対していち早く冷却輸液を投与するが、39℃を切った時点で冷却の手を緩めないと、逆に低体温に陥ってしまう。

　因みに、たとえ40℃を超えていても悪寒、戦慄を訴えている場合、それは感染症であって、決して熱中症ではないので間違っても冷却などしないように。

────────────────────

2・低体温症

ポイント

- 低体温症に陥ったそもそもの原疾患に対する対応が重要。
- 寒冷利尿による脱水に陥っているでの、加温輸液を急速滴下。
- 最も恐れるべきものは心室細動。

a．病　態

　いろいろな原因で直腸温や膀胱温などの深部体温が35℃以下に低下したもの。体温を復温するとともに、なぜ低体温症に陥ったか、その背景に潜む原因疾患（意識障害をきたす疾患やADLを落とす病態）に対する治療を心がける。

b．鑑別診断

　意識が清明、震えがあればほぼ軽症と考えてよい。

　低体温症に陥る疾患として、甲状腺機能低下症、副腎不全、低血糖、薬物過量服用、その他意識障害をきたす諸々の疾患を鑑別する。**表10-6**に低体温の程度と症状を示す。

表 10-6. 低体温の程度と症状

	目安の体温	意識	震え	循環	呼吸
軽症	32℃以上 35℃未満	清明～見当識障害	あり	脈拍正常～上昇	正常～ 頻呼吸
中等症	28℃以上 32℃未満	活動低下～ せん妄	あり～ 硬直	徐脈、血圧低下、 J 波	低換気
重症	28℃未満	昏睡	なし	徐脈、血圧低下、 Vf、心停止	呼吸停止

c．初療に続く治療の原則

　最も恐れるべき合併症として心室細動があるので、移動などの身体への刺激は慎重に行い、できるだけ早く静脈路を確保しておく。但し、末梢血管は虚脱、収縮しているので決して容易ではない。できれば 20 G 以上の留置針が望ましいが、難しいようであれば 1 本目は 22 G でもやむを得ない。

　低体温症に対して輸液は、復温そのものの手段になることおよび脱水を補正する効果がある。

　加温輸液は体内から行う加温（能動的加温）であり、極めて有効な手段である。

　低体温症は、背景に ADL の低下や意識障害が長時間放置されていることがある。さらに、寒冷利尿が加わって、脱水に傾いていることが多いが、低体温による徐脈のために脱水であることが見逃されている。見た目の患者の様子も静かなので（傾眠傾向）、重症度を見誤らないように注意したい。超音波検査や X 線写真などを参考にして十分な輸液を投与する。

　低体温時は K が細胞内に移行するので低 K 血症になる傾向がある。復温中は K は 4 mEq/L 弱くらいで十分である。完全に補正してしまうと、平温に戻ったときに逆に高 K 血症に陥

る危険がある。

d．輸液に特化した継続治療など

初期輸液が十分投与された後は、過剰な輸液が入らないように血管内容量を超音波やX線写真を見ながら評価していく。

■ 非公式ながらよく使う裏ワザ3

加温輸液が足らない場合は電子レンジでチンする。各々の救急外来の電子レンジで輸液バッグ500mLおよび1,000mLをひと肌に温めるのに何秒かかるかを確かめて、どこか片隅にメモしておく。

III 特殊な外傷、外因性障害

1・脊髄損傷

―ポイント―
- 脊髄損傷は見落としやすい。
- 神経原性ショックに対しては輸液過剰に注意する。
- 低血圧に対してはドパミン、徐脈に対しては硫酸アトロピンを投与する。

a．病　態

脊髄損傷は常にその存在を疑う目をもっていないと認識が遅れる。脊髄神経が遮断される場所および程度によって運動、感覚麻痺のみならず、各臓器への神経障害が生じる。

中でも脊髄の高位レベルである頸髄損傷は心臓や血管への神

経調節が失われるために徐脈、血管拡張による低血圧の状態、いわゆる神経原性ショックに陥る。脈拍がゆっくりだからといってバイタルサインが安定していると勘違いしないように。また、頸椎骨折を認めなくとも、頸髄損傷を認めることは決して稀ではない。

b．鑑別診断

外傷性ショックに陥っている場合は、まずは出血性ショックをはじめ緊張性気胸や心タンポナーデなどの閉塞性ショックなどが合併していないかどうかを迅速に超音波検査および胸部X線写真などにより確認する。外傷性ショックでは一般的なショックの鑑別と違い、複数のショックが合併することが多い（表10-7）。

四肢麻痺を認め、呼吸パターンが横隔膜だけによる腹式呼吸のときは頸髄損傷を強く疑う。意識障害を伴っている場合には四肢麻痺が判明しにくいため、この呼吸パターンが唯一のヒン

表10-7. 外傷性ショックの鑑別

ショックの種類		循環血液量	脈拍数	CVP（頸静脈）	特徴
出血性ショック		低下	上昇	低下（虚脱）	外傷性ショックの90%
閉塞性ショック	心タンポナーデ	正常〜低下	上昇	上昇（怒張）	心損傷、手術
	緊張性気胸	正常	上昇	上昇（怒張）	胸腔ドレナージ
神経原性ショック		正常	低下	低下（虚脱）	麻痺、異常感覚、腹式呼吸
心原性ショック		正常	一定せず	上昇（怒張）	心筋挫傷、弁損傷、不整脈

トとなることもある。

c．初療に続く治療の原則

症状をさらに悪化させないための厳重な頸椎保護が、治療の要となる。

外傷に伴うショックの場合は、原因不明の段階では静脈路を確保して直ちに乳酸リンゲル液などの等張電解質輸液を急速滴下するが、鑑別診断で神経原性ショックが判明すれば輸液量は 100 mL/時程度に減量する。神経原性ショックに対して出血性ショックと同じ要領で大量輸液を行うと、いとも簡単にうっ血してしまう。出血性ショックを否定した段階で早期にドパミン（5 μg/kg/分から適宜増量）の持続投与を行い、高度徐脈に対しては硫酸アトロピンを投与し、乳酸値や尿量を参考にしながら適切な血圧維持（平均動脈血圧を 90 mmHg 以上）に努める。

d．輸液に特化した継続治療など

神経原性ショックに対する血管収縮薬の持続投与は多くの場合数日〜数週間で不要となるが、血管収縮薬の持続投与からの離脱が困難な症例では、経口血管収縮薬（アメジニウム：リズ

■ 非公式ながらよく使う裏ワザ 4

頸髄損傷患者は体温調節機能も低下しているので、冷たい（室温）輸液で容易に低体温に陥るので注意する。

脳梗塞などの中枢神経疾患が疑われて（救急隊による現場判断で）搬送されてくる症例の中に脊髄損傷が隠れていることがある。先入観は禁物である。

ミック®やミドドリン®、メトリジン®など)への移行を考慮する。

2・熱 傷

---ポイント---
- 重症度の把握が大事だが、深達度、範囲の評価にオーバートリアージはやむを得ない。
- 重症度に応じて、輸液量を決定する。
- 継続輸液は尿量を参考に決定する。
- いきなりアルブミン製剤を入れない。

a. 病 態

熱傷は深度、面積に加えて、顔面、頸部、気道熱傷など特別な部位が加わるとさらに重症度が増す。また、初診時の印象だけでは重症度を見誤ることがあり、実際、入院時は非常に落ち着いていた患者が、ショックあるいは重症感染症に陥り死に至ることもあるので、時間とともに経過観察することが極めて重要である。

b. 重症度診断

まず、深達度を評価し(**表 10-8**)、次に熱傷面積を推定する。面積を推定する方法には9の法則や5の法則などがある(**図 10-3**)が、手掌法(成人の手掌を1%とする)は範囲の狭い熱傷の評価に有用である。そのうえで Artz の基準(**表 10-9**)に照らして重症度を判断する。

表 10-8. 臨床症状による深度分類

深達度	臨床症状
Ⅰ度(epidermal burn；ED)	紅斑、痛み、熱感あり
浅達性Ⅱ度熱傷 (superficial dermal burn；SDB)	紅斑、水疱形成、痛み、熱感あり、水疱は圧迫で発赤が消失
深達性Ⅱ度熱傷 (deep dermal burn)	紅斑、紫斑〜白色、水疱形成、知覚鈍麻、水疱は圧迫でも発赤が消失しない
Ⅲ度熱傷 (deep burn；DB)	黒色、褐色から白色、水疱なし、痛みなし

<成人>   <小児>   <幼児>

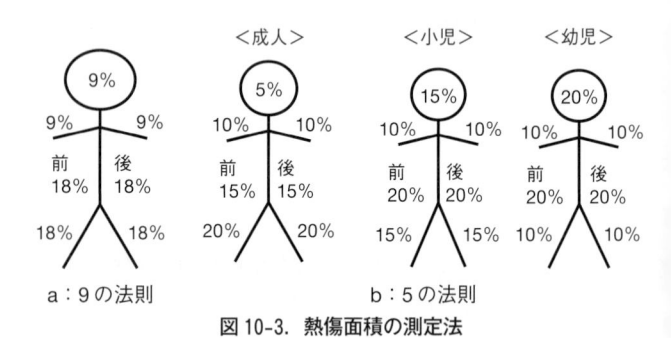

```
    9%            5%         15%        20%
 9%    9%      10%   10%    10%  10%    10%  10%
  前 後          前 後        前 後       前 後
 18% 18%        15% 15%      20% 20%     20% 20%
 18% 18%        20% 20%      15% 15%     10% 10%
```

a：9の法則   b：5の法則

図 10-3. 熱傷面積の測定法

表 10-9. Artz の基準

重症熱傷	Ⅱ度 30%以上 Ⅲ度 10%以上 顔面、手、足のⅢ度熱傷 気道熱傷の合併 軟部組織の損傷や骨折の合併 電撃傷
中等症熱傷	Ⅱ度 15〜30% Ⅲ度 10%以下
軽症熱傷	Ⅱ度 15%以下のもの Ⅲ度熱傷 2%以下のもの

c. 初療に続く治療の原則

 熱傷ほど輸液療法について事細かく論じられている病態はない。およそ体表面積の 10%を超える場合には輸液を開始する。但し、Ⅲ度熱傷は 2%以上であれば入院させて輸液を開始とする。血管透過性亢進からのショックを回避するために、輸液は乳酸リンゲル液などの等張電解質輸液をできるだけ早く開始する。輸液量は Parkland 法(Baxter 法)を参考に決定する(**表 10-10**)。

表 10-10. Parkland 法(Baxter 法)

受傷後 24 時間の輸液の総量＝4 mL×体表熱傷面積(%)×体重(kg) 　受傷初期の 8 時間に総輸液量の 50%を投与 　次の 16 時間に残りの 50%を投与

d. 輸液に特化した継続治療など

 最低 0.5〜1.0 mL/kg の尿量維持を目指す。等張電解質輸液に Na を追加して高張乳酸食塩水(hypertonic lactated saline ; HLS)を試みてもよいが、明らかに優れているという事実はないので通常どおりの等張電解質輸液でよいであろう。また、受傷直後にアルブミン製剤を投与すると、アルブミン製剤そのものが血管透過性の亢進のために間質に漏れ出してしまい、胸水や浮腫の増悪につながる。最低でも受傷後 12 時間以上待ち、その時点でアルブミン<1.5 であればアルブミン製剤の投与を検討する。

 2、3 日後には血管外へ漏出した水分から血管内に戻ってくる時期(refilling)が必ずくるので、肺水腫にならないよう血管内水分量を評価し、必要に応じて利尿薬を用いる。

― ■非公式ながらよく使う裏ワザ5 ―

初期の重症度評価において、サウナ内、岩盤浴での熱傷は特に過小評価になりがちである。このように比較的低温でも長時間曝露されて受傷した症例では、深達度は一段階重めに評価したうえで輸液量を決定する。

3・溺 水

ポイント

- 溺水では肺水腫(ARDS)や誤嚥性肺炎が生じうる。
- 初期輸液は等張電解質輸液でよい。
- 抗菌薬の投与は個々の症例で検討する。

a. 病 態

大きくは2つの要素、①肺への水侵入により生じた肺水腫、②水中に含まれる細菌、真菌による肺炎、である。東日本大震災で多く認められた津波肺も溺水による肺障害の1つである。

b. 鑑別診断

溺水を分類すると、①乾性溺水(肺に水が入っていない)、②湿性溺水(肺に水が入っている)、③2次性溺水(溺水から救助された後、時間とともに肺水腫が出現する)、④その他、に分けられる。

日本では浴槽内での溺水が多いが、手足が不自由な人が純粋に溺水したのか、脳血管障害、心血管系疾患が入浴中に生じて、その後溺水したのかを鑑別することが重要である。

c．初療に続く治療の原則

　風呂をはじめとした淡水溺水は高 K、低 Na 血症に陥りやすいといわれているが、実際には稀である。初期輸液は淡水、海水問わず生理食塩液または乳酸リンゲル液などの等張電解質輸液を選択する。急性呼吸窮迫症候群（acute respiratory distress syndrome；ARDS）が続発する可能性があるので過剰な輸液量は禁物だが、一般的な ARDS よりも回復が早い傾向があるので、輸液を必要以上に制限する必要はない。

d．輸液に特化した継続治療など

　予防的抗生物質の有効性については議論の余地がある。プールでの溺水は肺炎併発が少ないが、浴槽での溺水は汚物混入の頻度が高く、誤嚥性肺炎の併発の危険が高い。また、浴槽内には種々雑多な細菌が検出されるので、まずは広範囲スペクトラムな抗生物質を開始し、培養結果を踏まえて deescalation する方針が望ましい。膜透過性の亢進から肺水腫、ARDS へ進行することがあるが、利尿薬やステロイド剤は無効である。

■ 非公式ながらよく使う裏ワザ 6

　淡水による溺水で、低 Na に陥るような症例はほとんど心肺機能停止（cardiopulmonary arrest；CPA）状態。以前は電解質異常、水分バランスの不均衡が重要視されていたが、あくまでも最優先事項である呼吸管理を主眼においた治療を進める。

Ⅳ 終末期

ポイント
- 治療の限界について、診療チームの意見を統一させる。
- 終末期の判断は複数の医師で行う。
- 家族との意思疎通はまめに行う。
- 緩和治療の薬剤投与のために静脈路が必要になることもある。
---

a．病　態

悪性腫瘍、慢性閉塞性肺疾患(chronic obstructive pulmonary disease；COPD)、肝硬変、老衰などが代表的な疾患である。但し、本当に終末期か、救命の可能性が残っているのか、あるいは社会復帰の可能性がわずかでも見込めるのかを見極めるのは難しい。病態に対する知識だけでなく豊富な臨床経験も必要であり、各疾患の専門科と協議したうえで終末期の判断をする。倫理上の問題もあり、必ず複数の医師、上級医とともに治療方針を決定する。

b．初期輸液および維持輸液

大方針としてDNAR(Do not attempt to resuscitation)でも、治療撤退(Withdraw)なのか現状維持(Withhold)なのかを明確にしないと現場が混乱する。治療撤退の場合は点滴1本さえもつなげないことがあるが、多くの場合は鎮痛薬、鎮静薬の投与が必要な場合も考慮して、500 mL あるいは 200 mL のボトルにモルヒネ塩酸塩を 10 mg/日から混注して、持続的に滴下する。

選択する輸液の種類に決まりはないが、ソリタ T3 号輸液®、ソルデム 3A 輸液®などは K が 20 mEq/L と比較的濃度が高く血管痛や静脈炎を生じやすいので、敢えて終末期に選択する必要はない。

■ 非公式ながらよく使う裏ワザ 7

治療撤退（Withdraw）と現状維持（Withhold）を識別することそのものが間違っているという意見もあり、非常に難しい問題である。しかし、いくら DNAR とはいえまったく点滴がないと、家族が「見捨てられた」という印象をもってしまうことがある。また、2 本入っていたルートが 1 本になるだけでも、同様の感情を抱くことがあるので、何気ない処置にも細心の注意を払う。唯一絶対に言えることは、常に、本人、家族との意思疎通、相互理解を心がけていれば、無用な争いに巻き込まれることはないということである。主治医として責任をもって患者、家族と接していれば、形だけの静脈路のために抑制帯が必要になるような本末転倒な状況は避けられるであろう。

（小島直樹）

11 高齢者、小児

I 高齢者

　高齢者は加齢に伴う各臓器の機能低下や体内水分量(細胞数の減少により特に細胞内水分量)の減少などの生理学的特徴により、若年成人に比べて輸液を行ううえで安全域が狭く、輸液の量や種類によって容易にうっ血性心不全、肺水腫、そして水電解質の異常をきたす。また、常に原疾患、既往歴への対応も並行して行う必要があり、目を離せない管理が必要である。

1・生理学的特徴

a．個体差が大きい

　既往症や併存疾患がさまざま。特に高血圧、慢性肺疾患、動脈硬化、中枢神経系後遺症や認知症、ADL の低下に関連した疾患など。

b．腎機能低下

①糸球体濾過量(GFR)の低下
・80 歳は 20 歳の約 50％以下まで低下。
②尿濃縮・希釈能の低下
・自由水の排泄障害や水分保持力の低下につながり、容易に溢水または脱水になる。
③ナトリウム(Na)再吸収・排泄能の低下
・血圧低下時に Na 保持できず、さらなる血圧低下につながる。
・大量補液により細胞外液量が急激に増加したときに Na 排泄

が遅れるため、急性心不全や肺うっ血をきたしやすい。

c．心機能の低下
軽度の容量負荷で心不全のリスクとなる。

d．体内水分量の低下
体重の約55％（成人約60％）、体重60kgで3L少ない計算（図11-1）。

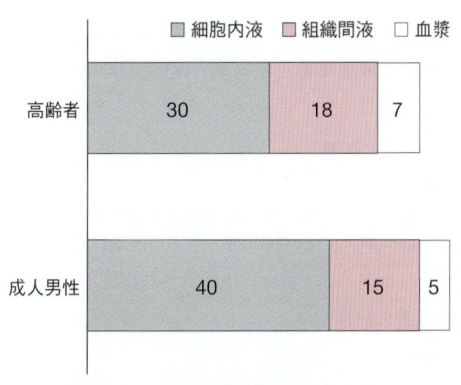

	細胞内液	組織間液	血漿
高齢者	30	18	7
成人男性	40	15	5

図11-1．高齢者の体内水分量（％）

e．不感蒸泄量の低下
維持輸液量が少ない。

f．渇中枢の機能低下
口渇感の訴えが少なく脱水の発見が遅れる。

g．内分泌機能の異常

- レニン-アンジオテンシン-アルドステロン系の低下。
- 抗利尿ホルモン（ADH）に対する腎集合管での反応低下。
- 心房性ナトリウム利尿ペプチド（atrial natriuretic peptide；ANP）の増加。
- これらの異常はNaの喪失や脱水につながりやすい。

2・高齢者の輸液療法の実際（図11-2）

 基本的には急激な容量不可は避けるべきである。心不全や肺水腫を起こす可能性も高く、心疾患の既往がなくても、心エコーなどで新機能の評価することは有用である。

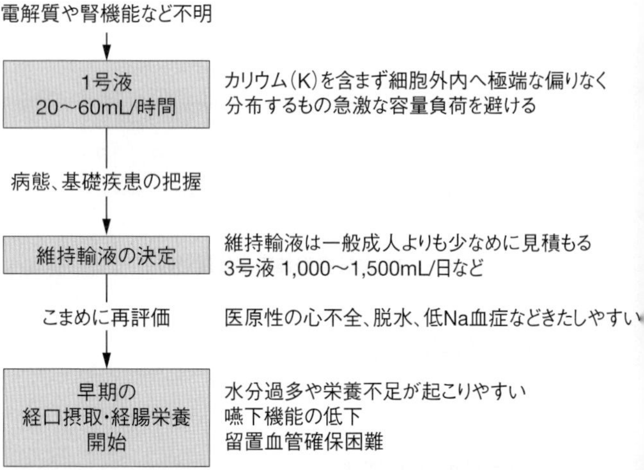

電解質や腎機能など不明

| 1号液 20〜60mL/時間 | カリウム（K）を含まず細胞外内へ極端な偏りなく分布するもの急激な容量負荷を避ける |

病態、基礎疾患の把握

| 維持輸液の決定 | 維持輸液は一般成人よりも少なめに見積もる 3号液 1,000〜1,500mL/日など |

こまめに再評価　医原性の心不全、脱水、低Na血症などきたしやすい

| 早期の経口摂取・経腸栄養開始 | 水分過多や栄養不足が起こりやすい 嚥下機能の低下 留置血管確保困難 |

図 11-2. 高齢者の輸液療法の実際

3・まとめ

高齢者は輸液量が多いと容易に溢水になり、少ないと容易に脱水になる。また、溶質が濃ければ容易に高 Na 血症をきたし、薄ければ容易に低 Na 血症をきたす。輸液を開始した後は基本的に控えめな輸液計画を立て、こまめに再評価することが大事である。

II 小　児

小児は、一般外来でみられる軽度脱水などの軽症とショックを有するような重症では輸液戦略が異なる。

1・成人との違い

a．個体差が大きい

体重だけではなく、年齢別に注意しなければならない疾患が異なる。

b．バイタルが年齢で違う

PALS(Pediatric Advanced Life Support, 小児二次救命処置)ガイドラインで用いられている基準(**表 11-1**)が広く浸透しているが、2011 年に fleming らが新しい centile chart を発表するなど、近年、小児のバイタルサインの正常値の見直しが始まっており確定したものがない。

c．重症が少ない

外来を訪れる小児患者は、そのほとんどが軽症であり、その中で重症を見極めるには、見つける努力が必要となる。

表 11-1. 小児の正常バイタルサイン
（PALS AHA ガイドライン 2010 年に準拠）

年齢	心拍数(/分)		
	覚醒時	平均	睡眠時
<3カ月	85～205	140	80～160
3カ月～2歳	100～190	130	75～160
2～10歳	60～140	80	60～90
>10歳	60～100	75	50～90

年齢	呼吸数(/分)
<1歳	30～60
1～3歳	24～40
4～5歳	22～34
6～12歳	18～30
13～18歳	12～16

年齢	収縮期血圧(mmHg)
0～28日	<60
1～12カ月	<70
1～10歳	<70＋(年齢×2)
>10歳	<90

d．輸液路の確保

　乳幼児は、目視で血管の走行が確認できないことがほとんどである。上肢および下肢の血管の走行を知っておくことや、時には道具を駆使する必要がある（非公式ながらよく使う裏ワザ1参照）。

■非公式ながらよく使う裏ワザ1

‖ 小児の静脈路確保 ‖

1．穿刺針

サーフロー®24Gまたはジェルコ®24Gを用いることが多い。

2．駆血

小児の血圧は成人に比べて低く、特に新生児・乳児は駆血帯を強く締め過ぎると動脈血まで止めてしまう。

3．血管の走行

乳幼児の血管の走行は肉眼的に把握することが困難である。血管の走行の解剖を知っておくことも大事だが、自分の血管の走行をみながら参考にすることもある。

4．手技のポイント

しっかりと刺す部位にテンションをかけて、血管が逃げないようにする。

大人は血管に当たってからが勝負、小児は血管に当てるまでが勝負である。高齢者の血管は視覚的に確認できて当てやすいが、血管が脆く容易に漏れる。しかし、小児の血管は視覚的に確認しづらく当てにくいが、血管は弾力性に富み、場合によっては血管を突き抜けた後でもリカバーすることができる。

血管に当たった後にほんの少し寝かして、さらに1～2mm進める勇気が必要。穿刺針の内針とカテーテルには1～2mmの差があり、血管内に内針が入ったとしてもカテーテルは入っていないことが多い。

5．赤色LEDライトを用いた静脈路確保

小児科医が愛用しているライトがある。乳幼児の血管を視覚的に確認しやすく、コストパフォーマンスに優れており、個人

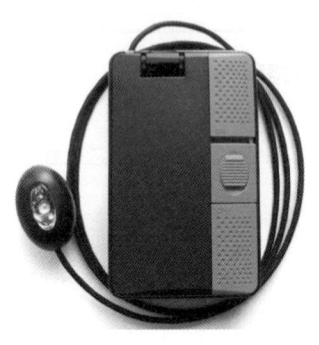

図 11-3. 赤色 LED ライト MK-02GX

小児科医の先生方からのニーズに基づき開発された透過型 LED トランスイルミネーター。
定価：8,700 円(税込)
(製造販売元　イーエスユー有限責任事業組合)

で所有している人も多い(**図 11-3**)。

2・生理学的特徴

1. 体内水分量の比率が高い：乳幼児は体重の約 70〜80%(成人約 60%)。
2. 体重あたりの必要水分量が多い
3. 水、電解質、酸塩基の喪失をきたす疾患に罹患しやすい
4. 乳児では尿濃縮・希釈能が低い：過剰な水分負荷で自由水排泄が不十分となり低 Na 血症をきたしやすい。

3・維持輸液(表 11-2)

　生体の維持に必要な水分量を体重から計算し、臨床症状や水分不足の程度に応じて実際の技量を調節する。

表 11-2. 体重別の維持輸液必要量

体重	水分(mL/日)	水分(mL/時間)	電解質(mEq/L)
0〜10 kg	100/kg	4/kg	Na 30, K 20
11〜20 kg	1,000+50(10 kg を超える 1 kg につき)	40+2(10 kg を超える 1 kg につき)	Na 30, K 20
>20 kg	1,500+20(10 kg を超える 1 kg につき)	60+1(10 kg を超える 1 kg につき)	Na 30, K 20

①4-2-1 ルール：小児の維持水分量を計算するためのルール
体重〜10 kg 4 mL/kg/時間+体重 11〜20 kg 2 mL/kg/時間+体重 21 kg〜 1 mL/kg/時間
例えば、体重が 60 kg の人は、
(10 kg×4 mL+10 kg×2 mL+40 kg×1 mL)＝100 mL/時間

②近年、この式に基づいた維持水分量を経静脈投与すると医原性低 Na 血症を起こしやすいといわれており、この式の算出量の 70〜80%と少なくすることも考慮する。

Ⅲ 小児のショック

ショックとは組織の酸素や代謝の需要と供給のバランスが不均衡になっている全身の循環障害のことを指す。血圧が低いからショックではない。

1・ショックの輸液療法の実際(図 11-4)

小児はいったん心停止すると一般的にその予後は悪い。そのため、心停止に至る前にショック徴候を認識し、治療することで心停止を未然に防ぐことが重要である。臨床状態の評価は「第一印象」「一次評価」「二次評価」と進めていき、それぞれの段階で臨床状態を分類し、適切な治療の介入をする。

a．第一印象(表 11-3)
最初の数秒で、視覚的および聴覚的に全身状態を判断する。

```
第一印象:不良
```

- 人を呼ぶ
- リザーバーマスク酸素10L投与
- モニター各種装着

```
一次評価:ショックの徴候あり、ショックの重症度
代償性／低血圧性
```

- 生理食塩液or乳酸リンゲル液(or酢酸リンゲル液)の準備
- 輸液路の確保

```
二次評価:ショックの分類
循環血液量減少性／血液分布異常性／心原性／閉塞性
```

- 20mL/kg 5〜10分のボーラス投与
- 心原性ショックの疑いは5〜10mL/kg 10〜20分かけて投与

```
再評価:血行動態の改善が得られたか確認
```

図 11-4. 小児のショックの輸液療法の実際

b．一次評価(表 11-4)

ABCDE アプローチを用いて、心肺機能や AVPU スケール(**表 11-5**)などから神経機能を評価し臨床状態を分類する。ショックの徴候(**表 11-6**)を迅速に見極め、ショックを早期に認識する。さらに重症度(**表 11-7**)を分類する。

c．二次評価(表 11-8)

焦点を絞った病歴聴取と焦点を絞った身体観察を進めて、ショックを病態別(**表 11-9**)に分類する。

そして、この過程のどの段階であっても「生命を脅かす徴候」

(表 11-10)を認識したら、直ちに救命処置を開始する。

表 11-3. 第一印象

第一印象	数秒間で迅速に離れた場所から観察
外観	意識(例：無反応、不機嫌、清明)、筋緊張
呼吸	呼吸努力、異常な呼吸音
皮膚色	皮膚色の異常(例：チアノーゼ、青白い、紫斑)

パッとみた第一印象によって、全身状態の緊急度を評価する。入室して最初の数秒間で視覚と聴覚を用いて、患者のおおまかな全身状態を評価し、緊急度を判断する。

表 11-4. 一次評価

評価	迅速な ABCDE アプローチに基づく身体診察 簡潔に心肺・神経機能の評価を行う
A	気道の開通
B	呼吸数 呼吸努力 胸郭運動とエア入り 呼吸音の異常 酸素飽和度
C	皮膚色 心拍数・リズム 脈拍(中枢・抹消) 毛細血管再充満時間 皮膚の温かさ 血圧
D	AVPU スケール 瞳孔径 対光反射
E	外表所見 体温

実際に患者に触って診察し、生命の危機にかかわる状態があるか評価する。

表 11-5. AVPU スケール

小児において迅速に意識状態のおおまかな重症度を評価する方法		
A (Alert)	意識清明	目覚めており、活動的で親や周囲の刺激に対して適切に反応する。
V (Voice)	声に反応	呼びかけたときだけ反応する。
P (Pain)	痛みに反応	爪床をつねるなどの痛み刺激にだけ反応する。
U (Unresponsive)	無反応	どんな刺激にも反応しない。

表 11-6. ショックの徴候

- 頻脈
- 末梢動脈の触知不良
- 毛細血管再充満時間の延長(2秒以上)
- 皮膚色の変化(蒼白、まだら模様、チアノーゼ)
- 四肢の冷感
- 意識の変容
- 尿量の低下

表 11-7. ショックの重症度

代償性ショック	主要臓器への血流を保とうと身体の防御機構が働いている状態。 血圧が正常なショック。
低血圧性ショック	代償機能が破綻し、正常の血圧が保てない状態。急速に心停止の方向に向かう。

表 11-8. 二次評価

- 病歴聴取：SAMPLE 暗記法
  S：Signs and Symptoms 自他覚症状
  A：Allergies アレルギー
  M：Medications 薬物
  P：Past medical history 既往歴
  L：Last meal 最終食事摂取
  E：Event イベント

- 焦点を絞った身体診察(頭から足の先まで)

11. 高齢者、小児

表11-9. ショック緊急事態の管理フローチャート

酸素、パルスオキシメータ、心電図モニター、静脈路/骨髄路、必要に応じてBLS、ベッドサイドでの血糖検査

循環血液量減少性ショック	非出血性	・生理食塩水/乳酸リンゲル液 20 mL/kg のボーラス投与。必要に応じて反復投与。 ・3回目の上記投与後に膠質液を考慮。
	出血性	・体外出血のコントロール。 ・生理食塩水/乳酸リンゲル液 20 mL/kg のボーラス投与。必要に応じて 2、3回反復。 ・適応があれば赤血球濃厚液を輸血。
血液分布異常性ショック	敗血症性	・生理食塩水/乳酸リンゲル液 20 mL/kg のボーラス投与。必要に応じて反復。 ・血管作動薬 ・早期の抗菌薬投与
	アナフィラキシー	・アドレナリン筋注 ・抗ヒスタミン薬 ・副腎皮質ステロイド薬 ・アドレナリン持続静注 ・サルブタモール
	神経原性	・生理食塩水/乳酸リンゲル液 20 mL/kg のボーラス投与。必要に応じて反復。 ・血管収縮薬
心原性ショック	徐脈性/頻脈性不整脈	・PALSの不整脈のアルゴリズムに準拠
	その他(心筋炎、心筋症など)	・生理食塩水/乳酸リンゲル液 5〜10 mL/kg を 10〜20分かけて投与。 ・血管作動薬 ・専門医への相談
閉塞性ショック	動脈管依存性	・プロスタグランジン E1 ・専門医へ相談
	緊張性気胸	・胸腔穿刺減圧 ・胸腔チューブの挿入
	心タンポナーデ	・心膜穿刺 ・生理食塩水/乳酸リンゲル液 20 mL/kg のボーラス投与。
	肺塞栓症	・生理食塩水/乳酸リンゲル液 20 mL/kg のボーラス投与。必要に応じて反復。 ・血栓溶解薬、抗凝固薬を考慮 ・専門医への相談

(American Heart Association：PALS プロバイダーマニュアル AHA ガイドライン 2010 準拠. シナジー，東京，2013 による)

表 11-10. 生命を脅かす徴候

患者評価の中で、以下の徴候を認識した場合、直ちに救命処置を開始し、治療介入を遅らせてはならない。

A　完全な気道閉塞、重度気道閉塞
B　無呼吸、徐呼吸
C　触知不能な脈拍、低血圧、徐脈
D　無反応、意識低下
E　著しい低体温、重大な出血
　　急性腹症に一致する腹部膨満
　　敗血症性ショックに一致する点状出血/紫斑

2・まとめ

小児は低血圧性ショックに陥ると、心停止まで加速度的に進行する。小児のショックは代償性ショックの段階で早期に認識し、介入することが重要である。

Ⅳ 小児の脱水

小児の特徴として、
①体内水分量の比率が高い
②1日に出入りする水分量が大きい(成人の約3倍)
③水分摂取量減少や排泄量増加が容易に起こる
④尿濃縮能が未熟で水分を喪失しやすい
が挙げられて、成人に比べ脱水になりやすい。

1・基　本

・最も頻度が高い原因は急性胃腸炎
・重症度を把握する(**表 11-11**)
・病歴聴取：体重測定、嘔吐・下痢などの症状(量・性状)、発熱の有無、排尿状況、経口摂取の可否

- 全身評価：全身状態、バイタルサイン、身体所見
- 簡易検査：血液検査[ヘモグロビン(Hb)、ヘマトクリット(Ht)、総蛋白、電解質[Na、カリウム(K)、クロール(Cl)、カルシウム(Ca)]、尿素窒素、クレアチニン(Cr)、血糖、浸透圧]、血液ガス分析(静脈血可)、尿検査
- 重症度を把握する(**表 11-11**)

表 11-11. 小児の脱水の重症度

	軽症	中等症	重症
乳児の体重減少	<5%	5～10%	>10%
年長児の体重減少	<3%	3～9%	>9%
意識	良好、清明	落ち着きなし、興奮	嗜眠、意識消失
口渇	通常通りの飲水	よく飲む、欲しがる	飲水不良、不可
心拍数	正常	正常～増加	頻脈、最重症で徐脈
脈	正常	正常～減少	減弱、触知困難
呼吸	正常	正常～早い	深い
眼	正常	少し陥凹	深く陥凹
涙	あり	減少	なし
口と舌	潤っている	乾燥	カラカラに乾燥
皮膚ツルゴール	正常	2秒以内	2秒以上
毛細血管再充満時間	正常	延長	延長
四肢	温かい	冷感	冷感、チアノーゼ
尿量	軽度低下	低下	わずか

(King CK, et al：Managing acute gastroenteritis among children. Oral Rehydration, Maintenance, and Nutritional Therapy. National Center for Infectious Diseases 52(RR16)：1-16, 2003 による)

2・輸液の組成・速度(表 11-12、図 11-5)

a．急速初期輸液(最初の約 4 時間)

・組成：細胞外液型溶液(Na 90〜154 mEq/L、K 0〜4 mEq/L)、
　　　　最近は Na 130 mEq/L 以上のものが推奨されている。
・速度：10〜20 mL/kg/時間
・効果判定：2 回排尿を確認するまで

b．緩速均等輸液(急速初期輸液後約 20 時間)

・組成：低張電解質輸液(ソリタ T3®号輸液など)
・1 日輸液量＝維持輸液＋水欠乏量×0.5
　　※水欠乏量(L)＝体重減少(kg)－急速初期輸液量(L)
(高張性脱水の場合、輸液量は通常の 75%として 48 時間程度かけてゆっくり補正する)

表 11-12．代表的な輸液製剤

商品名	電解質(mEq/L)									(%)糖濃度
	Na	K	Cl	Ca	Mg	乳酸	酢酸	重炭酸	
生理食塩液	154		154						
ビカーボン	135	4	113	3	1		5	25	
ヴィーン F	130	4	109	3			28		
ヴィーン D	130	4	109	3			28		5
ラクテック	130	4	109	3		28			
ソリタ T1	90		70				20		2.6
ソリタ T3	35	20	35				20		4.3
ソリタ T3G	35	20	35				20		7.5

11. 高齢者、小児

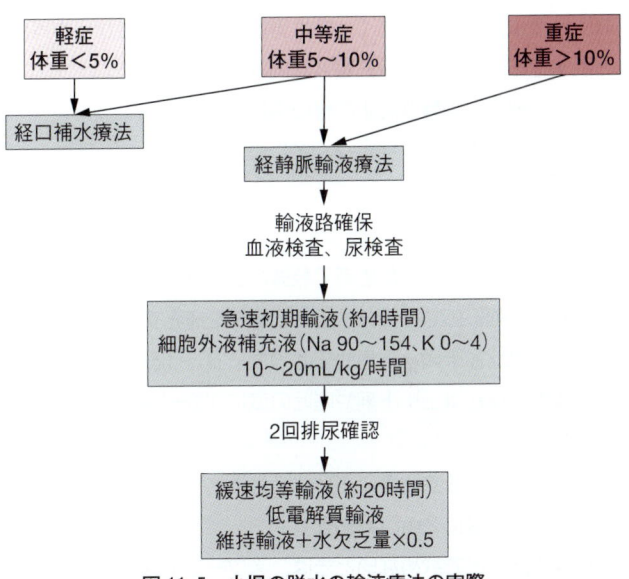

```
┌─────────┐   ┌─────────┐   ┌─────────┐
│ 軽症    │   │ 中等症  │   │ 重症    │
│体重<5%  │   │体重5〜10%│   │体重>10% │
└────┬────┘   └────┬────┘   └────┬────┘
     │             │             │
     ▼             ▼             ▼
┌─────────┐   ┌──────────────────┐
│経口補水 │   │  経静脈輸液療法  │
│療法     │   └────────┬─────────┘
└─────────┘            │
                       ▼
               輸液路確保
               血液検査、尿検査
                       │
                       ▼
         ┌──────────────────────────────┐
         │急速初期輸液(約4時間)         │
         │細胞外液補充液(Na 90〜154、K 0〜4)│
         │10〜20mL/kg/時間              │
         └──────────────┬───────────────┘
                        │
                   2回排尿確認
                        │
                        ▼
         ┌──────────────────────────────┐
         │緩速均等輸液(約20時間)        │
         │低電解質輸液                  │
         │維持輸液+水欠乏量×0.5         │
         └──────────────────────────────┘
```

図 11-5. 小児の脱水の輸液療法の実際

3・まとめ

　小児は大人に比べ脱水になりやすく、重症度を評価することが極めて重要である。ほとんどの場合は適切な治療により1〜2日で状態は改善するが、それ故に稀にみられる重症な状態を見逃さないよう注意する必要がある。

― ■非公式ながらよく使う裏ワザ2 ―――――

| 経口補液療法 |

　経口補液療法(oral rehydration therapy；ORT)は経口補水液(oral rehydration solution；ORS)を飲ませて失われた電解質や水分を補給する方法である。経静脈路確保が不要で経

静脈輸液より安全性が高く、急性胃腸炎による軽度から中等度の脱水症の治療に経静脈的輸液と同等の効果がある。
・対象：軽度〜中等度脱水の経口摂取可能な小児
・禁忌：意識障害、ショック、イレウス

1．ORS の与え方

①嘔吐や下痢が始まった患者で軽微な脱水か脱水がない場合
嘔吐や下痢に応じて喪失水分を ORS で補充する。
- 体重 10 kg 未満：下痢や嘔吐の度に 60〜120 mL/回
- 体重 10 kg 以上：下痢や嘔吐の度に 120〜240 mL/回

または
- 水様性下痢をする度に 10 mL/kg/回
- 嘔吐する度に 2 mL/kg/回

※吐き気などで飲めないときは、スプーンやスポイトを使って少量ずつ何回かに分けて与える。

②軽度から中等度の脱水の場合
- 初期治療として最初の 50 mL/kg の ORS を少量ずつ分割して 4 時間かけて与える。
- 初期治療後、嘔吐や下痢に応じて喪失水分の ORS を補充する。

2．ORT の効果判定（表 11-13）

①嘔吐や嘔気が治まり、食欲が出てきたら食事を開始。
②下痢が悪化した場合には ORS で補充。
③脱水の進行や経口摂取困難な場合は経静脈輸液を考慮。

表 11-13. 代表的なイオン飲料の組成

商品名	Na (mEq/L)	K (mEq/L)	Cl (mEq/L)	クエン酸イオン (mEq/L)	糖質 (%)	浸透圧 (mOsm/L)
世界保健機関推奨	75	20	65	30	1.35	245
OS-1 (大塚製薬)	50	20	50	31(乳酸イオン)	2.5	270
ソリタT顆粒2号 (味の素)	60	20	50	20	3.2	249
ソリタT顆粒3号 (味の素)	35	20	30	20	3.3	200
アクアライトORS (和光堂)	35	20	30		4.0	200
ポカリスエット (大塚製薬)	21	5	16.5	10	6.7	370

※スポーツ飲料・乳児用飲料は Na 濃度が ORS として推奨されるレベルより低く、浸透圧の高いものが多い。

3. 家族への声かけ

①嘔吐直後はさらに吐きやすくなっているので、本人のほしいままにあげるのではなく、1回分の ORS を何回かに分けて少しずつ飲ませましょう。

②嘔吐や下痢の程度によっては ORS を飲ませても、脱水が進むことがあります。半日ぐらい尿が出ない、涙が出ない、ボーッとして活気がなく眠りやすいなどの症状がみられたらまた受診してください。

(渡辺太郎)

一段落したら読む！
輸液エキスパートへの道！

腎臓内科専門医が見極める 腎機能評価と腎障害の程度

はじめに

　腎機能低下時の輸液マネジメントについて、以下の3つのポイントに沿って述べる。

①なぜ、輸液に際して腎機能評価が重要なのか

　輸液には、輸液の濃さ・量において安全な範囲を考える必要がある。また、慢性腎臓病(CKD)患者は、電解質・酸塩基平衡・血糖において、過剰にも不足にも両極端になりやすい。輸液製剤処方・変更後のモニタリングが重要である。

②腎機能低下時の体液量評価のピットフォール

　急性腎障害(AKI)やCKDでは体液量評価が重要である。但し、腎機能低下時には、体液評価において、ピットフォールがある。

③輸液に際しての腎機能評価のピットフォール

　クリアチニン(Cr)をベースとした腎機能評価は、体液量や筋肉量、併存疾患によって病態を正確に反映しないことがある。また、AKIの際には急性期(乏尿期)は糸球体濾過量(GFR)<10 mL/分/1.73 m^2 であり、CrなどによるGFR推定はできないことも重要である。

　本稿では、輸液に際しての腎機能評価の重要性や、腎機能低下時の体液量評価、腎機能評価のピットフォールを中心に概説する。

Ⅰ なぜ、輸液に際して腎機能評価が重要なのか

 安全な輸液を考える際に重要となるのが、"Talbotの安全輸液理論"である[1)2)]。図1-1(286頁)にあるように、まず、Y軸：輸液量(L/日)とX軸：輸液浸透圧濃度(mOsm/kg・H_2O)で考える。グラフの曲線Bは、最低限必要な輸液量と輸液浸透圧濃度の組み合わせであり、曲線Cはその最大許容範囲を表している。また曲線Dは最低限必要なナトリウム(Na)濃度であり、曲線Eはその上限である。★1で示す範囲が"安全に"輸液できる輸液量と輸液浸透圧濃度を表している。ここでは高齢者に代表されるような腎機能低下を通して、いかに安全域が変化するかをみてみる。

 安全輸液の範囲を決めるには以下の手順を踏む。

1・尿浸透圧

 ヒトの1日溶質排泄量は約10 mOsm/kg BW(体重)であり、例えば体重50 kgでは、500 mOsmとなる。1日に輸液で負荷される溶質量はX×Y(mOsm)となる。全体としての溶質排泄量はX+Y+500(mOsm)となる。

 輸液量Y+代謝水＝尿量+不感蒸散の式から、尿量はY+代謝水-不感蒸散＝Y-0.6 Lとなる。尿浸透圧は尿中溶質排泄量を尿量で割ったものであるから、上記より(X+Y+500)÷(Y-0.6)となる。この尿浸透圧は正常の人がとる範囲は、50～1,200 mOsm/Lまで変化できるため、
式①　50<(X+Y+500)÷(Y-0.6)<1,200
となる。

一方、高齢者では、尿濃縮能・希釈能が低下し、150〜800 mOsm/L となる。入院している場合は、特に経口摂取も少ないことが多く、1日溶質生成量も 500 mOsm から 250 mOsm に低下し、

式②　$150 < (X+Y+250) \div (Y-0.6) < 800$

となる。

2・輸液による溶質負荷

GFR が正常であれば、NaCl の摂取許容量は 0.5〜40 g といわれている。加齢によって GFR が半減すると、上限が 20 g となる。高齢者では Na 摂取低下に対する反応が鈍いため下限は 1 g となる。NaCl 1 g は、34 mOsm のため、輸液による溶質負荷は

正常では、

式③　$0.5 \times 34 < X \times Y < 40 \times 34$

高齢者に代表されるような腎機能低下では、

式④　$1 \times 34 < X \times Y < 20 \times 34$

となる。

この式①〜④をグラフにすると、**図 1-1** のようになる。正常に比べて、腎機能低下で、★2で示すような安全域が★1と比べてかなり制限されていることが一目瞭然である。つまり、輸液量も輸液溶質量も大幅に制限されることがわかる。このことは、腎機能低下では、輸液量が多いと用意に溢水になり、少ないと脱水になるだけでなく、輸液の溶質が濃いと用意に高 Na 血症をきたし、薄いと低 Na 血症になりやすいことを示している。特に入院中の高齢者では、医者の誤った輸液処方により、安全域をはずれることが多く、このことを意識する必要がある。

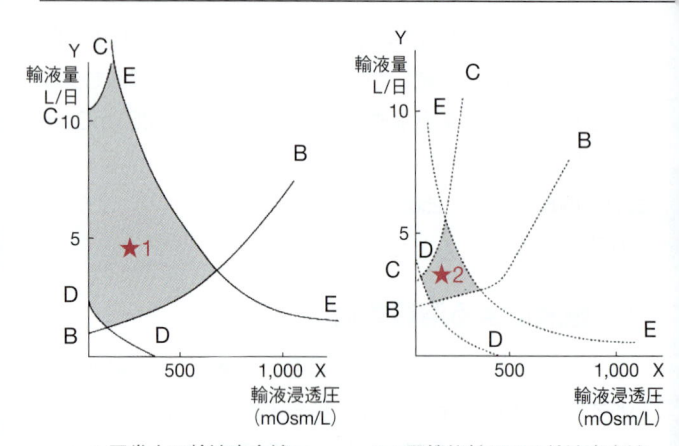

a：正常人の輸液安全域　　**b：腎機能低下での輸液安全域**

図 1-1. Talbot の安全輸液理論

(柴垣有吾：より理解を深める！体液電解質異常と輸液．中外医学社，東京，2010．, Nathan B, Talbot JDC, Butler AM：Homeostatic limits to safe parenteral fluid therapy. The New England Journal of Medicine 248：1100-1108, 1953 による)

　体液量・浸透圧だけではなく、腎機能低下時には、電解質・酸塩基平衡・血糖についても両極端に変化しやすい。どの因子も上昇しやすいだけではなく、低下もしやすいということを知って処方に当たることが重要である。また、処方を出すだけではなく、輸液処方開始後・変更後にこれらを意識してモニタリングしていくことが重要である。ここで各異常の特徴について確認していくが、ある一時点の値が正常値に入っているからよいというのではなく、これまでの経過と照らし合わせて、これからそのバランスがどう動いていくか、予想しながら、確認しながらフォローアップしていくことが大切である。

3・『CKD患者は高K血症にも低K血症にもなりやすい』

a．高K血症

リスク1 カリウム（K）の細胞内へのシフトを起こす因子の1つにインスリンがある。腎不全では、インスリンの抵抗性がある。そのため腎不全患者や耐糖能異常患者で、周術期などに絶食にすると、インスリンの分泌が減少し、細胞内にKがシフトしないため、高K血症になりやすくなる。

対策1 周術期の輸液にブドウ糖とインスリンを入れることを検討する。

リスク2 腎不全患者では、アルドステロンによる尿・便へのK排泄が血清K値維持の生命線となっている。そのため、アルドステロン作用阻害（**表1-1**）[1]や、便排泄の障害［便秘（水分制限等によることが多い）、腸管運動障害（尿毒症や糖尿病に合併しやすい）］があると、血清Kが上昇しやすい。また心疾患を合

表1-1．K排泄量が低下しやすい薬剤

抗アルドステロン作用	スピロノラクトン、エプレレノン
アルドステロン合成阻害・GFR低下	NSAIDs、ACE阻害薬 アンジオテンシン受容体拮抗薬 サイクロスポリン、タクロリムス
Naチャネル阻害	ST合剤、ペンタミジン メシル酸ナファモスタット トリアムテレン アミロライド
アルドステロン合成阻害	ヘパリン

（文献1）による）

併していると処方されやすいβ遮断薬やジゴキシンは、Na/K ATPase 阻害により細胞内外へのシフトにより、薬剤性高K血症をきたしやすい。

対策2 ACE/ARB と利尿薬の併用は高K血症を抑制するという報告があり[3]、併用を検討してみるとよい。但し、高齢者では、利尿薬による腎機能悪化に注意する必要がある。

ちょっと立ち止まって注意してほしいこと

GFR<40 mL/分/1.73 m^2 で高K血症のリスクは増大するが、GFR 低下以外にKを上昇させる原因がない場合は 15 mL/分/1.73 m^2 を切らないと高K血症はあまり生じないともされている。つまり、GFR が 15 mL/分/1.73 m^2 以上に保たれている患者で、高度高K血症があるときには、ほかの原因を確認する必要がある。Ⅳ型尿細管性アシドーシスや薬剤の影響、K摂取過剰、塩分摂取量低下などが原因となっている可能性がある。Ⅳ型尿細管性アシドーシスは、糖尿病性腎症や間質性腎炎、移植腎、全身性エリテマトーデス(SLE)のほかに、上記に述べたようなアルドステロン作用を阻害する薬剤や代用塩(K含有)が原因として挙げられる。また、減塩が高K血症をきたす機序としては、皮質集合管に到達するNa量が低下し、Na再吸収と交換で排泄できるK量が低下するためである。

対策 日頃からできることは、K制限の指導やイオン交換樹脂の投与、排便コントロールが重要である(但し、陽イオン交換樹脂とソルビトールの併用は、腸穿孔のリスクがある)。また、無尿の場合はグルコース・インスリン(GI)療法やフロセミドの効果が期待できないため、緊急時は血液透析によるK除去を躊躇しないことが大切である。最終手段だが、判断を速くすべ

きである。また、GI療法に抵抗性の高K血症では、出血（消化管や内臓出血）、組織壊死、横紋筋融解症、乏尿・無尿が原因として挙げられる。

b．低K血症

腎機能低下時は高K血症をきたしやすいことは有名であるが、低K血症にもなりやすいことを知っておく必要がある。

リスク1 フロセミド、サイアザイド使用時は、集合管へのNa到達量増加と、レニン-アンギオテンシン-アルドステロン系の増強により低K血症が起こりやすい。腎不全の病態では、高K血症と相殺されることが多いが、入院を要するような患者では、K摂取が十分でないことが多く、低K血症もよくみられる。

リスク2 シェーグレン症候群などに合併するI型尿細管性アシドーシスでも低K血症のリスクがある。遠位尿細管におけるH$^+$イオンの排泄障害であり、代償性にKが喪失するからである。尿の酸性化ができず、アシドーシスにもかかわらず尿pH高値や高カルシウム(Ca)尿症から疑うことができる。

リスク3 Refeeding syndromeは、低栄養患者に対して、高カロリー輸液や経腸栄養などにより急激にブドウ糖が負荷されることによって引き起こされる。食事摂取不良により体内のK、リン(P)、マグネシウム(Mg)が欠乏しているところに、ブドウ糖投与によりインスリン分泌が亢進すると、K、P、Mgの細胞内移行が起こり、また、細胞内での代謝再活性化に伴い、さらに細胞内への需要が増えるため、細胞外液での濃度が急激に低下する。筋肉量が少ない患者ほど、Kの上昇・低下共にK補正が過剰になりやすい傾向にある。その他、インスリンの使

用や、体外K喪失傾向(利尿薬、下痢、嘔吐、代謝性アルカローシス)を合併している患者がハイリスクとなる。

対策3 このような場合は特に、必ず、K、P、Mg、ビタミンB_1の補充を検討すべきである。

a：mortalityのリスク

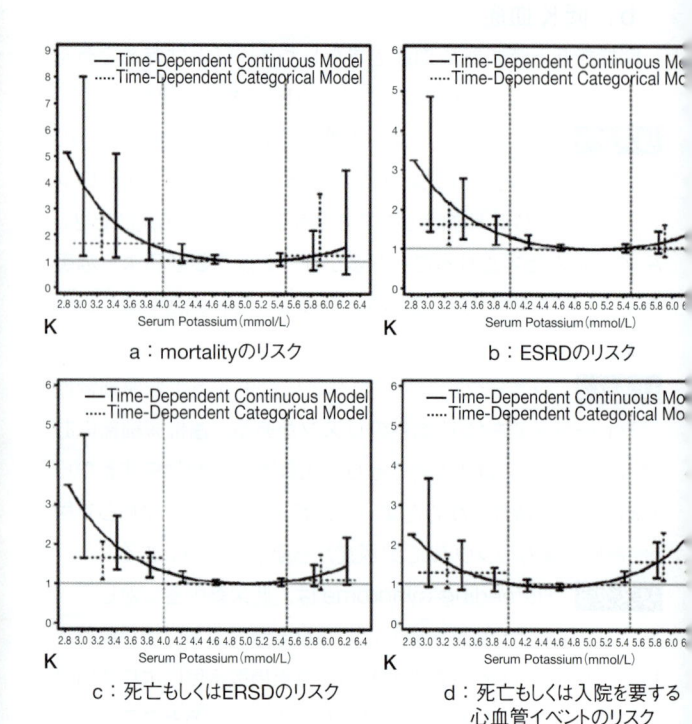

b：ESRDのリスク

c：死亡もしくはERSDのリスク

d：死亡もしくは入院を要する心血管イベントのリスク

図1-2. 高K血症・低K血症の予後（ハザード比）

2010年のClinical Journal of the American Society of Nephrologyに掲載されたホートstudyの結果。この結果から、最も死亡のリスクが少ないのは、4.1〜mmol/Lの間であった。高K血症だけではなく、低K血症、それも正常下限レでもmortalityを予測しうること、また高K血症よりもそのハザード比は高いこがわかる。

(Sonal Korgaonkar AT：Serum Potassium and Outcomes in CKD；Insights from the F CKD Cohort Study. Clin J Am Soc Nephrol 5：762-769, 2010による)

高K血症・低K血症の予後　高K血症・低K血症も共にCKDにおいて、予後不良因子となっており(**図1-2**)、やはりKに関しても、異常を見逃さず、きちんと調整することが大切である[4]。

4・『CKD患者は高Na血症にも低Na血症にもなりやすい』

血清Na濃度は身体の濃さの指標となり、身体に入る液体の濃さと、身体から出る液体の濃さのバランスによって規定される。血清Na濃度を調整する因子には、口渇による飲水行動、抗利尿ホルモン(ADH)による尿濃縮がある。腎不全では、尿濃縮力も希釈力も低下しているため、入ってくる液体の濃さに応じた尿張度(浸透圧)の調整に問題があり、容易に低Na血症(飲水過剰など低張なintakeの過剰などによる)にも高Na血症(発熱・下痢・嘔吐・浸透圧利尿など低張なoutputの過剰などによる)にもなりやすい状態になっている。

a．低Na血症

リスク　排泄面でのリスクは、CKD stage 4以下になると、尿希釈能が低下するため、ADHが抑制されていても、尿希釈が十分でなくなるため、ADHの相対的過剰と同じ状況となる。また、CKD患者では、フロセミドが投与されることが多いが、フロセミドを投与すると生理食塩液の半分の尿中Na排泄となる。そのため、減塩食を厳守している場合、inputよりもoutputの方が高張となり、また、利尿薬使用によって、ADH分泌が促進され、低Na血症が進行する。摂取面でのリスクは、塩分制限や腎不全による食欲低下により、摂取する自由水が相

対的に増える。うっ血を避けるために低張液を輸液されていることが多いことや、ストレスや嘔気・嘔吐によってADH分泌が促進されること、これらが重なって低Na血症になりやすくなる。

対策 CKD患者で食欲が低下している患者にNa制限食を選択するのは控えるべきである。また、うっ血（Na負荷）を回避するといって低張液を投与することや、脱水を予防するといって飲水摂取を励行することも避ける。

b. 高Na血症

不適切な飲水制限や、意識障害・運動障害などで飲水不可能な状態や、低張液の喪失（発熱・嘔吐・下痢・火傷・開放創など）で高Na血症となった場合には、血液のNaは濃くなるので、濃い尿を出す必要があるが、腎不全で尿濃縮障害があると、高Na血症が遷延してしまう。

低Na血症と高Na血症のリスクと対応について**表1-2**に示す。

■ 腎臓内科専門医が見極める腎機能評価と腎障害の程度

表1-2. 低Na血症と高Na血症のリスクと対応

	低Na血症	高Na血症
Etiology	余分な低張液の摂取によるものが多く、低張な尿がつくれない状況	生理的・病的に失う体液は身体より低張
上記を防いでいるもの	ADHの適切な抑制 十分なGFR	口渇による飲水 ADHによる尿濃縮(水喪失防止)
リスク	・食欲はないが飲水可能な状態 ・GFR＜30 mL/分/1.73 m² ・腎還流の低下 ・利尿薬投与(1/2生食液の濃度の尿になる) ・ADH分泌刺激(ストレス、感染症・悪性腫瘍・中枢神経疾患などの重症疾患)	・低張喪失が多い状態(発熱・嘔吐・下痢・開放創・火傷など) ・飲水不可能(意識障害・体動困難・高齢/乳幼児) ・GFR＜30 mL/分/1.73 m² ・高浸透圧物質の負荷(高血糖・マンニトール/グリセロール・高カロリー輸液) →浸透圧利尿を起こす ・利尿薬投与 ・ADH分泌障害(中枢性尿崩症)、ADH作用不全(腎性尿崩症、高Ca血症、低K血症、腎不全)
対策	リスクを把握して、漫然と低張輸液をせずに投与量を減らしたり、より高張な液に変更すべき	高張液(メイロン®など)や等張液投与は注意する。血清Na濃度をモニターし上昇してきたら低張液を併用する。

(文献1)による)

臨床MEMO Na濃度異常について

　軽度のNa濃度異常に関しては、つい見逃しがちで対応が遅れがちだが、次に示すような弊害がある。心不全・肝不全において、低Na血症は予後規定因子であることが知られている。血清Na 125 mEq/L前後程度の軽度の低Na血症であっても、低Na血症による中枢神経障害(歩行障害や注意力散漫)に加えて、骨強度の低下がかかわって転倒や骨折のリスクとなる。低

Na 血症は医原性が多く、予防可能であり、軽度の低 Na 血症でもきちんと補正することが大切である。

透析の必要のない CKD 患者における、血清 Na 濃度と mortality の関係をみた study において、うっ血性心不全の有無にかかわらず、低 Na 血症・高 Na 血症共に予後に関係することが示されている（**図 1-3**）[5]。

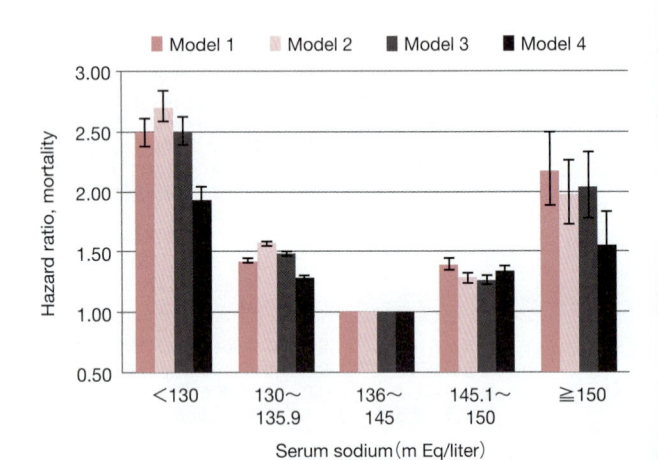

図 1-3. 血清 Na 濃度と予後

血清 Na 濃度と all-cause mortality のハザード比。
血清 Na 136〜145 mEq/L を基準（ハザード比 1.00）としている。
Model 1：無調整
Model 2：年齢、性別、人種、地理的な場所で調整
Model 3：Model 2＋糖尿病、動脈硬化性心疾患、鬱血性心不全、肝疾患、悪性疾患、うつ病、Chalson 併存疾患指数で調整
Model 4：Model 3＋収縮期血圧、eGFR、血清 alb、アルカリホスファターゼ、AST、ALT、総ビリルビン、ヘモグロビン、血糖、白血球数で調整
すべての比較において p＜0.001
(Kovesdy CP, Lott EH, Lu JL, et al：Hyponatremia, Hypernatremia and Mortality in Patients with Chronic Kidney Disease with and without Congestive Heart Failure. Circulation 125(5)：677-684, 2012 による)

5・『CKD患者はアシドーシスにもアルカローシスにもなりやすい』

　酸塩基平衡を保つ重要な機構は尿に余分な酸(代謝性アシドーシスの場合)やアルカリ(代謝性アルカローシスの場合)を排泄することである。前者は尿中へのアンモニウム・イオンや滴定酸(リン酸イオン)としてのプロトンの排泄で行っている。しかし、CKDではアンモニウムイオン産生の低下やプロトン排泄の障害によって、酸排泄が低下し、代謝性アシドーシスになりやすい。一方、種々の原因[多くは嘔吐や利尿薬などによるKやクロール(Cl)の喪失や、アルカリ＝輸血・薬剤などの摂取]によるアルカリ蓄積に対しても、重炭酸イオン排泄がCKDでは低下しているため、代謝性アルカローシスにもなりやすい。

a. 代謝性アシドーシス

　細胞外液はCl濃度よりもNa濃度の方が高く、pH 7.4とやゝアルカリ性に傾いている。生理食塩液はNaとClが等しく、それ自体は中性であっても、細胞外液に比して相対的に酸性のため、急速に多量の生理食塩液を投与すると代謝性アシドーシスを引き起こす(希釈性アシドーシスとして知られる)。肝不全用製剤(アミノレバン®など)などのアミノ酸製剤の中にはNa濃度よりもCl濃度の方が高い製剤があり、投与量が多くなくてもGFRの低下している患者では代謝性アシドーシスを引き起こしやすいため、注意すべきである。

b. 代謝性アルカローシス

　重炭酸Na液などのアルカリそのもの以外に輸液製剤で代謝

表 1-3. 代謝性アルカローシスの合併症

低 K 血症、低 Ca 血症の合併	不整脈、筋麻痺、テタニー
冠・脳動脈収縮作用	狭心症悪化、頭痛、痙攣
代償性呼吸抑制	CO_2 ナルコーシス・低酸素血症による意識障害
乳酸・ケト酸産生	アニオンギャップ上昇

(文献 1)による)

性アルカローシスをきたすものは少ない。但し、輸血製剤は抗凝固のために含有されているクエン酸塩のためアルカリ性である。腎でのアルカリ排泄のため、アルカリが投与されても持続的な代謝性アルカローシスになることは稀であるが、GFR が低下していると、アルカリ(HCO_3^-；重炭酸イオン)排泄能が低下しているため、代謝性アルカローシスをきたす。また、利尿薬は体液量欠乏による RAS 系活性化や相対的 HCO_3^- 濃度上昇に加え、K 欠乏などにより代謝性アルカローシスが発症し、維持されやすい。代謝性アルカローシスの弊害には、**表 1-3** のようなものがある。pH が 7.6 を超えた時点で特に顕著になる。

　上記のように低 K 血症を合併しやすいため、低 K 血症をみたら、代謝性アルカローシスを疑う。腎不全患者では、代謝性アシドーシスばかり考えがちだが、GFR が低下すると重炭酸イオンの排泄も低下しており、代謝性アルカローシスにもなりやすい。ループ・サイアザイド利尿薬使用でも注意が必要である。さらに Ca、Mg、K 製剤や NG チューブ(経鼻胃管チューブ)留置など、潜在的なアルカリもある。利尿薬使用時には低 K 血症・代謝性アルカローシスになりやすく、その際は、まず利尿薬減量・中止を検討するが、それが体液量を考えてできない場合は、MR(ミネラルコルチコイド受容体)阻害薬への変更、

臨床MEMO 動脈血ガス以外による酸塩基平衡の評価方法[6]

動脈血で酸塩基平衡を評価することは重要であるが、それができないときの評価方法を次に示す。まずは静脈血の使用であり、動脈血と比較し、pHは0.04低く、重炭酸イオン（HCO_3^-）は1.5 mEq/L高くなる。PCO_2は静脈血で6 mmHgほど高いが、高度体液量欠乏や心機能低下など末梢循環低下では、さらに高くなるため、評価が困難となる。

もう1つは[血清Na－血清Cl]をモニターする方法である。
アニオンギャップ（AG）の式
$AG = Na^+ - (Cl^- + HCO_3^-)$ を変換して
$Na^+ - Cl^- = AG$（基準値：12±2）＋ HCO_3^-（基準値：24）→基準値：36となる。
36という値からの乖離で、表1-4のような病態が予想される。

表1-4. Na-Clによる病態の考え方

Na-Cl	36を大幅に超える	36を大幅に下回る
AG変化もしくは	上昇：同程度のHCO_3^-低下をきたすため、AGが上昇してもNa-Clは変化しない	低下：低アルブミン血症や高γグロブリン血症・高Ca血症/Mg血症などで生じ、酸塩基平衡異常を意味しない。
HCO_3^-変化のどちらか	上昇：	低下：
	代謝性アルカローシス	代謝性アシドーシス：＜AG上昇性の代謝性アシドーシスではNa-Clの値は不変
	呼吸性アシドーシスによる代償性のHCO_3^-上昇	呼吸性アルカローシスによる代償性のHCO_3^-低下

(文献1)による)

アセタゾラミドの併用（＋K補充）を検討する。アルカローシス時のK補充は、有機酸塩はアルカリ源となるため、有機酸塩Kよりも、KCL（塩化カリウム）を選択すべきである。また、生理食塩液、肝不全用アミノ酸輸液によるClの補充、低Mg血症合併時にはMgの補充を検討する。いずれにしても、1ポイント、1アクションで決めるのではなく、その後の経時的なK値のモニタリングが大切になる。

6・『CKD患者は高血糖にも低血糖にもなりやすい』

a．高血糖

腎不全では、尿からの糖排泄が減少するため、非ケトン性高浸透圧性昏睡になりやすい。逆に、高度の高血糖では、GFRの低下もしくは脱水を疑うべきで、脱水の改善が重要である。一方、透析患者では、細胞外液量は減少していないことが多いため、ルーチンに生理食塩液やK補充をするのではなく、体液量の評価やKモニタリングを怠らないことが大切である。

b．低血糖

絶食時の糖の供給源は、絶食早期には、肝グリコーゲン分解、肝での糖新生によるが、肝でのグリコーゲン分解による糖補給は1日で終了してしまう。絶食が長期化すると肝での糖新生が大部分を占めるようになるが、腎での糖新生も20％近くを担うようになる。腎不全では、この腎からの糖新生がなく、肝臓での糖新生のみということになる。腎での糖新生障害のみでは低血糖は生じにくいが、これに肝疾患を合併する場合は深刻となる。腎不全では、同時に次の背景が加わることが多く、低血糖

が起きやすい。最も多い原因は低栄養・カロリー不足である。腎不全では、インスリンや経口血糖降下薬（腎で代謝される薬剤が多い）の作用が遷延し、血糖降下作用が増強する。腎不全患者での低血糖を診たときは、栄養状態・内服・肝疾患の有無を確認する。

7・『CKD 患者の血清 Ca/P/Mg 値は高値にも低値にもなりやすい』

 腎不全患者では、ビタミン D 低下による低 Ca 血症が起こりやすいが、一方で、尿 Ca 排泄低下のため、高 Ca 血症にもなりやすい。ミルク・アルカリ症候群（カルシウム・アルカリ症候群）は、高齢者など腎機能が低下した患者で、骨粗鬆症などの治療目的で多量の Ca 製剤やビタミン D 製剤を投与され、高 Ca 血症による急性腎障害を呈する病態でみられやすい。高 Ca 血症、急性腎不全、代謝性アルカローシスが三徴である。これに非ステロイド抗炎症薬（NSAIDs）の処方が加わると、さらに病態を増強させる。また、ビタミン D 製剤の併用では、必ずしも高用量の Ca 製剤を服用しなくても発症しうる。複数の医療機関からそれぞれ処方されていることもあり、気がついたら原因薬剤が揃い、しかも量が多くなっていた、ということもあるので、注意が必要である。

 P、Mg は腎不全患者では、K とほぼ同様で通常は高値となりやすいが、低栄養などで高カロリー輸液をした際に細胞内移行が進行して低値となることもある。

Ⅱ 腎機能低下時の体液量評価のピットフォール

AKI や CKD では先に述べたような Talbot の安全輸液のグラフのように、体液量が両極端に変化しやすく、輸液できる量に制限があるため、体液量評価が重要である。

但し、腎機能低下時には、体液評価においてピットフォールがあり、ここでは、FE_{Na}/FE_{UN} のピットフォールについて述べる。$FE_{Na}<1\%$、$FE_{UN}<35\%$ はよく聞くが、これらの評価には次のことに気をつける必要がある。FE_{Na} は尿量によらず、尿の Na のハンドリングを表しており、例えば、正常な人が塩分 10 g を摂取した場合、FE_{Na} は次の式で表される。

FE_{Na} = 尿中排泄 Na：10 g（= 170 mEq）÷（血清 Na 140 mEq/L × GFR 100 mL/分 × 60 分 × 24 時間/1,000）× 100 < 1%

これより、脱水のない正常な人でも FE_{Na} は 1% 以下となり、GFR の正常な人で明らかに脱水があると評価できるのは、$FE_{Na}<0.1\%$ となる。GFR がこの式の分母にあるため、GFR が低いほど、FE_{Na} が高くでる。GFR が 10 mL/分/1.73 m^2 の人では FE_{Na} が 1% 弱程度でも脱水を強く疑う。

さらに、間質性腎炎では、sodium wasting が起こるため、FE_{Na} は当てにならない。そして、FE_{Na}、FE_{UN} が低下するが細胞外液量は増加している疾患の鑑別として、肝不全・ネフローゼは診断がつきやすいが、心不全は要注意である。腎への灌流不全で FE_{Na}、FE_{UN} は低くみえるが、これだけを判断材料としてうっ血性心不全で補液すると逸水になる危険があるので注意が必要である。

■ 腎臓内科専門医が見極める腎機能評価と腎障害の程度

また利尿薬の使用時には、FE_Naは当てにならないため、FE_UNを代用とすることができる。

FE_Naが高値となる状況、FE_Naが低値(FE_Na<1%)をとる状況には、表1-5のような病態がある。ここで重要なのは、FE_Na低値⇨体液量減少によるGFR低下を表していない病態があるということである[7]。

表1-5. FE_Naが高値となる状況・低値となる状況

FE_Naが高値となる状況	・腎機能正常で、塩分摂取が高度の場合 ・体液量減少：CKD患者で急性に体液量減少し、体液濃縮した場合 ・急性腎実質障害(急性尿細管壊死) ・利尿薬使用中の体液量減少
FE_Naが低値となる状況	・腎機能正常で、塩分摂取が中等度の場合 ・体液量減少 ・肝不全 ・うっ血性心不全 ・急性糸球体腎炎 ・ミオグロビン尿による腎不全(無尿期)[※] ・ヘモグロビン尿による腎不全(無尿期)[※] ・造影剤腎症(無尿期)[※] ・重症熱傷による腎不全多尿期 ・腎移植拒絶反応 ・非乏尿性尿細管壊死 ・肝疾患の合併する非乏尿性尿細管壊死 ・早期の急性間質性腎炎 ・急性尿路閉塞

[※]これらの病態においては、無尿のときはFE_Naは低いが、尿量が増え出すと、FE_Naが上昇してくるので、尿量を把握・記録しておかないと、混乱を招くことになる。
(文献7)による)

臨床MEMO うっ血性腎不全

例えば、敗血症においては、循環血液量不足の是正が推奨されており、septic AKIの重症化や組織循環を保つうえでは重要である。しかし、補正過剰による腎うっ血により腎機能低下

が起こることもある。この場合腎静脈圧上昇による腎灌流圧低下によると考えられる機序でFE_Na、FE_UNは腎前性の所見を示しうるので、注意が必要である。CVP(中心静脈圧測定)が8～12以上の場合は輸液を増量しても腎機能回復よりもむしろ肺水腫のリスクが高まる。体液過剰はAKIの予後不良因子でもあるので、輸液過剰も避けるべきであり、AKI患者における体液過剰とmortalityをみたレビューでは、体液過剰がアウトカムを悪くするメカニズムとして以下の**表1-6**に示すような原因を挙げ、利尿薬で体液調整をすることでmortalityが減ったとしている[8]。経時的な体液量評価に加え、体液過剰となっているのに補液だけで血圧が保てない場合は、ノルアドレナリンなどによる昇圧薬調整の検討も必要である。

表1-6. 体液過剰が予後を悪くするメカニズム

組織細胞浮腫⇒機能障害	・組織の形態的なゆがみ ・酸素と代謝物の拡散障害 ・毛細血管血流やリンパ液の閉塞
腹腔内圧上昇や腹部コンパートメント症候群の発症と増悪	・腹腔内静脈の圧迫 ・毛細血管血流低下 ・腎静脈圧上昇⇒無尿、GFR低下
Crが希釈されることによりAKIの認識が遅れ、AKI重症度が過小評価となる	
敗血症リスクの増大	・腸管浮腫によりバリア機能が障害され、バクテリアルトランスロケーションが起こる ・AKIに伴う免疫力低下 ・サイトカイン放出・インスリン抵抗性・酸化ストレス

(文献8)による)

Ⅲ 輸液に際しての腎機能評価のピットフォール

血清クレアチニン（Cr）値による腎機能評価は、下記の状況で過大評価してしまう。体液量過剰がある場合、希釈により Cr は見かけ上低下してみえる。また高齢者などにみられる筋肉量減少でも、腎機能よりも Cr は低値となる。肝疾患や敗血症では、Cr 産生量低下により、Cr 値だけをみていると、腎機能を過大評価してしまうので注意が必要である。その他、eGFR（推算糸球体濾過量）が正常からより高い患者、子ども、妊婦、体型の異常（病的な肥満や栄養不良）などでは、eGFR の正確性が劣る。

血清 Cr 値を使った eGFR による腎機能評価は、腎機能が安定しているときに評価に値するものとなる。AKI のように腎機能が安定していないときには、実際の腎機能との乖離が起こりやすい。例えば、AKI 時は腎機能が著しく低下しているのにもかかわらず、Cr の蓄積には時間がかかるため、eGFR は適切に腎機能を反映できない。特に、AKI の際には急性期（乏尿期）は GFR＜10 mL/分/1.73 m^2 であり、Cr などによる GFR 推定はできないことは重要である。

このような Cr でのタイムラグや影響する因子による誤差が問題となるが、その問題を解決すべく、hL-FABP や NAG、Kim-1、IL-18 といったバイオマーカーを組み合わせて判断する、バイオマーカーのパネル化も有用と考えられる。

但し、腎機能低下をいち早く捉えることは重要ではあるが（腎機能による薬剤量の調整が必要な場面などを除いた臨床の現場では）、eGFR の正確な絶対値自体を知ることはあまり必要で

はない。例えば、eGFR が 10 mL/分/1.73 m^2 違うというだけで、治療が変わるという状況は少ない。大切なのは、eGFR がまさに変化しているところなのか、安定しているかを評価することである[9]。

(久道三佳子、柴垣有吾)

● 文献

1) 柴垣有吾：より理解を深める！体液電解質異常と輸液．中外医学社，東京，2010．
2) Nathan B, Talbot JDC, Butler AM：Homeostaic limits to safe parenteral fluid therapy. The New England Journal of Medicine 248：1100-1108, 1953.
3) Weinberg JM, Appel LJ, Bakris G, et al：Risk of hyperkalemia in nondiabetic patients with chronic kidney disease receiving antihypertensive therapy. Arch Intern Med 169：1587-1594, 2009.
4) Sonal Korgaonkar AT：Serum Potassium and Outcomes in CKD；Insights from the RRI-CKD Cohort Study. Clin J Am Soc Nephrol 5：762-769, 2010.
5) Kovesdy CP, Lott EH, Lu JL, et al：Hyponatremia, Hypernatremia and Mortality in Patients with Chronic Kidney Disease with and without Congestive Heart Failure. Circulation 125(5)：677-684, 2012.
6) 柴垣有吾：後期研修医のための"Tips"水と電解質．レジデントノート別冊救急・ER ノート 3，症例から学ぶ ER の輸液；まず何を選び，どう変更するか，三宅康史（編），pp51-63，羊土社，東京，2011．
7) Steiner RW：Interpreting the Fractional Excretion of Sodium. The American Journal of Medicine 77(4)：699-702, 1984.
8) Brad W, Butcher KDL：Fluid Overload in AKI-Epiphenomenon or Putative Effect on Mortality? Curr Opin Crit Care 18(6)：593-598, 2012.
9) Diagnostic approach to the patient with acute kidney injury

(acute renal failure) or chronic kidney disease. UpToDate. Authors：Pedram Fatehi, MD, MPH Chi-yuan Hsu, MD, MSc last updated：Mar 05, 2015.

和文索引

あ

アシドーシス ················ 225
　──，Ｉ型尿細管性········ 289
　──，呼吸性············· 49
　──，高クロール性···169, 177
　──，代謝性
　　········45, 103, 112, 116, 120, 295
　──，乳酸············224, 239
アスピリン················· 243
アテローム血栓性脳梗塞······ 221
アドレナリン········154, 194, 201
アナフィラキシー············ 187
　──ショック·······191, 196
アニオンギャップ············· 41
　──，補正············· 43
アミノグリコシド············ 115
アルカローシス
　──，呼吸性············· 49
　──，代謝性········47, 295
アルコール性ケトアシドーシス
　·····················224, 239
アルドステロン作用阻害······· 287
アルブミン················· 145
　──製剤················ 113
圧痕性浮腫·················· 6

い

意識障害·······67, 133, 230, 236
維持液····················· 15
維持輸液················31, 32
一側性の腱反射亢進··········· 230

う

うっ血性心不全············· 123
うっ血性腎不全············· 301

え

エピペン®·················· 200
塩基過剰··················· 45

お

嘔吐····················· 129
横紋筋融解症··········74, 243

か

かくれ脱水················· 75
カリウム代謝異常············ 56
カルシウム感受性増強薬······ 155
下大静脈径·····35, 77, 82, 110
下腹部痛·················· 141
過剰輸液·················· 145
顆粒円柱·················· 109
開始液···················· 14
外傷性ショック············· 253
肝腎症候群················ 114
寒冷利尿·················· 251
間質······················ 3
緩和治療·················· 260

き

急性間質性腎炎············· 109
急性呼吸窮迫症候群········· 259
急性心不全················ 90
急性腎障害············102, 105
　──のリスク因子········ 106
急性腎不全················ 103
急性膵炎·················· 142
急性中毒·················· 241
急性尿細管壊死········109, 112
急性腹症··············139, 142
胸痛····················· 133
強制利尿················· 242
橋中心髄鞘崩壊·············· 70
筋挫滅症候群··············· 243
緊急透析·················· 111

く

くも膜下出血··········210, 214
クリニカルシナリオ·········· 90
クレアチンキナーゼ·········· 243

i

グリコカリックス…………182
グルコース・インスリン療法
　　　……………111, 126

け

ケトアシドーシス
　――，アルコール性…224, 239
　――，ソフトドリンク……226
　――，糖尿病性……………224
ケトン臭……………………228
下痢…………………………135
経口補液療法………………277
経口補水液…………………277
痙攣…………………………230
頸髄損傷……………………252
血圧低下………………228, 230
血液ガス………………………41
　――，静脈……………………44
血液透析……………………117
血管収縮薬…………………145
血管透過性亢進………………74
血管内…………………………3
血漿浸透圧……………………71
血糖異常……………………224
倦怠感………………………230
顕微鏡的多発血管炎………124
現状維持………………260, 261

こ

コリン症状…………………242
呼吸困難……………………133
呼吸性アシドーシス…………49
呼吸性アルカローシス………49
口渇…………………………228
口腔粘膜乾燥………………230
交感神経刺激症状…………242
抗コリン症状………………242
抗利尿ホルモン………………50
　――不適合分泌症候群…72, 216
　――分泌異常症………………71
　――分泌亢進…………………54
高カリウム血症
　…57, 103, 111, 116, 119, 122, 287
　――，薬剤性…………………57
高カルシウム血症…………299

高カロリー輸液………………17
高クロール性アシドーシス
　　　……………………169, 177
高ケトン血症………………225
高血圧………………………262
高血糖………225, 227, 231, 298
高浸透圧血症…………227, 231
高浸透圧高血糖症候群……224
高浸透圧非ケトン性昏睡…224
高張性脱水……………………67
高張乳酸食塩水……………257
高ナトリウム血症…55, 119, 292
高リン血症……………103, 116
高齢者……………………67, 262
膠質液…………………………40
膠質浸透圧……………………4
混合性脱水……………………68

さ

サイアザイド系利尿薬……120
細胞外…………………………3
細胞外液………………………20
　――補充液…………………12
細胞内…………………………3
細胞膜…………………………6
三環系抗うつ薬……………243
酸塩基平衡……………………41
　――異常……………………120

し

シェーグレン症候群………289
シスプラチン………………115
シックデイ…………………227
ショック………………………85
　――指数……………………161
　――の5P……………………160
　――の徴候……………270, 272
　――の分類……………………95
　――，外傷性………………253
　――，出血性…………159, 253
　――，循環血液量減少性
　　　………………………39, 67
　――，小児の………………269
　――，心原性…………………85
　――，神経原性………166, 253

索 引

——，代償性	272
——，低血圧性	272
——，敗血症性	147
——，閉塞性	166, 253
死の三徴候	172
糸球体腎炎	109
——，半月体形成性	124
手掌法	255
受動的下肢挙上法	84
終末期	260
重症敗血症	147
重炭酸リンゲル液	13
出血性ショック	159, 253
術後回復液	15
循環血液量	22
——減少性ショック	39, 67
初期輸液	12, 19, 31, 39
小児	265
——のショック	269
——の脱水	273
晶質液	40
——，等張性	113
上腹部痛	139
静脈血液ガス	44
食中毒	132
心原性ショック	85
心原性脳梗塞症	220
心拍出量	25
神経原性ショック	166, 253
振戦	230
浸透圧脱髄性症候群	55
深部静脈血栓症	243
新鮮凍結血漿	174, 175
腎代替療法	117
腎毒性物質	115

す

ステロイド	145, 198
ストレス	226
頭痛	133
水腎症	110
水分分布	3

せ

生理食塩液	113

静水圧	4
脊髄損傷	252
赤血球円柱	109
赤血球濃厚液	174
全身血管抵抗	25
全身性炎症反応症候群	146

そ

ソフトドリンクケトアシドーシス	226
組織間	3
蘇生輸液	25
造影剤	115

た

多飲	228, 230
多尿	228, 230
大量輸液	40
大量輸血プロトコール	176
代謝水	7
代謝性アシドーシス	45, 103, 112, 116, 120, 295
代謝性アルカローシス	47, 295
体液喪失	10
体液量過剰	112, 118
体液量減少	113, 118
体液量の評価	33
体重減少	228, 230
大動脈遮断バルーン	185
代償性ショック	272
代用血漿剤	18
脱水	10, 67, 227, 230
——補給液	15
——，かくれ	75
——，高張性	67
——，混合性	68
——，小児の	273
——，低張性	68
——，等張性	68
——，冬	76

ち

チャレンジテスト	25
治療撤退	260, 261
中心静脈圧	35, 149, 153

中心静脈カテーテル‥‥‥‥‥‥153
中心静脈血酸素飽和度‥‥‥‥‥149
中枢神経系後遺症‥‥‥‥‥‥‥262
中枢性塩類喪失症候群‥‥‥‥‥216
中毒
　──, 急性‥‥‥‥‥‥‥‥241
　──, 食‥‥‥‥‥‥‥‥‥132
　──, ヒスタミン‥‥‥‥‥192
　──, 水‥‥‥‥‥‥‥‥‥54
腸管運動障害‥‥‥‥‥‥‥‥‥287
腸閉塞‥‥‥‥‥‥‥‥‥‥‥‥142

て

低カリウム血症
　‥‥‥‥‥‥‥60, 119, 122, 289
低血圧性ショック‥‥‥‥‥‥‥272
低血糖‥‥‥‥‥‥‥‥‥236, 298
　──性昏睡‥‥‥‥‥‥‥‥224
　──, 無症候性‥‥‥‥‥‥238
低体温症‥‥‥‥‥‥‥‥‥‥‥250
低張性脱水‥‥‥‥‥‥‥‥‥‥68
低張性輸液‥‥‥‥‥‥‥‥‥‥14
低ナトリウム血症‥‥50, 119, 291
低リン血症‥‥‥‥‥‥‥‥‥‥122
溺水‥‥‥‥‥‥‥‥‥‥‥‥‥258
電解質異常‥‥‥‥‥‥‥‥‥‥216

と

トキシドローム‥‥‥‥‥‥‥‥241
トライエージ‥‥‥‥‥‥‥‥‥241
トロンビン阻害薬‥‥‥‥‥‥‥223
ドパミン‥‥‥‥‥‥‥‥‥‥‥154
ドブタミン‥‥‥‥‥‥‥‥‥‥155
吐血‥‥‥‥‥‥‥‥‥‥‥‥‥133
透析患者‥‥‥‥‥‥‥‥121, 126
等張液‥‥‥‥‥‥‥‥‥‥‥‥12
等張性晶質液‥‥‥‥‥‥‥‥‥113
等張性脱水‥‥‥‥‥‥‥‥‥‥68
糖尿病性偽性腹膜炎‥‥‥‥‥‥228
糖尿病性ケトアシドーシス‥‥‥224
動脈硬化‥‥‥‥‥‥‥‥‥‥‥262

な

ナトリウム代謝異常‥‥‥‥‥‥49
ナトリウム濃度異常‥‥‥‥‥‥293

に

二相性反応‥‥‥‥‥‥‥198, 199
乳酸アシドーシス‥‥‥‥224, 239
乳酸リンゲル液‥‥‥‥‥‥‥‥22
尿中尿素窒素排泄率‥‥‥‥‥‥36
尿中ナトリウム排泄率‥‥‥‥‥36
尿中薬物定性検査‥‥‥‥‥‥‥243
尿張度‥‥‥‥‥‥‥‥‥‥‥‥53
尿毒症‥‥‥‥‥‥‥‥‥‥‥‥112
尿のアルカリ化‥‥‥‥‥‥‥‥243
尿崩症‥‥‥‥‥‥‥‥‥‥‥‥217
尿量‥‥‥‥‥‥‥‥‥‥‥‥‥149

ね

熱傷‥‥‥‥‥‥‥‥‥‥‥‥‥255
　──面積‥‥‥‥‥‥‥‥‥255
熱中症‥‥‥‥‥‥‥‥‥‥‥‥246

の

ノルアドレナリン‥‥‥‥‥‥‥154
能動的加温‥‥‥‥‥‥‥‥‥‥251
脳灌流圧‥‥‥‥‥‥‥‥‥‥‥184
脳血管障害‥‥‥‥‥‥‥‥‥‥204
脳梗塞‥‥‥‥‥‥‥‥‥213, 219
　──, アテローム血栓性‥‥221
脳出血‥‥‥‥‥‥‥‥‥213, 218
脳浮腫‥‥‥‥‥‥‥‥‥‥‥‥236
濃厚血小板‥‥‥‥‥‥‥174, 177

は

バソプレシン‥‥‥‥‥‥‥‥‥154
敗血症‥‥‥‥‥‥‥‥‥115, 146
　──性ショック‥‥‥‥‥‥147
　──, 重症‥‥‥‥‥‥‥‥147
白血球尿‥‥‥‥‥‥‥‥‥‥‥109
半月体形成性糸球体腎炎‥‥‥‥124

ひ

ヒスタミン中毒‥‥‥‥‥‥‥‥192
ヒドロキシエチルデンプン
　‥‥‥‥‥‥‥40, 113, 145, 171
ヒドロコルチゾン‥‥‥‥‥‥‥155
皮膚‥‥‥‥‥‥‥‥‥‥‥‥‥228
　──乾燥‥‥‥‥‥‥‥‥‥230

非エステル型脂肪酸……………225	水中毒………………………………54
非揮発性酸………………………8	

む

無症候性低血糖…………………238

非ケトン性高浸透圧性昏睡……224
非痙攣性てんかん重積…………223
病的反射の出現…………………230
頻脈………………………228, 230

ふ

フェノバルビタール……………243
フルマゼニル……………………245
ブドウ糖液………………………20
ブロムワレリル尿素……………243
浮腫………………………………6
　——，圧痕性……………………6
　——，脳………………………236
腹腔内出血………………………163
腹部灌流圧………………………180
腹部コンパートメント症候群
　………………………156, 180
冬脱水……………………………76

へ

ペットボトル症候群……………226
平均動脈圧………………………149
閉塞性ショック…………166, 253
片麻痺……………………………230
変形赤血球………………………109
便排泄の障害……………………287

ほ

ホスホジエステラーゼⅢ阻害薬
　………………………………155
補充輸液……………………31, 32
補正アニオンギャップ……………42
補正重炭酸イオン…………………44

ま

末梢静脈栄養………………………17
慢性腎臓病………102, 118, 283
慢性肺疾患………………………262

み

ミルク・アルカリ症候群………299

め

めまい……………………………133

も

毛細血管再充満時間
　………………………34, 161, 197

や

薬剤性高カリウム血症……………57

ゆ

輸液
　——反応性の指標………………84
　——療法………………………30
　——，維持…………………31, 32
　——，過剰……………………145
　——，高カロリー………………17
　——，初期………12, 19, 31, 39
　——，蘇生……………………25
　——，大量……………………40
　——，低張性……………………14
　——，補充…………………31, 32
輸血………………………………145

ら

ラクナ梗塞………………………221

り

利尿薬による腎機能悪化………288
離脱症候群………………………242

る

ループ利尿薬……………………120

れ

レニン阻害薬……………………116

欧文索引

1 型糖尿病 ………………… 225
2 型糖尿病 ………………… 226
5 の法則 …………………… 255
9 の法則 …………………… 255

Ⅰ型尿細管性アシドーシス …… 289

A

ABC(Aseesment of Blood Consumption)スコア ……… 176
ABCDE アプローチ …… 270, 271
ACS(abdominal compartment syndrome) ………………… 180
acute renal failure ……………… 103
ADH(antidiuretic hormon) ……50
——不適合分泌症候群 … 71, 216
——分泌異常症 ……………… 71
——分泌亢進 ………………… 54
ADL の低下 ……………… 262
AG(anion gap) ……………… 41
AKA(alcoholic ketoacidosis) …………………… 224, 239
AKI(acute kidney injury) …… 102
——の尿所見 ……………… 109
AKIN 分類 ……………… 103, 104
ARDS(acute respiratory distress syndrome) ……………… 259
Artz の基準 ……………… 255
ATN(acute tubular necrosis) …………………… 109, 112
AVPU スケール ……… 270, 272

B

BAD(branch atheromatous disease) ……………………… 221
Baxter 法 ………………… 257
BE(base excess) ……………… 45
beer potomania ………………… 54

C

centile chart ……………… 265

CK(creatine kinase) ……… 243
CKD(chronic kidney disease) …………………… 102, 118, 283
CPM(central pontine myelinolysis) ……………………… 70
CRT(capillary refilling time) ……………………… 34, 161, 197
CSWS(cerebral salt wasting syndrome) ………………… 216
CVC(central venous catheter) ……………………………… 153
CVP(central venous pressure) …………………… 35, 149, 153

D

deadly triad ……………… 172
dehydration ……………………… 10
DI(diabeteso insipidus) ……… 217
DKA(diabetic ketoacidosis) … 224
DNAR(do not attempt to rescitate) ………………… 260

E

EGDT(early goal-directed therapy) …………………… 77, 145

F

FAST(focused assessment with sonography for trauma) …… 163
fast pitting edema ……………… 6
FE_{Na} ……………………… 36, 109
FE_{UN} ………………………… 36, 109
FFP(fresh frozen plasma) ……………………… 174, 175
Forrester 分類 ……………… 87

G

glycocalyx ……………………… 182

H

H は FAST ……………… 205

索 引

HES (hydroxyethyl starch) ……… 40, 113, 145, 171
HHS (hyperosmolar hyperglycemic syndrome) ……… 224
HONC (hyperosmolar non-ketoic coma) ……… 224
hypoglycemia unawareness ……… 238
hypovolemic hyponatremia ……… 54
hypovolemic shock ……… 39, 67

I

IABO (intra-aortic balloon occlusion) ……… 185
IAH (intra-abdominal hypertension) ……… 180

K

KDIGO 分類 ……… 103, 104
Kussmaul 大呼吸 ……… 228

L

LA (lactic acidosis) ……… 224, 239

M

MAP (mean arterial pressure) ……… 149
MTP (massive transfusion protocol) ……… 176

N

NCSE (nonconvulsive status epilepticus) ……… 223
NEFA (non-esterified fatty) ……… 225
NKHC (non-ketoic hyperosmolar coma) ……… 224
Nohria-Stevenson 分類 ……… 88
NSAIDs (nonsteroidal antiinflammatory drug) ……… 116

O

ODS (osmotic demyelination syndrome) ……… 55
ORS (oral rehydration solution) ……… 277
ORT (oral rehydration therapy) ……… 277

P

PALS ガイドライン ……… 265
Parkland 法 ……… 257
PC (platelet concentrates) ……… 174, 177
permissive hypotension ……… 183
PLR (passive leg raising) ……… 84
PPN (peripheral parenteral nutrition) ……… 17
pseudoperitonitis diabetica ……… 228

R

RAS 阻害薬 ……… 116
RBC (red blood cell) ……… 174
refeeding syndrome ……… 289
restrictive fluid resuscitation ……… 183
RIFLE 分類 ……… 103, 104
RRT (renal replacement therapy) ……… 117

S

SAMPLE 暗記法 ……… 272
$ScvO_2$ ……… 149
SI (shock index) ……… 161
SIADH (syndrome of inappropriate secretion of antidiuretic hormone) ……… 72, 76, 216
SIRS (systemic inflammatory response syndrome) ……… 146
slow pitting edema ……… 6
Swan-Ganz カテーテル ……… 89

T

Talbot の安全輸液理論 ……… 284
TPN (total parenteral nutrition) ……… 17
turgor 低下 ……… 228

V

volume depletion ……… 10

W

Whipple の 3 徴 ······ 237

withhold ······ 260, 261
withdraw ······ 260, 261

ERドクター便利帳　輸液再確認!!
ISBN978-4-907095-25-3 C3047

平成27年10月5日　第1版発行

編　　集	三　宅　康　史
発行者	山　本　美恵子
印刷所	三報社印刷株式会社
発行所	株式会社ぱーそん書房

〒101-0062　東京都千代田区神田駿河台2-4-4 (5F)
電話(03) 5283-7009(代表) /Fax (03) 5283-7010

Printed in Japan　　　　　　　　　　© MIYAKE Yasufumi, 2015

- 本書の複製権・翻訳権・上映権・譲渡権・公衆送信権（送信可能化権を含む）は株式会社ぱーそん書房が保有します.
- JCOPY <(社)出版者著作権管理機構　委託出版物>
本書の無断複写は著作権法上での例外を除き禁じられています．複写される場合には，その都度事前に(社)出版者著作権管理機構(電話 03-3513-6969，FAX 03-3513-6979, e-mail : info@jcopy.or.jp)の許諾を得て下さい．